高血压病现代中医诊疗研究

主　编　李运伦　王　宇　曲政军

副主编　蒋海强　齐于辰　张世君

编　者　李　超　杨雯晴　李　洁

　　　　王小明　徐静雯　阚东方

　　　　姜　枫　朱羽硕　武玉洁

電子工業出版社·

Publishing House of Electronics Industry

北京·BEIJING

图书在版编目（CIP）数据

高血压病现代中医诊疗研究 / 李运伦，王宇，曲政军主编. —北京：电子工业出版社，2021.11

ISBN 978-7-121-42424-3

Ⅰ.①高…　Ⅱ.①李…②王…③曲…　Ⅲ.①高血压 – 中医治疗法　Ⅳ.①R259.441

中国版本图书馆CIP数据核字(2021)第237058号

责任编辑：王梦华

印　　刷：北京虎彩文化传播有限公司
装　　订：北京虎彩文化传播有限公司
出版发行：电子工业出版社
　　　　　北京市海淀区万寿路173信箱　　　　　邮编：100036
开　　本：889×1194　　　1/16　　　印张：15　　　字数：360千字
版　　次：2021年11月第1版
印　　次：2021年11月第1次印刷
定　　价：108.00元

凡所购买电子工业出版社图书有缺损问题，请向购买书店调换。若书店售缺，请与本社发行部联系，联系及邮购电话：（010）88254888，88258888。

质量投诉请发邮件至zlts@phei.com.cn，盗版侵权举报请发邮件到dbqq@phei.com.cn。

本书咨询联系方式：QQ 375096420。

前　言

　　原发性高血压即高血压病，是严重危害人类健康的常见病、多发病，是在遗传因素和环境因素共同作用下发生的以体循环动脉血压升高为主要临床表现的一种心血管综合征。现代医学认为高血压的发病机制十分复杂，该病是在肾素－血管紧张素－醛固酮系统和交感神经系统激活等多种因素的共同影响下，最终导致血管收缩、损伤、重构，血压持续升高。高血压病是心脑血管事件的主要危险因素，是致残与致死的重要诱因，一旦患病则需终身治疗。因此，对高血压病进行系统、全面、深入的研究势在必行。

　　中医学经过长达数千年的实践和发展，建立了一套应用性极强的中医理论体系。该体系注重病证结合、药证对应，对原发性高血压这样一个终身性疾病，采用中医理论来辨证施治获得了较好的临床疗效，显露出了中医药独特的优势。以往在中医学古籍中没有以"高血压"作为专病及病名的记载，但中医学古籍中"眩晕""头痛""风眩""中风"等描述均与高血压有关，其中以"眩晕""头痛"与之关系最为密切，故将高血压病归于中医学中的"眩晕""头痛"范畴。随着后世医家对高血压病名规范化研究的深入开展，国内学者根据高血压病的临床特点，认为高血压病可对应于中医学"脉胀"的范畴，"脉胀"是在各种因素作用下，引起营卫气血在脉中运行异常导致脉中压力增大，脉搏胀满的一种血脉疾病，因此逐步提出"脉胀"作为高血压病的中医病名。

　　近年来，高血压病的中医研究、中西医结合临床研究及基础研究取得了丰硕成果。"山东省中西医结合心血管泰山学者岗位"课题组根据多年来从事高血压病研究的成果，立足临床实践，将中西医理论相结合，编撰了本书。本书落脚于中西医结合临床与基础研究，突出中医药特色，突出课题组的最新研究成果和进展，充分展现了中西医结合研究高血压的水平，具有较高的理论价值和实用价值。本书的出版对从事中医和中西医结合的临床和科研工作者具有重要的参考价值，对高血压病现代中西医结合理论探索和基础研究工作的开展将起到良好的推动和促进作用。

　　本书对高血压病的中医证候分布规律、证候量化诊断，中医证候的数据挖掘，中医药治疗高血压病的系统评价，现代高血压病的多组学研究及中药复方藤菔降压方治疗高血压病的组学和血管生物学研究等，都做了比较详尽的论述。全书分为8章。高血压病的中医病名考辨根于经典，结合血脉理论和近现代医家观点，认为"脉胀"可以作为高血压病的中医病名。中医证候学调查从原发性高血压患者和正常高值高血压人群两个方面展开研究，初步对两类高血压人群的证候分类特点进行了探索，为证候诊断、治疗提供一定的依据。中医证候证治规律、量化诊断、数据挖掘从病证结合的各个角度和层面系统地分析了该病的中医证候分布规律、量化诊断以及数据挖掘。中医药治疗高血压病的系统评价从治法和方药两方面详细地进行了系统的评价。现代高血压病的多组学研究从代谢组学和蛋白质组学层面揭示了高血压病肝阳上亢证的内在特征及藤菔降压方治疗该病证的实验效应及其内在机制。高血压病的血管生物学研究从血管壁内皮细胞、平滑肌细胞、成纤维细胞及细胞基质的视角，采用分子生物学方法，对高血压血管病变的病理机制，以及中药钩藤、莱菔子及其提取物干预效应、干预靶点等内在机制进行了详细分析和实验研究。

"山东省中西医结合心血管泰山学者岗位"课题组重点从事高血压病的临床和基础研究近20年，与时俱进、守正创新，在高血压病的中西医结合研究领域形成了独特的理论体系，积累了丰富的研究成果。本书系统总结了课题组近年来在高血压病领域的研究论著，内容具有系统性、理论性、科学性和实用性，读者对象为临床医生及中医、中西医结合相关专业师生，亦可供科学研究者参考使用。

稿经数易，行将付梓，不足之处敬请同道批评斧正。

李运伦

目　　录

第一章　高血压病中医病名考辨

原发性高血压（essential hypertension，EH）又称高血压病，是临床常见病，是以动脉血压持续升高为特征的"心血管综合征"。高血压病严重影响心、脑、肾等重要脏器的结构与功能，是心脑血管事件的主要危险因素，是致残与致死的重要诱因。我国1958—1959年、1979—1980年、1991年和2002年全国高血压抽样调查显示：年龄≥15岁人群高血压的患病率分别为5.1%、7.7%、13.6%和17.6%，总体呈上升趋势。2012—2015年我国18岁及以上居民高血压患病粗率为27.9%，高血压患病率进一步上升。在未来的10~20年中，高血压病的发病率和病死率还将上升，其防治已成为21世纪医学界的重要问题。

近年来，中医药在高血压病防治中的作用越来越受到重视。中医学从整体的视角出发，结合患者在某一时期机体所表现的不同症状和体征，将高血压病辨别为不同的证型，并针对特定的证型遣方用药。如何从中医药的角度探索高血压病发病机制的新理论，对中医药在高血压病综合防治中的应用具有十分重要的临床意义。由于部分高血压病患者有眩晕、头痛等症状，国家市场监督管理总局（原国家食品药品监督管理总局）负责制订的《中药新药临床研究指导原则》中将高血压病归类于中医的眩晕、头痛、肝风等范畴，可参照眩晕、头痛等进行辨证论治。但传统中医理论和现代医学对高血压病的认知差异很大，不便实际应用。由于传统医学诊断是依据症状命名的，当高血压患者伴有眩晕、头痛等症状时，与传统诊断具有一致性。但是，临床上有许多高血压患者并没有眩晕、头痛；或者曾经有过，但经过治疗，症状消失了，血压仍居高不下；或者有眩晕、头痛，但与血压无关，甚至是血压偏低，这时候中医眩晕和头痛等诊断的缺陷就显现出来了。

中医"脉胀"理论是我国近年来探索高血压发病机制的新视角之一。"营气循脉，卫气逆为脉胀"，《黄帝内经》中的"脉胀"，与高血压的情况极为相似。参考《灵枢·胀论》中关于"脉胀"的论述，近年来根据高血压病的临床特点，国内多位学者认为高血压病可对应于中医学"脉胀"的范畴，认为"脉胀是在各种因素作用下，引起营卫气血在脉中运行异常导致脉中压力增大，脉搏胀满的一种血脉疾病。"这个概念与"高血压是以动脉血压持续升高所引起的心血管综合征"的概念是一致的，可以准确反映高血压血管疾病的基本特征，可以作为高血压的对应诊断。因此引入新概念，统一高血压病的中医临床诊断具有现实的价值和意义。

一、脉胀的溯源

《灵枢·胀论》中，"黄帝曰：脉之应于寸口，如何而胀？岐伯曰：其脉大坚以涩者，胀也。""营气循脉，卫气逆为脉胀"，《黄帝内经》中的"脉胀"，近似于现代医学中的高血压病。明代医家张介宾在解释这句话时指出，"脉大者，邪之盛也，其脉大坚以涩者，胀也，脉坚者，邪之实也，涩因气血之虚而不能流利也。"此处清晰地解释了脉胀的基本病因，一是邪实，一是气血虚而不能流利运行，都可导致脉压增大而出现脉胀。至于哪些因素会引起脉胀，《灵枢·胀论》中也有解释。黄帝曰："胀者焉生？何因而有？"岐伯曰："卫气之在身也，常然并脉，循分肉，行有逆顺，阴阳相随，乃得天和，五脏更始，四时顺序，五谷乃化。然后厥气在下，营卫留止，真邪相攻，两气相搏，乃合而为胀也。"这里明确指出，脉胀是营卫气血的病变，营卫气血运行失常为逆，留止而不行，则为脉胀；其中卫气不能正常运行，是引起脉胀的主因，即所谓的"营气循脉，卫气逆为脉胀"。

此外，《灵枢》也专门讨论了脉胀的病位，一是在血脉，二是在脏，三是在腑。其实，胀在血脉是脉胀的基本病理，胀在脏腑，应该是脉胀对脏腑的影响。此处与高血压和高血压引起的心脑血管并发症的情形是相同的，如"心胀者，烦心短气，卧不安"，这是血压升高引起的症状，合并心力衰竭时则表现为"肺胀者，虚满而喘咳"，若先有脉胀，再遇"大怒则形气绝，而血菀于上，使人薄厥"，出现脑出血、脑梗死等脑胀的症状。

二、血脉的生理

心、血、脉三者密切关联，其间有特殊的功能关系，构成一个相对独立的气血运行系统，所谓"心主血脉"，是心血管系统的理论核心。五脏是一个整体，相辅相成，互相制约。要维持气血在脉内正常运行，还必须依赖五脏的调节。

脉是一个独立的脏腑，属于"奇恒之腑"之一，因其独立于脏腑之外，又与脏腑密不可分，故曰"奇"；血是在脉中不停流动的用于维持生命的必需品。人从出生到死亡，血脉的流动不可须臾停止。血脉流动一旦停止，也就标志着生命的结束，故曰"恒"。从五脏而言，血脉之根在肾，其源在脾，其养在肺，其动在心，其调在肝，其行在气，其充在津。此六者互相协调，共同作用，使血脉保持适当的压力，维持着血液的正常运行。

三、脉胀的病因及病理

脉胀的病因有外感六淫，内伤七情，饮食不节，劳逸过度，自然衰老，先天遗传等多重因素，导致血脉瘀滞，或脉道阻塞，脉内压力增大，而血脉胀满，形成脉胀。脉胀的病理包括两个：其一是血脉自病。血脉自身的病变主要表现在两方面：一方面是气血有余，脉道过度充盈，脉道胀满，脉压增高，甚至脉管破裂出血；另一方面是血液瘀滞，运行不畅，脉压增大。二者均可直接引起血压升高。其二是血脉的病变可直接影响相关脏腑的功能。脉压过大，会引起五脏胀满，其中对心、脑、肺、肝的影响最大。这与现代医学情感障碍、焦虑、抑郁等精神神经系统功能失调，以及热量过高、少运动、高盐、高脂、高糖膳食、过量饮酒和吸烟等不良生活习惯诱发或促进高血压之说不谋而合。

四、脉胀的病位

脉胀的病位在血、在脉、在脏、在腑。在血则气血运行逆乱（单纯血压升高）。在脉则脉道涩滞，血流不畅（合并动脉粥样硬化）。在脏，胀及五脏如心胀、肝胀、肾胀等，相当于高血压合并眩晕、心力衰竭、冠心病、肾病。在腑，病及奇恒之腑（脑、髓海、脉，相当于高血压并发脑卒中、痴呆、动脉硬化等）。

总之，脉胀与高血压病在病位、病性、病机等方面具有相通性，中医的"心主血脉"与现代医学中血压形成的三大要素：心脏的推动力、血管的约束力、血液的质量基本一致，脉胀的病理改变与血压增高的机制也非常相似。脉胀病位在血脉，是一种全身性血脉疾病；高血压病位在血管，也是一种涉及全身性的血管疾病。"心主身之血脉"，血液的正常运行依靠脉道的通利、血液的充足和心气的推动；血压的形成依靠心血管系统内循环血量的充盈、心脏射血的动力、血管的通畅等三者形成循环系统，维持机体生命活动的正常。

因此，"脉胀"可以作为高血压病的中医病名，它既包含了中医血脉理论的基本概念，能解释高血压病的病理和变化规律，也可以用血脉理论指导临床辨证和治疗，对高血压的辨证论治规律的研究有重要裨益。

第二章　高血压病的中医证候学研究

目前高血压病证候的分型具有多样化，没有达成统一的认识，在临床研究中也缺乏大样本流行病学的调查资料作为依据。结合临床流行病学的统计学方法，开展高血压病中医"证"与"证型"分布规律的研究，重视中医的四诊信息，强调中医的个体化诊疗，是今后中医证候分型、规范化证候诊疗的发展方向。

本研究采用流行病学调查方法，调查、收集了国家高血压中医临床基地社区示范社区（山东省德州市陵城区社区）居民的血压水平，采集其症状、体征，对889例有症状和体征的原发性高血压患者和697例正常高值血压的人，应用因子分析及聚类分析方法探讨其中医证候规律，以得出更客观的中医临床辨证分型规律，为高血压病及正常高值血压人群临床诊疗辨证分型的标准化、规范化提供临床依据。

第一节　高血压病中医证候分布规律的研究

一、研究方法

1. **血压诊断标准**　西医诊断标准参照《中国高血压防治指南》（2010年修订版）中高血压病（原发性高血压）的诊断及分级标准制订。目前我国采用高血压 [收缩压（SBP）≥ 140mmHg 和 / 或舒张压（DBP）≥ 90mmHg]；正常高值血压（SBP 120~139mmHg 和 / 或 DBP 80~89mmHg）的标准进行血压水平分类。

2. **纳入标准**　①符合原发性高血压西医诊断标准。②年龄 18~80 岁。③签署知情同意书。

3. **排除标准**　①合并肝、肾等严重原发疾病、精神病患者。②妊娠或哺乳期妇女。③ 1 个月内参加其他药物试验的患者。

4. **剔除标准**　不符合纳入标准及调查问卷内容空缺信息超过 20% 的信息资料。

5. **调查方法**

（1）中医四诊信息收集标准：四诊信息中关于高血压的中医辨证分型的标准参照《中药新药临床研究指导原则》，高血压的证候诊断标准依据国家中医药管理局医政司颁布的《24个专业105个病种中医诊疗方案》。

（2）临床调查问卷设计：根据四诊信息，咨询相关专家，查阅有关医学文献，制订临床调查问卷，并且选择参加统一培训的临床医生及研究生进行问卷调查的填写，以获得相关的临床资料。

（3）统计学处理：调查中所涉及的二分类变量的四诊信息在统计软件中以1、0赋值量化。录入数据采用双人双机独立进行。为保证录入数据的准确性，对其进行一致性检验，分析数据采用SPSS 22.0统计软件。

（4）数据计算及处理：对36项常见四诊信息变量进行频数分析，筛除出现频率<5%的舌暗、苔厚，并剔除舌淡红、苔薄白、平脉等正常舌象、脉象，最终对头痛、头晕、腰膝酸软、舌象和脉象异常等30个相关四诊资料进行数据处理。以年龄为界点，将符合标准的889例高血压病患者分为3组：青年组（18~40岁），中年组（41~65岁），老年组（>65岁）。

（5）分析方法：本研究首先对采集的人口学资料信息、基线资料信息、个人慢性病史信息、中医临床症状、体征信息进行描述性统计分析。运用因子分析及系统聚类分析法对有中医临床表现的症状、体征、舌象及脉象进行因子分析，提取公因子，以探索中医证候分布特点。

二、研究结果

采集2014年4~8月调查的高血压病患者，共924例，去除无明显症状的35例后，对剩余具有明显阳性症状的889例患者进行统计。其中男性387例，女性502例；平均年龄（58.93±12.03）岁；有吸烟史者229例（25.76%）；有饮酒史者307例（34.53%）；有高血压病家族史者385例（43.31%）。

1. 因子分析结果　本研究的KMO统计量=0.866，Bartlett球形检验卡方统计量=15116.649，$P<0.01$。以上两种检验方法说明，各变量之间有较强的相关性，适合做因子分析。根据主成分分析法提取因子，经最大方差法进行因子旋转后，按保留累计贡献率>70%的公因子、载荷系数>0.5的选取原则，提取前8个公因子，其对方差的累积贡献率为70.302%；这些公因子能够代表原来30项变量的大部分信息，是原先症状及体征的线性组合。四诊信息的空间旋转图见图2-1，四诊信息因子分析详见表2-1。结合临床及相关文献，得出高血压病的主要证候要素是阳虚、阳亢、痰湿、阴虚，病位集中反映在脾、肝、肾。

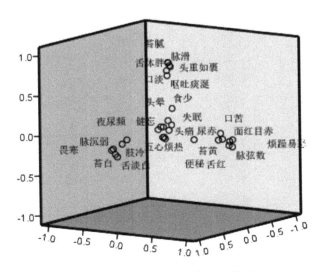

图2-1　四诊信息的空间旋转图

表 2-1 四诊信息因子分析

公因子	四诊信息（旋转后因子载荷系数）	证候要素	脏腑定位
F1	烦躁易怒（0.807）面红目赤（0.576）口苦（0.721）尿赤（0.707）舌红（0.691）苔黄（0.760）脉弦数（0.710）	阳亢	肝
F2	头重如裹（0.891）口淡（0.764）呕吐痰涎（0.688）舌体胖（0.824）苔腻（0.829）脉滑（0.763）	痰湿	脾
F3	畏寒（0.806）肢冷（0.787）夜尿频（0.770）舌淡白（0.468）苔白（0.545）脉沉弱（0.674）	阳虚	肾
F4	失眠（0.730）健忘（0.837）耳鸣（0.760）腰膝酸软（0.773）	阴虚	肝、肾
F5	五心烦热（0.684）少苔（0.678）脉弦细（0.737）	阴虚	肾
F6	头痛（0.892）头晕（0.878）	阳亢、阴虚、阳虚、痰湿	肝、脾、肾
F7	便秘（0.828）	阳亢、阴虚、阳虚	肝、肾
F8	食少（0.908）	痰湿	脾

2. 聚类分析结果

本研究运用离差平方和法（Ward 法）进行系统聚类，得出症状的谱系图（图 2-2）。综合考虑统计学要求及临床实际情况，结合系统聚类结果，将临床症状和体征归为五类时，能做出合理的解释。聚出的第 2 类为头痛、头晕，结合临床经验，头痛、头晕是中医证型都具有的症状描述，对证候分型贡献较小，暂不分型；其余 4 种证候群初步定为：肝肾阴虚、肝火炽盛、肾阳亏虚、痰湿壅盛。

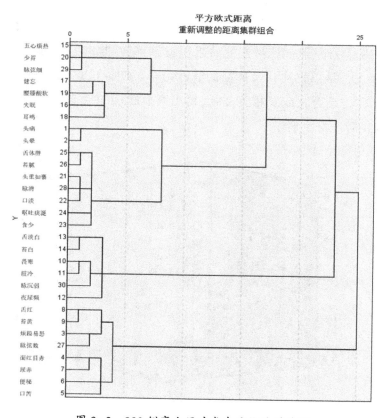

图 2-2 889 例高血压病患者症状的谱系图

综合两种数据处理方法，初步将高血压证型分为以下 4 种：肝肾阴虚证、肝火炽盛证、肾阳亏虚证、痰湿壅盛证（表 2-2）。

表 2-2　四诊信息因子分析与系统聚类结果

类别	四诊信息	包含的公因子	证候类型
1	五心烦热、失眠、健忘、腰膝酸软、耳鸣、少苔、脉弦细	F4、F5	肝肾阴虚证
2	头痛、头晕	F6	
3	呕吐痰涎、头重、口淡、食少、舌体胖、苔腻、脉滑	F2、F8	痰湿壅盛证
4	畏寒、肢冷、夜尿频、舌淡白、苔白、脉沉弱	F3	肾阳亏虚证
5	便秘、面红目赤、烦躁易怒、尿赤、口苦、舌红、苔黄、脉弦数	F7、F1	肝火炽盛证

3. 证候要素与年龄相关性分析

进行证候要素与年龄相关性分析，把证候要素阳亢和痰湿归为实证，阳虚和阴虚归为虚证，分别把青年组、中年组和老年组中无证候可辨的例数去除（表 2-3，表 2-4）。由表 2-3 可知证候要素在青年组中的频数分布依次为阳亢 > 痰湿 > 阴虚 > 阳虚，中年组中的频数分布依次为阴虚 > 痰湿 > 阳亢 > 阳虚，老年组中的频数分布依次为阳虚 > 阴虚 > 阳亢 > 痰湿。根据表 2-4 中的数据进行 χ_2 检验，得到 $\chi_2=22.853$，$P=0.0001$，在 $\alpha=0.05$ 水准上，认为不同年龄阶段高血压病患者的证候要素构成比差别有统计学意义。初步结论为随着年龄的增长，证候由实转虚，高血压病患者正气亏虚的表现愈加明显。

表 2-3　不同年龄阶段证候要素分类

组别	N	阳亢	痰湿	阳虚	阴虚	无证候可辨
青年组	68	25	16	8	14	5
中年组	535	89	126	46	164	110
老年组	286	60	26	79	76	45

表 2-4 不同年龄组虚实证候结果

组别	实证	虚证
青年组	41	22
中年组	215	210
老年组	86	155

三、研究结论

研究发现原发性高血压患者青年组以实证居多，老年组以虚证居多，共有头痛、头晕、健忘等 36 个常见症状，涉及的证候要素为阳亢、阴虚、阳虚、痰湿，病位为肝、脾、肾，可聚类为痰湿壅盛、肝肾阴虚、肝火炽盛、肾阳亏虚 4 个证型。由此我们得出初步结论：原发性高血压患者可分为痰湿壅盛证、肝肾阴虚证、肝火炽盛证、肾阳亏虚证四大类，且随着年龄的增长，患者正气亏虚的表现愈加显著。

第二节　正常高值血压人群的中医证候初步研究结果

一、研究方法

1. **血压诊断标准**　同前。

2. **纳入标准**　①符合正常高值血压西医诊断标准；②年龄为 19~75 岁。

3. **排除标准**　①由嗜铬细胞瘤、甲状腺功能亢进、肾上腺疾病等引起的继发性正常高值血压患者；②合并重度心肺功能不全，可能导致心排血量增加和收缩压升高的疾病，如主动脉关闭不全、甲状腺功能亢进等的患者；③ 4 周内服用过影响血压药物的患者。

4. **剔除标准**　不符合纳入标准及调查问卷内容空缺信息 ≥ 20% 的信息资料。

二、调查方法

1. **正常高值血压中医证候诊断参考标准**　由于没有正常高值血压中医证候诊断标准，因此参照 2012 年国家中医药管理局医政司颁布的《眩晕病（原发性高血压）中医诊疗方案》中关于原发性高血压的证候诊断标准。

2. **临床调查问卷设计**　同前。

3. **统计学处理**　同前。

4. **数据分析方法**　同前。

三、研究结果

1. **一般资料**　接受本次调查者共有 2905 人，其中正常高值血压人群 1127 人，符合纳入标准者 999 人。其中清楚血压的分级标准者仅有 150 人（15.0%），6 个月未测量过血压者 528 人（52.85%），血压变化引起重视者仅有 58 人（5.8%），采取干预措施者仅有 37 人（3.7%）；主要采取控制体重、控制食盐摄入量及运动锻炼等方式控制血压。

（1）性别分布：在 999 例正常高值血压人群中，男性为 416 人（41.6%），女性为 583 人（58.4%）。

（2）年龄分布：在 999 例正常高值血压人群中，最小年龄者为 19 岁，最大年龄者为 75 岁，平均年龄为（50.48 ± 12.80）岁，具体年龄分布情况见表 2-5。

表 2-5　正常高值血压人群年龄分布（n=999）

年龄组段（岁）	频数	频率	累积频率
19 ~ 29	69	6.9%	6.9%
30 ~ 39	169	16.9%	23.8%
40 ~ 49	280	28.0%	51.9%
50 ~ 59	213	21.3%	73.2%
60 ~ 69	228	22.8%	96%
70 ~ 75	40	4%	100%

（3）血压分布：在999例正常高值血压人群中，单纯收缩压为正常高值血压的人群（SBP为130~139mmHg和DBP<80mmHg）有272人（27.2%），单纯性舒张压为正常高值血压的人群（SBP为90~119mmHg和DBP为80~89mmHg）有190人（19.0%），SBP和DBP均为正常高值血压的人群（SBP为130~139mmHg和DBP为80~89mmHg）有537人（53.8%）。具体正常高值血压人群血压分布情况见表2-6。

表2-5　正常高值血压人群血压分布（n=999）

正常高值血压类型	血压	频数	频率	累计频率
收缩压及舒张压正常高值	SBP 130~139mmHg 和 DBP 80~89mmHg	537	53.8%	53.8%
单纯收缩压正常高值	SBP 130~139mmHg 和 DBP<80mmHg	272	27.2%	81.0%
单纯舒张压正常高值	SBP 90~119mmHg 和 DBP 80~89mmHg	190	19.0%	100%

（4）体型（体质量指数，BMI）分布：在999例正常高值血压人群中，正常高值血压人群BMI最小值为17.02，最大值为36.92，平均BMI为24.85±3.37。正常高值血压人群体型（BMI）分布情况见表2-7。

表2-6　正常高值血压人群体型（BMI）分布（n=999）

BMI	体型	频数	频率	累积频率
≤18.0	偏瘦	12	1.20%	1.2%
18.1~23.9	正常	417	41.74%	42.9%
24.0~27.9	超重	396	39.63%	82.6%
≥28.0	肥胖	174	17.43%	100%

（5）正常高值血压人群危险因素分布：在999例正常高值血压人群中，有吸烟史者217人（21.7%），有饮酒史者294人（29.4%），高钠饮食者608人（60.8%），超重和肥胖者570人（57.1%），有高血压病家族史者341人（34.1%）。正常高值血压人群危险因素分布情况详见表2-8。

表2-7　正常高值血压人群危险因素分布（n=999）

危险因素	频数	频率
高钠饮食	608	60.8%
超重和肥胖	570	57.1%
高血压病家族史	341	34.1%
饮酒史	294	29.4%
吸烟史	217	21.7%

（6）正常高值血压人群慢性病史分布：999例正常高值血压人群过去发生心血管病者75人（7.5%），脑血管病者24人（2.4%），糖尿病者19人（1.9%），血脂异常者10人（1.0%）。具体正常高值血压人群慢性病史分布情况见表2-9。

2. **正常高值血压人群症状学**　在符合纳入标准的正常高值血压人群999例中，无明显中医临床症状者302人（30.23%），有临床症状者697人（69.77%）。

（1）正常高值血压人群症状分布：697 例有症状的正常高值血压人群，出现频率较高的主要症状为"头晕""头痛"，出现频率均 >40%；其次为"腰膝酸软""健忘""耳鸣""口苦""烦躁易怒""尿赤"，出现频率均 >20%。正常高值血压人群症状、体征频次频率详见表 2-10。

表 2-9 正常高值血压人群慢性病史分布（n=999）

慢性病史	频数	频率
心血管病	75	7.5%
脑血管病	24	2.4%
糖尿病	19	1.9%
血脂异常	10	1.0%

表 2-10 有症状的正常高值血压人群症状、体征频数频率（n=697）

症状	频数	频率	症状	频数	频率
头晕	339	48.6%	失眠	114	16.4%
头痛	335	48.1%	头重	105	15.1%
腰酸膝软	190	27.3%	呕吐痰涎	82	11.8%
健忘	173	24.8%	口淡	80	11.5%
耳鸣	153	22.0%	面红目赤	76	10.9%
口苦	151	21.7%	肢冷	66	9.5%
烦躁易怒	148	21.2%	畏寒	62	8.9%
尿赤	146	20.9%	夜尿频	61	8.8%
便秘	132	18.9%	食少	61	8.8%
五心烦热	120	17.2%			

（2）正常高值血压人群舌象分布：697 例有症状的正常高值血压人群的舌象，出现频率较高的舌质主要为"舌淡红""舌红"，超过 30%；频率较低的舌质为"舌暗"，出现频率不足 5%。出现频率较高的舌苔主要有"苔黄""苔薄"，均超过 40%。正常高值血压人群舌象频次、频率详见表 2-11。

表 2-11 有症状的正常高值血压人群舌象频数频率分布（n=697）

舌质	频数	频率	舌苔	频数	频率	舌苔	频数	频率
舌淡红	312	44.8%	苔黄	283	40.6%	苔薄	286	41.0%
舌红	249	35.7%	苔白	218	31.3%	苔腻	104	14.9%
舌淡白	112	16.1%	薄白苔	196	28.1%	少苔	67	9.6%
舌暗	24	3.4%				苔厚	31	4.4%
舌体胖	103	14.8%						

注：薄白苔为正常苔象，与苔白及苔薄均无重复统计。

（3）正常高值血压人群脉象分布：697 例有症状的正常高值血压人群脉象分析结果显示，出现频率较高的脉象主要有"弦脉"，超过 20%，其次为"平脉""苔薄""弦细脉"，均超过 10%，出现频率较小的有"细数脉""沉脉""细脉""弦细数脉""弱脉"，均少于 5%，详细结果见表 2-12。为了便于统计，参考相关文献资料，根据各脉象代表的临床意义，将脉象归为 5 类。①脉类一：临床代表正常人的脉象，包括平脉；②脉类二：临床多代表肝胆病，肝郁化火或肝阳上亢类脉象，包括弦脉、弦数脉；③脉类三：临床多代表痰湿或肝火夹痰类脉象，包括滑脉、弦滑脉；④脉类四：临床多代表阴虚类脉象，包括弦细脉、细数脉、弦细数脉；⑤脉类五：临床多代表阳虚，气血亏虚类脉象，包括沉脉、细脉、弱脉、沉细脉。具体脉类分布详见表 2-13。

表 2-12　有症状的正常高值血压人群脉象频数频率（ *n*=697 ）

脉象	频数	频率	脉象	频数	频率
弦脉	155	22.2%	沉细脉	38	5.5%
平脉	123	17.6%	细数脉	32	4.6%
滑脉	108	15.5%	沉脉	31	4.4%
弦细脉	84	12.1%	细脉	15	2.2%
弦数脉	45	6.5%	弦细数脉	17	2.4%
弦滑脉	38	5.5%	弱脉	11	1.6%

表 2-13　有症状的正常高值血压人群脉象分类频数频率（ *n*=697 ）

脉象	频数	频率
脉类一	125	17.9%
脉类三	146	20.9%
脉类四	132	18.9%
脉类二	199	28.6%
脉类五	95	13.6%

3. 正常高值血压人群证候特点研究　统计 697 例有症状的正常高值血压人群的四诊信息，出现频率 <5% 的症状频率过小，不具有一般代表性，舌淡红、苔薄、薄白苔、脉平属于正常舌象、脉象，对证候诊断的贡献较小，不对其进行因子分析及聚类分析。

（1）因子分析：本研究的 KMO 检验统计量 KMO=0.853；Bartlett 球形度检验：近似卡方值为 13446.454，自由度（df）为 435，*P*=0.00001。根据以上两种检验方法说明本研究各变量之间有较强的相关性，适合做因子分析。根据主成分分析法提取因子，经最大方差法进行因子旋转后，按保留累计贡献率 >70% 的公因子，载荷系数 >0.5 的选取原则，提取前 8 个公因子（表 2-14），其对方差的累积贡献率为 70.302%，这些公因子能够代表原来 30 项变量的大部分信息，是原先症状及体征的线性组合；旋转后各因子的空间示意图详见图 2-3。结合临床及相关文献，得出高血压病的主要证候要素是阳虚、阳亢、痰湿、阴虚，病位集中反映在脾、肝、肾。

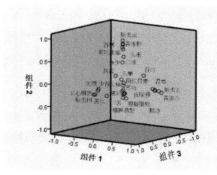

图 2-3　697 例有症状的正常高值血压人群四诊信息旋转后因子载荷图

表 2-14　正常高值血压人群四诊信息因子分析公因子分布情况

公因子	载荷症状、体征（贡献度）
F1	肢冷（0.764）畏寒（0.759）夜尿频（0.709）舌淡白（0.924）苔白（0.711）脉类五（0.857）
F2	呕吐痰涎（0.765）头重（0.699）口淡（0.535）舌体胖（0.840）苔腻（0.814）脉类三（0.894）
F3	五心烦热（0.744）失眠（0.652）健忘（0.514）腰膝酸软（0.499）少苔（0.891）脉类四（0.836）
F4	尿赤（0.501）口苦（0.389）舌红（0.728）苔黄（0.853）脉类二（0.534）
F5	面红目赤（0.765）烦躁易怒（0.630）便秘（0.583）
F6	头晕（0.834）头痛（0.834）
F7	耳鸣（0.725）
F8	食少（0.701）

（2）聚类分析结果：选择系统聚类的聚类分析方法，类间距离选择离差平方和法（Ward 法），用平方欧式距离作为测量距离，得出症状、体征的谱系图（图 2-4）。结合系统聚类结果、专业知识，将四诊信息聚为 5 类时最为符合统计学要求及临床实际情况，即聚类结果区分度足够大，能够用专业知识解释各类别的特征，符合聚类结果的可解释性这一原则。正常高值血压人群症状聚为 5 类的结果详见表 2-15。

表 2-15　697 例有症状的正常高值血压人群四诊信息系统聚类（离差平方和法）四诊信息分布情况

类别	四诊信息
一	畏寒、肢冷、夜尿频、舌淡白、苔白（脉类五）
二	五心烦热、失眠、健忘、腰膝酸软、耳鸣、少苔（脉类四）
三	呕吐痰涎、头重、口淡、食少、舌体胖、苔腻（脉类三）
四	头痛、头晕
五	便秘、面红目赤、烦躁易怒、尿赤、口苦、舌红、苔黄（脉类二）

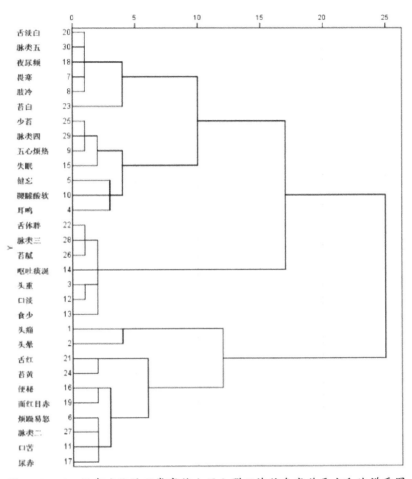

图 2-4　697 例有症状的正常高值血压人群四诊信息离差平方和法谱系图

（3）因子分析和聚类分析结果综合分析：因子分析及聚类分析从不同的角度揭示了正常高值血压的中医证候分类特点：通过因子分析得出正常高值血压的主要病位在肝、肾、脾，病性为阳亢、痰湿、阴虚、阳虚。通过系统聚类分析得出 5 类症状群，综合分析两种分析结果，两种无监督分析方法得出的结果较为一致。系统聚类得到的症状群包含因子分析的公因子，综合因子分析提取的公因子代表的病位病性和聚类分析得出的症状群信息初步得出正常高值血压的证候分类特征，主要分为肾阳虚证、阴虚阳亢证、痰湿壅盛证、肝火炽盛证（表 2-16）。

表 2-16　697 例有症状的正常高值血压人群因子分析及聚类分析结果

类别	四诊信息	症状群	包含的公因子	证候分类
一	畏寒、肢冷、夜尿频、舌淡白、苔白（脉类五）	阳虚症状群	F1	肾阳虚证
二	五心烦热、失眠、健忘、腰膝酸软、耳鸣、少苔（脉类四）	阴虚阳亢症状群	F3、F7	阴虚阳亢证
三	呕吐痰涎、头重、口淡、食少、舌体胖、苔腻（脉类三）	痰湿症状群	F2、F8	痰湿壅盛证
四	头痛、头晕	—	F6	—
五	便秘、面红目赤、烦躁易怒、尿赤、口苦、舌红、苔黄（脉类二）	阳亢症状群	F4、F5	肝火炽盛证

四、研究结论

研究发现正常高值血压人群有头痛、头晕、腰膝酸软等多个常见症状，共提取 8 个公因子，涉及病性为阳亢、阴虚、痰湿，病位为肝、脾、肾，可聚为 4 个证候群：痰湿壅盛、阴虚阳亢、肝阳上亢、肾阳虚。由此我们得出初步结论：正常高值血压人群可分为无症状、痰湿壅盛证、阴虚阳亢证、肝阳上亢证、肾阳虚证五大类。

五、结果讨论

目前对于高血压病中医临床证型的研究结论具有多样化。本研究对 889 例有阳性症状的高血压病患者进行描述性统计分析，结合因子分析和聚类分析的统计结果，较为客观的得出高血压病的主要病位在脾、肝、肾，病理性质主要为阳虚、阳亢、痰湿、阴虚；依据聚类分析的结果，将高血压患者群分为五类，即无症状、肝肾阴虚证、肝火炽盛证、肾阳亏虚证、痰湿壅盛证。在对文献搜集整理中发现，多数文献都有涉及病机与临床症状较为相似的肝阳上亢型与阴阳两虚型，但从临床实际出发，在临床辨证分型中这两型难以准确的区分。纵观本次聚类分析结果，未出现阴阳两虚证，充分说明本次研究结果具有较好的客观性，可以减少人为因素导致的主观影响。

本研究在此基础上，进一步探索中医证候分布与年龄的相关性，初步得出青年组多实证，老年组多虚证；随着年龄的增长，高血压病患者证候由实转虚，正气不足的表现愈加突出。治疗上应以补脾益肾、扶正气为主，兼顾祛邪。为不同年龄段的高血压患者遣方用药，因人制宜，个体化治疗提供了一定的依据。

正常高值血压人群主要为中青年。随着年龄的增长，正常高值血压的人群比例逐渐减少，这种变化可能是由于正常高值血压人群已发展为高血压引起的。国内外研究表明，年龄、超重、肥胖和高盐饮食等对血压会产生不利影响。本调查研究中高钠饮食、超重和肥胖在正常高值血压人群中比例较高，超过调查总人数的 50%；31.4% 的被调查者有高血压家族史，吸烟及饮酒者所占比例不高，大部分为男性，可能与参与本次调查对象女性较多有关。本研究未在年龄、BMI、吸烟、饮酒、高钠饮食等方面与高血压患者进行比较，但调查发现正常高值血压人群已有合并心血管危险因素的趋势，充分说明正常高值血压阶段已存在心血管危险因素，同时这些危险因素会促进正常高值血压发展成高血压。

根据因子分析提取的公因子代表的病位、病性和聚类分析得出的症状群信息，初步得出了正常高值血压的证候分类特征。根据因子分析和聚类分析结果，结合专业知识及临床经验，参照 2012 年国家中医药管理局医政司颁布的《眩晕病（原发性高血压）中医诊疗方案》中关于原发性高血压的证候诊断标准，经专家辨证将四诊信息聚为五类时，症状分散良好，证候群分布较为清晰，且最符合统计学要求及临床实际情况。根据临床实际情况，头痛、头晕为正常高值血压人群不同证型的共有症状，暂不予判定证型；其余四种证型可初步定为：肝火炽盛证、痰湿壅盛证、肾阳虚证、阴虚阳亢证。因此，初步认为正常高值血压人群可分为无症状、肝火炽盛证、痰湿壅盛证、肾阳虚证、阴虚阳亢证五大类。

根据因子分析得出正常高值血压的脏腑主要定位在肝、脾、肾，常见的证候要素为：阳亢、痰湿、阳虚、阴虚。根据系统聚类结果、各类别所包含的四诊信息,结合专业知识及临床经验,经专家辨识,第一类为阳虚症状群,第二类为阴虚阳亢症状群;第三类为痰湿症状群;第五类为阳亢症状群;第四类症状包括头晕、头痛,结合临床实际,认为该症状群为正常高值血压人群不同证型的共同症状表现。

本研究联合应用因子分析及聚类分析进行探索性的研究。单独通过因子分析得出的结论较为零散,不能应用于临床实际。继续进行聚类分析,从不同的角度揭示了高血压病的辨证分型规律,得出的高血压病中医证候分类结果较为符合目前的研究结果,还阐释了高血压病人群的中医证型规律。在该研究的因子分析过程中发现,若采用达到 80% 累计贡献率的公因子,则单因素的证候要素个数较多,难以进行合理化的证候归类。这可能是因为收集的病例过少,人群地区较集中,病程较长,存在着多种并发症的风险,由此得到的公因子中包含较多的单一四诊信息,难以对其证候进行归属。因此,本研究只保留了累计贡献率在 70% 左右的特征值大于 1 或接近 1 的 8 个公因子,由此得出的结论较符合临床实际。

研究遵循因子分析和聚类分析的原则,但依然避免不了其本身存在的缺点,即两种分析方法都是某一类公因子或某一类群组中所包含的变量无重复性这一原理基础上实现的。本研究地域较为局限,样本量偏少,不能代表该血压水平的全部人群的证候特点,但仍能提供一定的证据。

第三章　高血压病常见中医证候的证治规律

中医中药在高血压病的防治方面积累了丰富的经验，但对高血压病的认识尚不统一，目前多从肝气郁结、肝阳上亢、肝火上炎、肾气亏虚、肾阳虚、痰湿壅盛等证型辨证论治，故深入探讨高血压病的证治规律仍然十分必要。

以高血压病的临床症状和体征为依据，参考古今文献资料，结合相关专家经验，探讨高血压病常见证候的历史源流、证候表现及治则方药和临床应用，系统地阐述高血压病的证候演变以及选方用药的规律研究，深入地探明其证治规律，为该病的中医诊治及其相关理论研究提供依据。

第一节　高血压病肝气郁结证证治规律探讨

一、理论源流

《素问·举痛论篇》中有"百病生于气"的论述，其言"怒则气上……思则气结""怒则气逆，甚则呕血及飧泄，故气上矣。思则心有所存，神有所归，正气留而不行，故气结矣"，这段话很好地揭示了由情志过极而引发气机变动，进而发为诸病的机制。元代朱震亨对此进一步做出了解释和发挥。《丹溪心法·六郁》中有"气血冲和，万病不生，一有怫郁，诸病生焉，故人身诸病，多生于郁"的叙述。朱丹溪所言之六郁，即气、血、痰、湿、食、火郁；此六郁以气郁为本，气郁又多从肝郁而生，肝气郁结即为诸病之始生。

从肝郁气滞阐述眩晕，历代医籍中多有涉及。早在《素问·六元正纪大论篇》中便以"木郁"立论眩晕，有"木郁之发……甚则耳鸣眩转"的记载。宋代陈无择著《三因极一病证方论》，书中指出："方书所谓头面风者，即眩晕是也。然眩晕既涉三因，不可专为头面风"，"喜怒忧思，致脏气不行，郁而生涎，涎结为饮，随气上厥，伏留阳经，亦使人眩晕呕吐，眉目疼痛，眼不得开，属内所因"。陈无择从多个角度阐述了眩晕的致病因素，其中对于情志因素可引发眩晕的论断，对于临床更是有重要的指导意义。清代陈修园所著《医学从众录》中提及："眩晕，盖风非外来之风，指厥阴风木而言"，更是在前人的认识基础上将眩晕病的病位指向肝。

高血压病肝气郁结证，多见于初期。恼怒忧思、精神长期紧张或抑郁，皆可影响肝的疏泄功能，使郁怒伤肝，肝气失于条达而致怒则气上，进而发为高血压病。肝为刚脏，主升主动，其性冲和条达而恶抑郁，肝的疏泄功能正常才能疏畅周身气机。情志不遂或精神刺激，致肝之疏泄功能无法正常运行，气机运行不畅，则致肝气郁结。清代周学海的《读医随笔》中写道："凡脏腑十二经之气化，皆必藉肝胆之气以鼓舞之，始能调畅而不病"，即是此理。

肝气郁结既是高血压病发生的直接病机，又可作为间接因素使郁火内生、血脉瘀滞、脾滞不运、胃气不和。肝气郁结，失于疏泄，气机逆乱，上扰清窍；加之人体气血津液代谢失常，气血不和，百病乃变化而生，可引起头晕、头胀、头痛、头目不清利、颈项拘急、情志抑郁、胸闷胁痛、两胁胀满等。肝气郁滞，久则化火，肝火上炎，见烦躁、口苦、大便秘结；肝气不舒，气滞不行则气血瘀滞，故见经行不畅，少腹胀痛，胁肋刺痛等；肝气郁结，克伐脾胃之气，脾气失于健运，胃气冲逆而上则恶心呕吐，嗳腐吞酸，脘腹满闷，食欲不振，胁肋胀痛，大便溏泻。

二、证治方药

肝气郁结证多见于高血压病早期。患者血压多不稳定，常受精神情绪因素的影响，常见眩晕、头痛、头目不清利、胸胁胀痛、脘腹满闷、腹胀嗳气、纳呆、月经不调、精神不振、郁郁寡欢、多疑善虑、舌苔白、脉弦等表现。由于不同患者病情长短、轻重等方面存在差异，气郁化火、气滞血瘀、肝郁脾滞、肝气犯胃等证也随之出现。肝郁日久、气郁化火，患者多见烦躁易怒、口干口苦、小便色黄、大便干结；肝气郁滞，波及血分而致血脉瘀滞者，多见胸胁刺痛、痛处固定，舌质紫青或舌有瘀斑；若肝郁及脾、脾滞不运者，多见食少纳呆、舌苔白腻、肠鸣矢气、脘腹胀满、大便溏泻；肝气郁结，胃气不降，肝气犯胃，见嗳气嘈杂、呃逆吞酸、善太息等。

通过详辨高血压病肝气郁结证的病机特点，可知其治法当以疏肝解郁为要。因有郁火内生、血脉瘀滞、脾滞不运、肝气犯胃之变，故临床当兼以清火、活血、理气、和胃等法。疏肝解郁选柴胡、薄荷、佛手、玫瑰花、紫苏梗、陈皮、香附之类，或以柴胡疏肝散、丹栀逍遥散等方加减。若气郁化火，当配以丹皮、黄芩、栀子等药物清泻火热，或合用滋水清肝饮以清肝疏热；若由气及血，血分瘀滞者宜选丹参、红花、片姜黄、三七粉、延胡索等药物活血行气、祛瘀通络；若肝郁及脾、脾滞不运者，可用白术、半夏、甘草、茯苓、党参之类健脾行气；若肝气犯胃者，佐以黄连、吴茱萸、白芍、大腹皮、瓦楞子等药解郁和胃。

三、临床应用

现代医家在运用疏肝解郁法治疗高血压病方面做了积极的探索，并取得了较好的疗效。朱钦等人采用疏肝和血法（柴胡、川芎、炒白芍、绿萼梅、延胡索、益母草、地龙）治疗高血压病133例，结果显效51例，有效63例，无效19例，总有效率为85.17%。李珩等人用调肝降压颗粒（柴胡、茯苓、白芍、白术、葛根、当归、钩藤、威灵仙）治疗高血压病肝气郁结证患者62例，结果显效30例，有效23例，无效9例，总有效率为85.5%；其中患者合并高脂血症20例，合并糖尿病10例，与治疗前相比患者血清血浆胆固醇、甘油三酯及血糖均明显降低（$P<0.01$）。廖展梅等人采用疏肝活血法（柴胡、香附、葛根、白芍、川芎、丹参、红花、白蒺藜、钩藤、茯苓、白术）治疗高血压病66例，结果痊愈11例，显效21例，有效25例，无效9例，总有效率为86.36%。陈静采用益气疏肝活血汤（黄芪30 g，党参、白术、柴胡、陈皮、白芍、当归、川芎、红花各10 g）治疗34例老年单纯收缩期高血压患者，结果显效19例，有效11例，无效4例，总有效率为

88.2%。王彩路等人选用舒肝解郁法（柴胡、菊花、黄芩、川芎、青木香各15 g，白芍、郁金、香附、牛膝、丹参各20 g，夏枯草30 g）治疗高血压病36例，结果显效10例，有效18例，无效8例，总有效率为77.77%。周世章以菊钩逍遥散（菊花、钩藤、柴胡、当归、白芍、茯苓、白术、炙甘草）治疗高血压病，收效显著。王文会等人以疏肝理气、养心安神为法，选用逍遥丸、朱砂安神丸、养心安神丸等中成药治疗高血压病肝郁气滞证，均取得较好的疗效。

第二节　高血压病肝火炽盛证证治规律探讨

一、理论溯源

金代刘完素《素问玄机原病式·五运主病》中记载："所谓风气盛而头目眩晕者，由风木旺必是金衰，不能制木而木复生火，风火皆属阳，多为兼化，阳主乎动，两动相搏则为之旋转。"主张眩从"火"立论，并进一步认识到火的形成与肝密切相关，如《河间医籍》中记载："诸风掉眩，皆属于肝，火之动也。"唐代孙思邈的《千金要方》中首倡风、热、痰致眩的观点，认为"热"是眩晕的重要病机。清代叶桂所著的《临证指南医案·眩晕门》中认为，眩晕乃"肝胆之风阳上冒"，其证有"夹痰、夹火、中虚、下虚之别"，其治有"治胆、治胃、治肝之分"。可见从肝火炽盛论治眩晕已有古训。

原发性高血压易出现肝火炽盛的病理变化，其发病与肝密切相关。因肝为刚脏，体阴而用阳，其气刚，阳气常有余，阴血常不足，气易升，阳易亢，又主疏泄、调情志、畅气机。生理状态下，肝的疏泄功能正常，则气机畅达，血行无阻，气血调畅，血压自可保持正常。若情志失调，肝失疏泄，气机不畅，则肝气郁结，气郁日久则化热化火，即朱丹溪"气有余便是火"，程林辑"在脏腑者，升降自如之谓气，冲逆上攻则为火"。火为阳邪，其性炎上，主升主动，肝火炽盛，冲激上逆，清窍不利则发为眩晕。肝火既是脏腑功能失常、气血功能紊乱的病理产物，又可成为新的致病因素而致变证蜂起。其一，原发性高血压肝火证多由肝气郁结发展而来，在肝火炽盛的同时，每寓肝失疏泄条达的病机变化，加之清泻肝火药物苦寒降泄，有悖肝主疏泄的生理特点，故多兼肝郁病机，肝气郁结，气血枢转不利，清气不升，浊气不降而致眩晕。其二，肝火炽盛，火升阳动可化肝风，风火上攻，清窍不利亦可致眩。其三，肝火炽盛，炼液成痰，痰火相搏而成痰火证，即前人"无火不晕""无痰不作眩"之谓。其四，肝火炽盛，母能令子实，引动心火而致心火亢盛证。其五，木火不息，阴液耗损而成肝肾阴虚证，此即"无虚不能作眩"之谓。因此，肝火炽盛是发病之本，而肝郁、肝风、痰火、心火、肝肾阴虚则是发病之标，是肝火炽盛病理演变的结果。

二、证治方药

原发性高血压肝火证多见于中青年体质壮实者，症见眩晕、头胀痛、口干口苦、急躁易怒、面赤、耳鸣、溲赤便干、舌红苔黄、脉弦数。但由于病情轻重、病程长短的不同，故除肝火证外，尚有兼肝郁、肝风、痰浊、阴虚、心火的差异。兼肝郁者，症见胸闷胁痛、精神不振、善太息，血压多随情绪变化而波动；兼肝风者，症见头痛剧烈、眩晕肢麻、烦躁不宁、手足抽搐等肝经风火内动的征象；痰火者，症见恶心欲吐、时唾痰沫、脘腹痞满、苔黄腻；夹心火者，又见失眠多梦、心悸胸闷、心君不宁之症；夹肝肾阴虚者，又见腰膝酸软、倦怠乏力、五心烦热、舌红少苔、脉细数。

根据原发性高血压肝火炽盛的病理特点，当以苦寒降泄、清肝泻火为治疗大法。病势轻者清之即平，用牡丹皮、栀子、黄芩、夏枯草、青木香、车前子、泽泻之类；重者非泻不降，可用龙胆草、大黄、决明子等，或用龙胆泻肝汤、泻青丸加减。兼肝郁者，当佐疏肝解郁之品，可用白蒺藜、佛手、生麦芽、玫瑰花或柴胡疏肝散，既调畅气血运行，又顺遂肝木之性。肝火生风者，当凉肝熄风，可用羚角钩藤汤以平熄内风。痰火相搏者，当涤痰降火，可灼情配入川贝母、胆南星或合黄连温胆汤、滚痰丸之类。夹心火者，当循"实则泻其子"之法，配合泻心的黄连、木通、莲子心等。肝肾阴伤者，又当滋补肝肾的之阴，可合杞菊地黄丸以养阴益液。如此，既治肝火炽盛之本证，又治肝郁、肝风、痰浊、心火、肝肾阴虚之标证，标本同治，肝之疏泄功能恢复正常，气血枢转自如，血压自平。

三、临床应用

现代医家运用清肝泻火法治疗高血压病方面取得了较好的疗效。陈可冀强调在平肝熄风的同时，注重清肝泻火和清心安神，多予以清眩降压汤（苦丁茶 30g、天麻 30g、钩藤 30g、黄芩 10g、川牛膝 10g、杜仲 10g、夜交藤 30g、生地 30g、桑叶 15g、菊花 15g），清达颗粒（天麻、钩藤、黄芩、莲子心）加减，诸药合用，共奏清肝热、平肝阳之功。该方有很好的降压效果，并可以抑制血管重构和改善心脏重构。程志清应用龙胆泻肝汤加减（夏枯草 15g、黄连 5g、柴胡 10g、焦山栀 12g、炒黄芩 12g、泽泻 15g、淡竹叶 12g、茯苓 15g、郁金 12g、石菖蒲 12g、蝉衣 9g、牡蛎 30g（先煎）、赤芍 12g、川芎 10g、炒枳壳 12g、夜交藤 30g），整方合用清肝泻火，降压安神，在治疗女性更年期高血压合并失眠方面有良好疗效。郝瑞利在西药治疗围绝经期高血压的基础上，应用平肝潜阳法，调补肝肾，使用益母草、白蒺藜、粉防己各 10g，鬼针草、珍珠母、泽泻、桑寄生各 15g，女贞子、墨旱莲各 20g，治疗 1 个月，可以有效改善患者的血压水平。尹紫茜观察清肝解郁汤联合马来酸左旋氨氯地平治疗肝郁化火型青年轻度高血压的临床疗效，发现联合治疗在降压、改善中医证候和调节血压昼夜节律方面优于单用西药。

第三节　高血压病痰瘀互结证证治规律探讨

一、理论溯源

《黄帝内经》中认为"津血同源"，因此本书在此基础上诠释痰、瘀、血、气、津液之间的相互联系。津与血同源于水谷精微，生理上相互滋生、转化，病理上相互影响。《灵枢·百病始生》中提及："若内伤于忧怒，则气上逆，气上逆则输不通，湿气不行，凝血蕴里而不散，津液涩渗，著而不去，而积皆成"，认为内伤于情志，则成"积"，此处"积"可理解为痰瘀互结。汉代张仲景在《金匮要略》中描述痰眩为"心下有痰饮，胸胁支满，目眩"，并指出治疗方法"病痰饮者当以温药和之"。李东垣在《东垣十书》中提出"痰火头痛"。朱震亨在《丹溪心法·头痛》

中补充了痰厥头痛及气滞头痛的相关论述："头痛多主于痰，痛甚者火多"，并提出"无痰不作眩"的著名理论。虞抟在《医学正传》中明确提出"血瘀致眩"的理论，认为多种因素致血瘀不行，瘀血停聚胸中，迷闭心窍，火郁成邪，发为眩晕。清代王清任的《医林改错·头痛》中提出："查患头痛者无表证，无里证，无气虚，痰饮等证，忽犯忽好，百方不效，用此方一剂而愈。"开始重视瘀血头痛。近代沈绍功等提出"痰瘀互结，毒损心络"为高血压病的发生和发展的重要病因病机。李军认为在"久病多痰瘀"的理论前提下，应考虑此类疾病有"见痰及瘀"及"见瘀及痰"的病理特点。另一方面，近代多将高血压病合并高血脂及高血糖等归为痰瘀互结证，使得此证型被广泛认识。

痰瘀互结有因痰致瘀，亦有因瘀致痰阻。一方面，痰饮的形成多为外感六淫，七情内伤或饮食不节等致脏腑功能失调，气化不利，水液代谢障碍，水液停聚。现代人生活方式、饮食结构改变，情致变化复杂，痰饮生成更加容易。痰饮一旦形成可随气的运行流窜全身，无处不到，易阻滞气血运行，形成瘀血，易蒙蔽心神，而产生不同病变。另一方面，瘀血包括体内淤积的离经之血，及血液运行不畅，停滞于经脉脏腑组织的血，病位相对固定。致病多阻滞气机，影响血脉运行，水液代谢失常，聚湿生痰，痰瘀互结。或扰乱清窍，或阻碍气血濡养致眩。其发生多与肝、脾、肾三脏的功能相关，病性为本虚标实。

二、证治方药

年轻患者，饮食不节，过食肥甘厚味，或好逸少动，食滞不消，损伤脾胃，聚湿生痰，痰浊留滞于络，气血运行不畅，导致痰瘀互结，出现眩晕、头重身困、口黏纳呆、舌紫暗、苔腻、脉弦滑等症。久则导致脏腑虚损，又可进一步加重痰瘀互结。老年患者多以正虚为主，在肝肾阴虚的基础上兼夹痰瘀，临床上出现眩晕、头重、胸闷、五心烦热、耳鸣、健忘、腰膝酸软与舌质紫暗、瘀斑瘀点、舌苔腻并见。

因此，痰瘀互结证以化痰活血、痰瘀同治为基本原则，佐以镇肝熄风、滋水涵木等治法。张仲景治疗痰眩以"病痰饮者，当以温药和之"立论，方用苓桂术甘汤，全方健脾利湿，温阳化饮，从根本上减少了痰饮生成。"脾为生痰之源"，后世治疗头痛、眩晕属痰湿内阻者多选用出自《医学心悟》的半夏白术天麻汤，半夏燥湿化痰，天麻平肝熄风。正如《医学心悟·眩晕》所说："有湿痰壅遏者，书云头旋眼花，非天麻、半夏不除是也，半夏白术天麻汤主之。"白术、茯苓健脾燥湿，配合橘红理气化痰，全方化痰熄风，健脾祛湿。《医学心悟·头痛》篇中所载半夏白术天麻汤加入蔓荆子三钱增强祛风之力。《医宗金鉴》中提及："瘀血停滞神迷眩运，非纯用破血行血之剂，不能攻逐荡平也。"《中医内科学》中指出治疗瘀血阻滞的头痛、眩晕选用通窍活血汤加减。活血化瘀，通窍止痛，亦可选用血府逐瘀汤。后世多在此基础上加减治疗痰瘀互结型高血压。

三、临床应用

痰瘀互结是高血压发病的重要病机，在高血压病后期的病机演变中占有重要地位，因此明确掌握其证治规律，对于高血压病的预防及其并发症的治疗有指导性的意义。现代医家在运用化痰活血法治疗高血压病方面做了积极的探索，并取得了较好的疗效。刘剑英采用加味半夏白术天麻汤（天麻 9g、半夏 9g、白术 9g、茯苓 12g、橘皮 6g、山楂 15g、丹参 12g、红花 12g、地龙 9g、钩藤 15g）治疗痰瘀互结型高血压病合并高脂血症患者 60 例，用药 6 周，症状消失或减轻、血压降低有效且血脂降低有效的患者 31 例，症状消失或减轻且血压降低有效的患者 12 例，症状消失或减轻且血脂降低有效的患者 8 例，总有效率为 85%。刁邵敏等拟痰瘀清方（半夏、白术、天麻、茯苓、陈皮、赤芍、川芎、桃仁、红花、地龙、水蛭等）联合苯磺酸氨氯地平片（络活喜）治疗高血压病痰瘀互结证患者 30 例，观察周期为 8 周，联合用药组的患者与单纯使用苯磺酸氨氯地平片组的患者相比，治疗前后其证候疗效、血液流变学指标、全血高切还原黏度、全血低切还原黏度、红细胞变形指数、纤维蛋白原等观测指标均有改善。魏勇军等运用沈氏痰瘀同治降压方（钩藤、泽泻、川芎、莱菔子）为主，若痰浊阻络明显者，合温胆汤（竹茹、枳壳、茯苓、陈皮、菖蒲、郁金），加天麻、草决明、丹参、车前草；若瘀血阻络明显者，加丹参、葛根、赤芍、生山楂、当归、红花；若肝阳上亢明显者，合珍决汤（珍珠母、菊花、草决明），加生石决明、生龙骨、夏枯草、川牛膝、天麻；若肝肾亏损者，合杞菊地黄汤为主，加川牛膝、生杜仲、桑寄生。每日 1 剂，随访 2 个月，82 例患者中显效 59 例，有效 17 例，无效 6 例，总有效率为 92.68%。刘娇应用定眩降脂汤治疗痰瘀互结型高血压患者 30 例，给予清半夏 12g、白花蛇舌草 30g、虎杖 30g、泽泻 20g、丹参 15g、赤芍 20g、川芎 12g、当归 20g、三七粉 6g、山楂 20g、决明子 20g、甘草 6g，治疗 6 周。显效 11 例，有效 16 例，无效 3 例，总有效率为 90.00%。治疗后患者颈动脉分叉部颈总动脉内膜 - 中层厚度（IMT）有明显改善，证明定眩降脂汤对颈动脉分叉部 IMT 有良好的治疗作用，而且定眩降脂汤可有效降低体内的总胆固醇（TC）、甘油三酯（TG）水平。

第四节　高血压病肝肾阴虚证证治规律探讨

一、理论溯源

《黄帝内经》中多次记载了"阴虚"一词，如"年过四十，而阴气自半也""上虚则眩""髓海不足，则脑转耳鸣，胫酸眩冒，目无所见，懈怠安卧。"认为随着年龄的增长，阴气消耗，肾精不足，脑髓空虚，从而发为眩晕。明代张景岳在此基础上提出"下虚则眩"的观点，《景岳全书·眩晕》中载"头晕虽属上虚，然不能无涉于下。盖上虚者，阳中之阳虚也；下虚者，阴中之阳虚也"，并总结认为眩晕的病机是"虚者居其八九，而兼火兼痰者，不过十中一二耳"。清代汪蕴谷的《杂症会心录》，则对眩晕分析得更为全面，其中的"肝肾亏而内伤剧，致眩运大作"为肝肾不足论述之代表。可见从肝肾阴虚论治眩晕、头痛已有古训。

高血压病肝肾阴虚证的发生与肝、肾两脏密不可分。肝与肾的关系，主要表现在精血同源、藏泄互用及阴阳互滋等方面，既相互关联，又相互制约。肾阴滋养肝阴，同时又制约肝阳，使肝阳不致太过；肾阳扶助肝阳，温养肝经，防止肝脉寒凝。正如《张氏医通》中载："气不耗，归精于肾而为精；精不泄，归精于肝而化清血"。肝肾精血充足，髓海有所供养，则脑聪目明；肝肾精血亏虚，虚阳易于上越，则出现眩晕耳鸣等诸症。

肝肾阴虚既是眩晕病发生的直接病理因素，又可作为间接因素使亢阳上扰、瘀血内停、痰湿内生而致病。肾为全身之元阴，若肾精化生不足，则不足以滋养肝阴，肝肾阴虚，阴不制阳，肝为风木之脏，体阴而用阳，易升易动，肝阳上亢，阳亢化风，清窍被扰而致晕。如叶天士在《临证指南医案》中云："因精血衰耗，水不涵木，木少滋荣，故肝阳偏亢""水亏不能涵木，厥阳化风鼓动，烦劳阳升，病期发矣"。肝肾阴虚日久，阴损及阳，肾阳受损则蒸腾气化水液的功能失常，水湿内停，痰浊内生阻于中焦，清阳不升而发为眩晕，此即"无痰不作眩"。肝肾阴虚，血脉失养，血脉枯涸，涩滞不通，血行迟滞，也可瘀积脉络，瘀血停于上而致头痛、眩晕，如周学海在《读书随笔》中云"阳虚血必凝，阴虚血必滞"，清代韦协梦的《医论三十篇》中记载"江河之水，浩浩荡荡岂能阻塞，惟沟浍溪谷水浅泥瘀，遂至壅遏，不思导源江河资灌输以冀流通，惟日事疏凿，水日涸而瘀如故也。"因此，肝肾阴虚是高血压病的发病之本，阳亢、瘀血、痰湿是其病理产物，为发病之标，然日久不除可进一步耗伤阴津而加重肝肾阴虚。

二、证治方药

高血压病肝肾阴虚证多见于老年人，症见眩晕耳鸣，低热颧红，手足心热，心烦急躁，眠差多梦，腰膝酸软，胁痛，大便干结，舌红少苔，脉细数。但由于发病脏腑，病情轻重的不同，又有偏于肝阴虚和肾阴虚之分，偏于肝阴虚者，多见头痛耳鸣，目涩面红，心烦急躁，舌红，脉弦数；偏于肾阴虚者，多见眩晕头痛，腰膝酸软，骨蒸潮热，五心烦热，舌红，脉细数。除肝肾阴虚见症外，还有兼见阳亢、瘀血、痰湿的演变，其临床特点各异。兼阳亢者，多见头痛眩晕，耳鸣健忘，腰膝酸软，五心烦热，目涩眼花，口干咽燥，心悸失眠，舌质红，苔薄白或少苔，脉弦细而数；兼瘀血者，多有头晕头痛，痛如针刺，部位固定，面晦唇暗，舌质紫暗，有瘀斑瘀点，脉涩；兼痰湿者，证见眩晕头痛，头重如裹，胸闷痞满，心悸失眠，呕吐痰涎，纳呆腹胀，舌苔白腻，脉滑。

根据高血压病肝肾阴虚证的病机特点，临床上当以滋补肝肾之阴为治则。因又有偏于肝阴虚和偏于肾阴虚的区别，临床上滋养肝阴者宜选用味薄质轻的桑寄生、杜仲、墨旱莲、女贞子、白蒺藜，佐以酸甘化阴的白芍、五味子、乌梅、木瓜、甘草等；滋补肾阴者宜选味厚质重的地黄、鹿角胶、龟板胶、阿胶，以及润燥的黑芝麻、火麻仁等。兼阳亢者，当佐以平肝潜阳之品，可选用钩藤、石决明、天麻、菊花、生龙骨、生牡蛎等潜阳之品，以柔以潜以抑，诚如《临证指南医案》中所载"凡肝阳有余，必须介类以潜之，柔静以摄之，味取酸收，或佐咸降，务清其营络之热，则升者伏矣"。夹痰湿者，又宜祛痰除湿，可选用半夏白术天麻汤以祛除痰湿，如《脾胃论》中记载"痰厥头痛，非半夏不能疗，眼黑头眩，非天麻不能除"。兼瘀血者，当施活血化瘀之法，可选用桃仁、红花、川芎、赤芍，或合通窍活血汤以祛瘀活血。

三、临床应用

现代医家在运用滋补肝肾法治疗高血压病方面做了积极的探索，并取得了较好的疗效。王勉等运用具有滋养肝肾之加味大补地黄汤（黄柏 16g、熟地黄 16g、当归 12g、淮山药 12g、枸杞子 12g、知母 8g、山茱萸 8g、白芍 8g、生地黄 10g、肉苁蓉 6g、玄参 6g、桑寄生 15g、杜仲 15g），配合非洛地平片治疗肝肾阴虚型高血压 103 例，其中显效 28 例，有效 72 例，显效率为 27.18%，总有效率为 97.09%。对照组 98 例，显效率为 27.18%，总有效率为 63.27%。治疗组头晕头胀症状改善明显优于对照组，差异有显著性意义（$P<0.05$）。陆新用杞菊地黄汤治疗肝肾阴虚型高血压，总有效率治疗组为85.0%，对照组为62.5%，组间疗效有差异。胡楠在观察三甲复脉汤对1、2级高血压（肝肾阴虚型）的临床疗效及动态血压、心率变异性的影响时，将60例肝肾阴虚型高血压患者随机分为治疗组与对照组，每组各30例，治疗组予三甲复脉汤（龟板10g、鳖甲10g、牡蛎30g、白芍15g、麦冬15g、生地15g、牛膝15g、桑寄生15g、甘草15g）；对照组予以硝苯地平缓释片口服。结果发现，三甲复脉汤可明显改善肝肾阴虚型高血压患者的临床症状、心率变异性及血压节律，且明显优于对照组。孙婉等人采用育阴潜阳之龟甲养阴汤（龟板20g、鳖甲30g、枸杞子20g、五味子20g、何首乌15g、黄芪30g、党参20g、茯苓20g）治疗肝肾阴虚型高血压78例，总有效率为93%。谢海波等人随机将60例原发性高血压肝肾阴虚证患者分为观察组和对照组，观察组给予滋水清肝饮（熟地15g，山茱萸、怀山药、白芍各12g，泽泻、茯苓、牡丹皮、柴胡、山栀子、酸枣仁、当归各9g），对照组给予卡托普利治疗。观察两组的临床疗效及对血清C型利钠肽（CNP）的影响，发现两组均能明显降低血压，血清CNP活性上升，且滋水清肝饮组效果更为显著。从而认为滋水清肝饮通过升高血清CNP，治疗原发性高血压肝肾阴虚证，安全有效，值得进一步临床推广。

第五节　高血压病肾阳亏虚证证治规律探讨

一、理论源流

《黄帝内经》言"肾虚则头重高摇"，明确提出眩晕、头痛之病当责之于肾脏。高血压为病，病程较长，且正值人之肾阳由盛转衰之时，《素问阴阳应象大论》中云"年四十，而阴气自半也，起居衰矣。年五十，体重，耳目不聪明矣。年六十，阴痿，气大衰，九窍不利，下虚上实，涕泣俱出矣"。《千金翼方养老大例》亦载"人年五十以上，阳气日衰，损与日至"。均提示年过半百，肾气自半，精血渐衰，肾阳虚衰。《景岳全书》亦明确载有"头眩虽属上虚，然不能无涉于下，盖上虚者阳中之阳虚也，下虚者阴中之阳虚也"。可见从肾阳亏虚论治高血压已有古训。

肾阳，亦有元阳、真阳、命门真火之名，为人体阳气之根本，具有温煦、蒸腾、气化、推动、激发及固摄等生理功能。肾阳亏虚，肾之蒸腾、气化失司，脏腑失于温煦，清窍失养可发为眩晕、头痛；肾阳亏虚则阴盛格阳，虚阳浮越于外，发为眩晕；肾阳亏虚，肝失温养，虚风内动，上扰头目，则发为眩晕。此外，若先天禀赋不足，或年老肾亏，或久病伤肾，或房劳过度，则髓海不充，筋转脑鸣，眩晕亦可随之而生。

肾阳亏虚既是眩晕病发生的直接病理因素，又可作为间接因素而使水饮、痰浊、瘀血致病。肾阳亏虚，肾之蒸腾气化水液的功能失常，水湿内停。水气上逆，若停聚于胸膈，则心阳被遏，不能上会巅顶而致头晕；若停聚于中焦，则内生痰浊，阻滞清阳，上蒙清窍而致眩晕，此即"无痰不作眩"。肾阳亏虚，血脉失于温养，血运失其动力，气血不畅而瘀滞血脉，正如《医林改错·论风不是风》中所载"元气既虚，必不能达于血管，血管无气，必停留而为瘀"。瘀血内停于上而致头痛、眩晕。因此，肾阳亏虚是高血压病发病之本，水饮、痰浊、瘀血是其病理产物，为发病之标，然日久不除可进一步耗伤元阳而加重肾阳虚衰。

二、证治方药

肾阳亏虚是高血压病的重要病机，是老年人高血压的主要病理类型，多症见头晕、头痛、神疲乏力、记忆力减退、耳鸣耳聋、自汗、腰膝酸软、畏寒肢冷、面色㿠白，月经改变/遗精滑精、性欲淡漠、小便清长、大便稀溏，舌质淡红、舌苔薄白，脉沉迟无力等。若肾阳虚衰，累及心阳，心阳不振，脾阳衰微，无力运化水津，则可出现水气凌心、水湿泛滥而兼见心悸不宁、喘促、水肿等症；若水津不布，久则湿郁成痰而兼见头重如裹，胸闷痞满，心悸失眠，呕吐痰涎，纳呆腹胀，舌苔白腻，脉滑；若肾虚元气不足，血行不畅则可出现血瘀而兼见头痛，痛如针刺，部位固定，面晦唇暗，舌质紫暗，有瘀斑瘀点，脉涩；若肾阳极度虚衰，浊阴不化而弥漫肌肤，则面色黧黑无泽。此外由于老年人生理功能减退，敏感性降低或被其他疾病的症状所掩盖时，导致大部分患者无症状或症状不典型，常在健康查体或因其他疾病就诊时才被发现。

《素问·阴阳应象大论篇》曾提出"治病必求于本"的理论，本着"损其有余，补其不足"的原则，拟定温补肾阳、补益肾气为高血压病肾阳虚证的治疗原则。治宜首选右归丸加减。方中附子、肉桂温肾壮阳，又加鹿角胶、杜仲等增强温阳补肾之功，加当归、枸杞子，配合熟地、山药、山茱萸以增益滋阴养血之效，意在"阴中求阳""化中寓补"，恰如《景岳全书》中所载"善补阳者，必于阴中求阳"。此外若兼见阳虚水湿不化而发为心悸、喘促、水肿者，可选真武汤加减益火制阴，方中附子温肾助阳化水，白术、茯苓健脾宁心利水，白芍养阴柔肝；兼见痰浊者，当化痰除湿，可选半夏白术天麻汤加减，方中如《脾胃论》载"痰厥头痛，非半夏不能疗，眼黑头眩，非天麻不能除"。兼见瘀血者，当活血化瘀为首，宜选桃仁、红花、川芎、赤芍，或合通窍活血汤加减以行气活血、祛瘀。

三、临床应用

现代医家在运用温补肾阳方药治疗高血压病方面做了积极的探索，并取得了较好的疗效。蒲辅周以温阳益气利湿为治则，用附子汤加减治疗高血压，15剂后，血压恢复正常，阳虚诸证皆消，后改用其他方法继续调适。徐健总结周仲瑛先生运用温阳法辨治高血压病的经验，提出高血压逐步发展以肾阳亏虚证为主，当治以温阳之法，以免郁遏阳气，反加重病情。江毅文运用温补肾阳法治疗肾阳亏虚的高血压患者，采用有温阳作用的方药与降压西药联合应用，可以更好地控制血压，缓解伴随症状，提高患者的生活质量。刘平等人把60例肾阳亏虚证的高血压病患者，随机分为两组，治疗组在服用降压西药的基础上加服温氏奔豚汤，结果表明温肾助阳药能更好地改善患者症状；他们还提出高血压"肾阳亏虚"证候的形成可能与长期服用利尿剂和钙离子拮抗剂有关。卢宪伟对四逆汤加减治疗60例老年高血压病的临床疗效进行了研究，结合血脂、肝功、肾功检查，得出四逆汤加减对老年高血压患者具有良好的降压作用。

第六节　高血压病阴阳两虚证证治规律探讨

一、理论溯源

《黄帝内经》中记载 "年四十而阴气自半也" "上气不足，脑为之不满，耳为之苦倾，目为之眩"，认为年高肾亏、髓海失充是眩晕的重要病机。明代张景岳所著的《景岳全书·眩晕》中提出"无虚不能作眩，当以治虚为主"的观点，认为"头眩虽属上虚，然不能无涉于下。盖上虚者，阳中之阳虚也；下虚者，阴中之阳虚也。阳中之阳虚者，宜治其气……阴中之阳虚者，宜补其精……所以凡治上虚者，尤当以兼补气血为最，如大补元煎、十全大补汤诸补阴补阳之剂，俱当酌宜用之。"张景岳从阴阳相互依存的原理，认识到眩晕与阴阳两虚之间的关系。清代陈修园在《医学从众·眩晕》中所言："肾主藏精，精虚则脑海空虚而头重"，进一步认识到眩晕与肾密切相关。可见，从阴阳两虚辨治高血压病有古籍依据。

高血压病阴阳两虚证的发病与肾密切相关。肾藏精，主骨生髓通于脑，由于肾的封藏固摄作用，元阴元阳才得以闭藏。生理状态下，脑之髓海有赖肾精不断充养发挥正常的生理功能。若先天肾气不足或老年肾亏，或久病伤肾或房劳过度，髓海不充，脑失所养发为眩晕；即《灵枢·海论》曰 "髓海不足，则脑转耳鸣，胫酸眩冒"。肾寓元阴元阳，阴阳相互依赖，老年高血压患者素有肝肾阴虚，病久阴损及阳，阴虚则阳无以承制，形成阴损及阳的阴阳两虚证。

高血压病阴阳两虚证常伴有瘀血或痰浊等病理因素。中老年人由于脏腑功能不足，体质阴阳偏衰，运化不力，气血运行失调形成血瘀，或久病及血，滞而成瘀，瘀血内阻，脑失所养发为眩晕，正如虞抟所倡"血瘀致眩"的理论。此外，肾寓真阴真阳，肾阴阳两虚，阴虚则阴液亏损血行郁滞，阳虚则温煦无依寒凝血滞，均可发为血瘀证。肾主水，肾虚水湿运化不利，聚饮成痰，横格中州，清阳不升，蒙蔽清窍，发为眩晕，即朱丹溪之"无痰不作眩"的观点。瘀血痰浊既是病理产物，又可成为新的病理因素，由瘀致痰或由痰致瘀，导致高血压病后期阴阳两虚患者虚实夹杂之候。

二、证治方药

高血压病阴阳两虚证常见于病程较长的老年患者，临床多表现为头晕头痛，耳聋耳鸣，精神倦怠，记忆力减退，牙齿浮动早脱，腰膝酸软，不耐寒热，尿频，月经量少，少苔或无苔，脉细、沉、弱、虚。偏于肾阴虚者兼见面色潮红，双目干涩，五心烦热，盗汗，便秘，舌红少苔脉细等症；偏于肾阳虚者兼见面色苍白，形寒怕冷，自汗，四肢不温，小便清长，舌淡苔白，脉沉迟无力，或致心阳不振，出现心悸水肿、喘促等症。由于病至后期，患者正气渐衰，正虚邪盛，可出现夹痰夹瘀的虚实夹杂证。夹瘀者，兼见头痛痛有定处，心胸闷痛，肢体麻木，舌质紫黯，或有瘀点，脉弦涩；夹痰者，兼见头晕昏蒙胀痛，身重乏力，神疲嗜睡，纳呆腹胀，口干或黏，舌胖有齿痕，脉弦滑细。

根据"实则泻之，虚则补之"的治疗原则，高血压病阴阳两虚证当以滋阴扶阳、调补肾气为治疗大法。肾为五脏六腑阴阳之根本，故阴阳两虚证当以补肾气为先，方用济生肾气丸或益肾降压汤调补肾气。偏肾阴虚者当滋阴补肾，益精填髓，宜用左归丸加减；偏肾阳虚者当补肾温阳，填精生髓，宜用右归丸加减；如出现心悸、水肿、喘促等水湿泛滥等症者，用真武汤加减；夹瘀者，佐以活血化瘀之品，如合补阳还五汤或通窍活血汤祛瘀通络；夹痰者，应加燥湿化痰之品，如半夏白术天麻汤祛痰除湿。需要注意的是，在化瘀逐痰时注意顾护正气，防治进一步损伤正气致实邪留恋，病势缠绵。

三、临床应用

现代医家在运用滋阴扶阳、调补肾气法治疗高血压病方面做了积极的探索，并取得了较好的疗效。张宏阳等研究发现右归丸（熟地黄 10g、山萸肉 10g、附子 6g、肉桂 6g、鹿角胶 20g、山药 15g、菟丝子 15 g、枸杞子 15g、杜仲 15g，当归 12g，肾阳不足者去附子、肉桂，加巴戟天 15g、淫羊藿 15g）加减联合厄贝沙坦片，能有效降低阴阳两虚患者的血压，明显优于厄贝沙坦对照组；且更为有效地改善中医证候，改善心功能和肾功能。郭伟星以益肾降压流膏（生黄芪、泽泻、淫羊藿、桑寄生、女贞子）治疗老年人高血压病肾气虚证 38 例，显效 18 例、改善 17 例、无效 3 例，总有效率为 92.11%。刘兴东用杞菊地黄汤加味（山药 12g、山萸肉 12g、熟地 15g、泽泻 9g、茯苓 9g、丹皮 9g、枸杞子 10g、菊花 20g、钩藤 10g、夏枯草 15 g、黄芩 10g、桑寄生 20g、怀牛膝 20g、杜仲 20g、枣仁 10g、五味子 10g）治疗老年性高血压病偏肾阴虚患者 24 例，显效 14 例，有效 8 例，无效 2 例。李建人东等自拟补肾降压片（黄芪、淫羊藿、杜仲、熟地黄、制何首乌、怀牛膝、红丹参、川芎、桃仁、赤芍、制大黄、葛根、车前子、白芍、泽泻、茯苓、佛手、合欢皮）治疗肾虚血瘀型高血压病 168 例，能明显降低患者血压，并能明显改善头痛、头晕、胸闷等症状。陆峰等人用补肾和脉方（生黄芪、黄精、桑寄生、淫羊藿、炒杜仲、女贞子、怀牛膝、泽泻、川芎、当归、地龙）联合标准综合降压治疗老年性高血压，发现本方在降低收缩压、缩小 PP 间期等方面均有明显优势，能够改善 24 h 血压昼夜节律，且能明显改善舒张功能。

第七节　高血压病气虚证证治规律探讨

一、理论溯源

《黄帝内经》中记载"年四十而阴气自半也""上气不足，脑为之不满，耳为之苦倾，目为之眩"，认为随着年龄的增长，机体各脏器逐渐出现虚损而呈现气虚征象，从而发为眩晕。《丹溪心法》中记载"淫欲过度，肾家不能纳气归元，使诸气逆奔于上，此气虚眩晕也"。张介宾明确提出"无虚不能作眩"，并进一步说明"眩晕，掉摇惑乱者，总于气虚于上而然"。清代程国彭总结了眩晕的治疗大法，还着重介绍了以重剂参、芪、附治疗眩晕的经验，认识到气虚在眩晕发病中的意义。可见，气虚是眩晕（高血压病）发病的重要病理基础。

高血压病气虚证的发生，主要责之脾肾二脏，因脾胃为后天之本，气血生化之源，肾为先天之本，寓元阴元阳之脏。如忧思劳倦、饮食失节，损伤脾胃，或先天禀赋不足，或年老肾气亏虚而致脾胃虚弱，不能运化水谷、化生气血。气虚则清阳不振、清气不升发为眩晕。正如《景岳全书·眩晕》中所说"原病之由有气虚者,乃清气不能上升,或汗多亡阳而致,当升阳补气"。

气虚推动无力、血行迟缓则形成瘀血,故气虚往往导致血瘀,而瘀血内阻、脑失所养便发为眩晕。虞抟倡主张"血瘀致眩"的观点,杨仁斋所著的《直指方》中则曰"瘀滞不行,皆能眩晕"。另外,气虚不能制阳,阳升无制而化风,上扰清窍则眩,即"无风不作眩"。再则,气虚水湿运化不利,可聚而成痰,血瘀津凝也可成痰,痰阻中焦,清阳不升而发为眩晕,此即"无痰不作眩"。痰为阴性有形之物,滞留体内影响血液运行,又可产生瘀血。因此,气虚是高血压病的发病之本,水湿、瘀血、内风是气虚证的病理结果,是发病之标,然而日久不除亦可耗伤正气导致气虚。

二、证治方药

高血压病气虚证多见于中老年人,病程较长,证见眩晕乏力、头痛绵绵不休、腰酸耳鸣、少气懒言、气短健忘、动则加重、口淡不渴、舌淡胖、苔薄白、脉弦细弱。但由于病情轻重、发病脏腑不同,所以除气虚证外,尚有兼瘀血、肝风、痰湿的演变,其特点各异。兼瘀血者,多见头晕头痛、部位固定、心胸憋闷疼痛、唇舌紫暗、肢体麻木、舌有瘀点、苔薄白、脉弦涩。兼肝风者,多见头晕胀痛、恼怒则加重、肢麻震颤、颜面潮红、眠差腰酸、舌红、苔薄黄、脉弦细涩。夹痰湿者,证见头晕头痛、头身困重、纳呆腹胀、口黏便溏、舌淡胖苔厚腻、脉弦滑或细。

根据高血压病气虚证的病机特点,当以补气为治则。因有发于脾、肾之异,故又有补益脾气和补益肾气的区别。补脾者宜选防己黄芪汤,补肾者宜选济生肾气丸。兼血瘀者,当佐以活血化瘀之品,可选用牛膝、川芎、水蛭、红花,或合补阳还五汤以使瘀祛络通、血压自平;兼痰湿者,当施祛痰除湿之法,可选用半夏、胆南星、天麻、白术,或合半夏白术天麻汤以祛除痰湿;夹内风者,又宜平肝熄风,可选用天麻钩藤饮或镇肝熄风汤以平熄内风、和畅气血。

三、临床应用

现代医家在用补气方药治疗高血压病方面做了积极的探索,取得了较好的疗效。刘玉琴以补中益气汤(人参10g、黄芪12g、甘草10g、当归15g、陈皮10g、天麻12g、柴胡10g、白术12g)治疗高血压病15例,结果痊愈12例、好转2例、无效1例。李可法等人以益气聪明汤加减(党参20g、茯苓10g、黄芪12 g、白芍10 g、葛根15 g、升麻5 g、黄柏12 g、蔓荆子12 g)治疗气虚型高血压病37例,结果显效19例、有效16例、无效2例,总有效率89.8%。郭伟星以益肾降压流膏(生黄芪、泽泻、淫羊藿、桑寄生、女贞子)治疗老年人高血压病肾气虚证38例,显效18例、改善17例、无效3例,总有效率为92.11%。俞长荣对偏气虚型高血压病采用健脾益气兼补血的方法,方选补中益气汤加减,亦取得了较好疗效。尚专堂等人用黄芪注射液静脉注射治疗高血压病左室舒张功能不全25例,在降低血压的同时,左室舒张功能亦得到明显改善。李雁等人用参附注射液配合硝苯地平治疗高血压病40例,显效30例、有效8例、无效2例,较单用硝苯地平组效果更明显,并能改善临床症状。

第八节　高血压病痰证证治规律探讨

一、理论溯源

《儒门事亲》载："夫头风眩晕，上为停饮，可用独圣散吐之。"《兰室秘藏》载："足太阴痰厥头痛非半夏不能疗，眼黑头眩，风虚内作非天麻不能除。"《丹溪心法》载："此症属痰者多，盖无痰不作眩。"《玉机微义》曰："眩晕一证，皆称上盛下虚所致……所谓盛者，痰涎风火也。"《奇效良方》载："至于七情内伤，使脏气不平，郁而生涎，结而为饮，随气上攻，令人头晕。"《医碥》曰："痰涎随风火上壅，浊阴干于清阳也，故头风眩晕多痰涎。"《医学入门》载："大概肥白人多湿痰滞上……治宜从痰为主。"由此可见，古代医家对因痰致眩已有一定认识。

高血压病易出现痰凝的病机变化，其发生与脾密切相关，因脾主运化，为后天营养之本，气机升降之枢，水液代谢之源。生理情况下，脾之运化功能正常，则气机调畅，水液代谢归于正化，清升浊降，血压可维持正常；若饮食失宜；思虑劳倦太过，脾失健运，则水液内停，酿湿生痰，清浊升降失司，就会出现脾虚痰凝的高血压病。痰为阴邪，滞留日久，易损伤脾气。脾气受损，则进一步促进痰浊的形成，反过来又促进了脾虚和痰浊矛盾的激化。由此互为因果，形成了痰浊内阻的病理变化，痰浊循经上逆，闭阻清窍，发为血压升高、眩晕头痛，甚则痰厥中风。

痰既是脏腑功能失调、水液代谢障碍的病理产物，又可成为新的致病因素而致变证丛生。首先，脾虚失运，酿湿生痰、痰湿中阻、清阳不升而发为眩晕，即"无痰不作眩"。其次，痰浊滞留日久，易郁而化热而成痰热证，即前人"痰为有形之火，火为无形之痰"之谓。再次，痰为阴邪有形之物，滞留体内影响血液运行，又可产生瘀血，血瘀津凝又可致痰，互相影响，互为因果，病趋加重，如《仁斋直指方》载："瘀滞不行，皆能眩晕。"再则，气机不畅，津液布化障碍，津凝成痰致眩，而痰凝又易阻遏气机，致气机不畅而促进痰浊的生成。最后，水湿停聚是痰凝的重要条件，湿聚而后生痰浊，故亦见痰湿证。因此，痰凝是发病之本，而脾虚、痰热、瘀血、气滞、水湿为发病之标。

二、证治方药

痰证是高血压病患者的证型之一，多发于形体肥胖之人。症见头晕头闷痛，肢体倦怠，胸脘痞闷，纳呆多寐，舌淡苔腻，脉滑。但由于病情轻重、病程长短及导致痰证的病理原因不同，所以除痰证外，还有变证（兼夹证）的不同，临床常见的变证有脾虚证、痰热证、痰凝血瘀证、气滞证、痰湿证，其症状各有特点。脾虚者，症见头晕头痛，纳呆乏力，肢体困乏，面色萎黄，大便溏泄，舌淡体胖，苔薄腻脉濡缓。痰热者，症见头晕头痛，纳呆腹胀，口苦烦躁或见溲赤便秘或溏滞不爽，舌红苔黄腻，脉滑数。痰凝血瘀者，症见头晕，头痛，疼痛部位固定，心前区憋闷疼痛，或肢体麻木，唇舌及眼周紫暗，舌暗或见瘀斑瘀点，脉沉涩或结代。气滞者，症见头晕头胀痛，胃脘两胁撑胀，纳呆，情志刺激诱发或加重，舌淡红苔薄白略腻，脉弦滑。痰湿者，症见头晕，头重如裹，纳呆便溏，肢体沉重困倦，舌淡体胖大苔白腻，脉弦滑或濡。

根据高血压病痰凝的病机特点，祛痰当为其治疗大法，《金匮要略》用泽泻汤、小半夏加茯苓汤治疗痰饮眩晕。目前临床多方选半夏白术天麻汤、涤痰汤加减。若兼脾虚者，多伍以益气健脾的黄芪、党参、白术、野葛根等，使脾健湿归正化，杜绝了生痰之源。若痰郁化热者，当施以清热之品，多伍以夏枯草、野菊花、黄连、栀子之属，使热去痰孤，易于祛除。若痰凝兼血瘀者，当兼施活血化瘀之法，配以川芎、三七、川牛膝、益母草、水蛭等活血化瘀药，使瘀祛络通，痰亦易于祛除。若气滞者，在祛痰的同时，多伍以佛手、青木香、橘红等疏达理气药，化痰则痰除，行气则气畅，气畅则湿易除，从而防止了痰湿的再生。

三、临床应用

黄应杰认为痰浊中阻、上犯清阳是高血压病的重要机制，用化痰降压汤治疗高血压病30例，显效14例，有效12例，无效4例，并能改善血脂和血液黏稠度。药用茯苓、白术、党参、天麻、法半夏、胆南星、石菖蒲、僵蚕、陈皮。王海洲等人用芩连温胆汤治疗高血压病426例，显效126例，有效246例，无效55例。孔柄耀等人用金蒲丸治疗高血压病187例，总有效率86.5%，药用郁金、石菖蒲、泽泻、川牛膝等。陈枢燮用芳香宣化、豁痰定眩法治疗高血压眩晕每获良效，药用陈皮、半夏、佩兰、苍术、藿香、茯苓、泽泻等。袁成民用八物降压冲剂治疗高血压病痰瘀互结证50例，显效23例，有效4例，无效6例，并能显著改善症状、血脂和血液黏稠度，药用泽泻、白术、汉防己、川牛膝、豨莶草等。现代药理研究表明，许多化痰药物均有降低血压，改善血脂、血液黏稠度等作用。

第九节　高血压病热毒证证治规律探讨

一、理论溯源

从火、热立论原发性高血压（眩晕），古代医籍多有论述。唐代孙思邈《千金要方》首倡风、热、痰致眩的观点，认为"热"是眩晕的重要病机。金代刘完素《素问病机原病式·五运主病》载："所谓风气盛而头目眩晕者，由风木旺必是金衰，不能制木而木复生火，风火皆属阳，多为兼化；阳主乎动，两动相搏则为旋转。"主张眩晕应从"火"立论。元代朱震亨《丹溪心法·头眩》曰"头眩，痰挟气虚并火，治痰为主，挟补气药及降火药。无痰不作眩，痰因火动……"。倡痰火致眩学说。张介宾在强调因虚致眩的同时，也承认"火"在眩晕发病中的意义，如《景岳全书·眩运》载："眩运一证，虚者十居八九，而兼火兼痰者，不过十中一二耳。"陈修园则在风、痰、虚的基础上加上"火"字，从而把眩晕的病机概括为风、火、痰、虚四字，重视因火致眩的病机演变。叶桂《临证指南医案》认为眩晕乃"肝胆之风阳上冒"，其证有"夹痰、夹火、中虚、下虚之别"，并指出"火盛者，选用羚羊角、山栀、连翘、花粉、玄参、鲜生地黄、丹皮、荷叶，以清泄上焦窍络之热"。前世医家虽见仁见智，但都重视火、热致眩的病机及治疗，诚为从热毒论治高血压病之滥觞。

二、发病因素

原发性高血压热毒证是脏腑气血功能紊乱、气血功能异常所引起的。导致脏腑功能失常的原因繁多，而以体质与饮食失节、五志过极相互综合作用而导致心肝脾火热炽盛为最重要。

1. 体质因素　在原发性高血压发生发展与转复中，体质因素起着非常重要的作用。由于人体先天禀赋的差异及后天成长过程中环境、劳动条件、营养、疾病等因素的影响，形成了不同的体质类型，从而导致了某些疾病的易感性。主要包括三个方面的内容：一是人体的形态结构，如高矮胖瘦以及内部脏腑的坚脆大小，如《古今医统大全》载："肥人眩运，气虚有痰；瘦人眩运，血虚有火。"《医学准绳六要》曰："眩运悉属痰火……瘦人脉弦数，乃阴虚相火上炎"；二为人体内部的生理活动特征，亦即人体脏腑阴阳气血的盛衰变化，如《黄帝内经》载"诸风掉眩，皆属于肝""上气不足"而致眩，《丹溪心法》曰"头眩、痰挟气虚并火"；三为人体的精神状态、心理、性格、情绪等特征，即人体功能活动的外在表现，如《古今医统大全》则曰"七情郁而生痰动火"。体质因素是原发性高血压热毒证发生的基础。

2. 五志过极、饮食失节　肝者，将军之官，其气刚烈，阳常有余，阴常不足，气易升，阳易亢，又主司情志，畅气机，若精神抑郁，五志失和，疏泄失职，肝气郁结，郁久则化热化火。心者，君主之官，为阳中之太阳，其气火热，热易升，火易旺，又为五脏六腑之大主，主司情志，统一身之血脉。若七情怫怒，引动心火，心火暴涨，火性炎上，主升主动。脾为后天之本，气血生化之源，喜燥而恶润，若饮食失节、过食辛香燥烈之品，则脾胃积热，积热上冲。火入气分，则气无常态，气机逆乱，冲逆上犯，清窍为之不利而致眩；火入血分，则血无常形，血热炽盛，上扰清窍亦致眩。其起病较急，变化较快，损害脏腑气血的功能，常邪莫能似之，故以毒为名。热极令气离位，火旺令血异形，故毒乃火热发展的结果，即"热为火之渐""热极为毒"。五志过极、饮食失节是原发性高血压热毒证的主要促危因素。

三、病机演变

毒乃火热发展至极点的结果，其病机演变大致分为初、中、末三期。初期见火热入气分，脏腑气机紊乱，气火冲逆于上，热盛为毒。伴随有火灼津液而为痰，痰毒互结，阻滞气机，外壅筋脉，上蒙清窍，故初期毒在气分，痰热是其重要的病机征象。中期见火热由气入血，血热妄行而为毒。上而热毒上逆，清窍不利，内而灼伤津液，耗伤肝肾之阴。伴随火热燔灼，血液滞而为瘀，瘀毒胶结，阻滞清阳，清窍为之不利。中期为热毒在血分，瘀热是其主要的病理征象。后期见气血逆乱，热极毒盛，则耗伤阴津，肝肾阴伤，虚火上炎，甚至阴极阳竭而致阴阳两虚。部分患者亦表现为热毒弥漫，腐败脏腑，痰凝则阻滞气机，瘀阻则血流不畅，而见痰浊与瘀血之象。故末期主要的病理征象为热毒伤津而现阴液不足之象。

四、证候特征及表现

原发性高血压在发生发展与转复中，具有明显的热毒之症，其主要的特征有几个方面。

1. 火热性　在原发性高血压过程中，有典型的火热病理过程，表现为头晕、头胀痛、面红目赤、烦躁易怒、口苦口干、面部烘热，或见溲赤便秘、舌质红苔黄、脉数等火热征象，进而热极生毒，发为眩晕。

2. **从化性**　原发性高血压病机演变与患者体质密切相关，从原发性高血压临床研究发现，肝火炽盛是其常见的病机类型，多出现在中青年高血压患者，35~50岁年龄段出现的概率显著高于65岁以上年龄段者，其发生与体质密切相关，而肝火炽盛是产生原发性高血压热毒证的客观基础。

3. **兼夹性**　原发性高血压热毒证患者常夹痰浊瘀血为患。热毒炽盛，灼伤津液，津凝而为痰，痰与热结而成痰火，《丹溪心法》云："头眩，痰夹气虚并火，治痰为主，夹补气药与降火药。"热毒炽盛，血热妄行，血滞为瘀，瘀与热结而成瘀热，亦即《仁斋直指方》："瘀滞不行，令人眩晕。"

4. **广泛性**　原发性高血压热毒证的演化与肝、心、脾、肾密切相关，损伤的脏腑广泛。在初中期，主要为饮食失节、五志过极等诱发了肝、心、脾的功能异常而导致三经火热炽盛，热极成毒。病至后期，热毒深入，其势虽减但其肝、肾出现阴伤的表现。

5. **复杂多变性**　原发性高血压虽然多隐匿起病，但发展到一定程度，在精神紧张、劳累、饮食等因素的作用下，病情变化较快，病情复杂，变证丛生，呈现毒邪致病的特征。轻者休息可缓解，重者晕厥，甚者发展为中风，病情危笃。

趋本性毒由邪生，故保留了原病邪（热邪）的某些特点，如火、热为阳邪，其性炎上，易袭阳位，故毒之为病，因其高者，因而患之。原发性高血压热毒证亦常表现为人体上部的症状。原发性高血压的症状多达30余种，但头颈部症状多于胸腹部、腰膝部、四肢部。

五、治则治法

热（火）毒是原发性高血压的重要病机，是热（火）邪发展至一定程度的结果，其形式必然进一步干扰脏腑功能，使气血功能紊乱，故治疗上应从清热解毒立论，以期热清毒除。在治疗过程中应注意几条原则。

清泻心、肝、脾三经的火热以正本清源。热盛生火、火极为毒是原发性高血压热毒证发生、发展的重要病理过程，但火热自何而来？来自心、肝、脾。临床观察表明，原发性高血压的发病机制主要在肝，肝火上炎是其常见的病机类型，充分说明心、肝、脾三经火热炽盛在原发性高血压发病中的地位，清泻心、肝、脾三经邪热乃正本清源治病求本之法，多选用牛黄、栀子、黄柏等清热解毒之品。

发散郁火以从外。人体在生理情况下有一套动态的完善的排毒系统，使人体的代谢产物排出体外，不致引起热毒的蕴结。在原发性高血压的病理过程中，热毒蕴结，脏腑功能异常，热毒不能及时排出。治疗在清解火热的基础上必给热毒以出路，或从外而解，或从下而泄，脏腑功能恢复正常，病自痊愈，此即"通则不毒""通则不病"之谓。谨当遵《黄帝内经》"火郁发之"之说，用清热解毒兼有透发之性的药物发散郁结于内的火热之性，使外而解，有助于热毒的祛除。

调气通腑以从下而除，在原发性高血压的病理过程中，可因热毒炽盛，干犯脏腑而致腑气不通。故应在清泻火热的基础上，强调调气通腑，以恢复脏腑功能，使热毒有去路，促进原发性高血压的康复，当选用清热泻火兼有下行之性的药物，如黄柏、芦荟等。

六、临床应用

刘渡舟认为原发性高血压常起于火热者，单用重镇潜降治法不能达到降压的目的；此时当清热泻火则血静脉凉神安，血压自然降至正常。现代医家在用清热解毒方药治疗原发性高血压方面也做了积极的探索，取得了较好的疗效。赵秀琴等人用泻青丸治疗原发性高血压 64 例，结果收缩压由 190 ± 11mmHg 降至 170 ± 14mmHg，舒张压由 125 ± 8mmHg 降至 100 ± 7 mmHg，并能显著地改善患者的症状。卢守谦等人用安宫牛黄丸治疗原发性高血压 23 例，显效 11 例，有效 9 例，无效 3 例，总有效率为 91.3%，并能改善头晕、头痛等症状。龚康敏用珍珠层粉等药物治疗原发性高血压 21 例，结果收缩压由 191 ± 7.5mmHg 降至 138.8 ± 13.5 mmHg，舒张压由 100 ± 5.3 mmHg 降至 86.3 ± 6mmHg，症状改善显效 6 例，有效 9 例，无效 6 例，总有效率为 71.4%。刘玉真等人用牛黄降压丸治疗原发性高血压 82 例，显效 61 例，有效 19 例，无效 2 例，总有效率为 97.7%。陈贤雄用珍菊降压丸（珍珠粉、野菊花、槐花等）治疗原发性高血压 30 例，显效 21 例，有效 7 例，无效 2 例，总有效率为 93.7%。

第四章 高血压病常见中医证候的证候量化诊断研究

高血压是目前一个重要的公共卫生问题。中医药在高血压病的预防治疗等方面有着显著的优势，而其疗效的关键首先在于正确的辨识证候。但不可否认，辨证分型不明确、规范的证候量化诊断标准阙如困扰着高血压病中医诊疗的提高，也制约了高血压病相关研究的深入开展和科研成果的推广应用。证候的概念是模糊的、广泛的，证不仅是中医理论和辨证施治的基本单元，也是疾病到方药的桥梁。目前高血压病的中医证型辨证标准还是多以症状体征简单罗列为主要模式的定性标准，在辨识与表征证候方面尚嫌不足，更难以升华到证候的量化诊断的高度。因此，建立高血压病常见中医证候量化诊断标准是高血压病研究领域中的一项基础性工作。

本研究旨在探讨高血压病常见中医证型诊断客观化的建立方法及其量化诊断标准，并对其可行性、准确性和使用价值进行临床研究。以期对中医证候诊断规范化、标准化的研究提供新的思路与方法。

一、高血压病常见中医证候量化诊断研究方法

1. **诊断量表的研制**　为尽可能全面地采集高血压病各证型的辨证要素，本研究根据循证医学的研究理念和临床流行病学的研究方法，对高血压病进行了系统的文献整理和大样本的临床回顾性调查。将文献分析、专家咨询与临床观察进行综合分析，构建以症状、体征、舌脉等信息所组成的高血压病常见中医证型的量表备选条目池。通过主客观筛选法相结合，筛选备选条目池中代表性、区分性较好的条目；之后参照德尔菲（Delphi）法，编制入选条目专家咨询表，依据专家的知识结构和临床经验判断入选条目的重要性程度及需补充的条目；最后通过小范围预调查对条目进行筛查，初步形成了第 1 版高血压病常见中医证型诊断量表。综合运用离散趋势法、区分度分析法、相关系数法、克朗巴赫系数法、因子分析法、系统聚类等 6 种统计分析方法，对第 1 版诊断量表进行了临床调查，筛选出了最具代表性而且信息平均损失最少的量表条目集合，构建形成了第 2 版诊断量表。

2. **诊断量表的信度、效度、反应度测评**　为确保调查的准确性、统计分析结论的科学性和研究成果的质量，对形成的第 2 版诊断量表的信度、效度、反应度进行了测评。信度是检验量表稳定性和可靠性的指标，本研究采用重测信度、分半信度、同质性信度、评分者信度、内部相关系数为衡量指标，综合考评调查的可靠度。在实际应用中，重测信度、分半信度和克朗巴赫系数的国际量表标准下限是 0.7，信度系数越大，表明测量的可信程度越高。效度评价意在反映某测

量工具是否有效地测定了它意图测定的内容，效度越高表示测量结果越能显示出所要测量对象的真正特征。效度是个多层面的概念，可从不同角度来衡量，本研究采用较为客观的区分效度和结构效度作为衡量指标。

反应度评价的目的是估计量表是否有鉴别细微的、有临床意义的、随时间变化的健康状态的能力，是对量表性质进行考评的一个重要指标。在临床实际应用中，如果被测对象经过治疗后的改善情况能及时通过量表评定反映出来，这说明该量表具有较好的应用价值。本研究每个证型各选取了 30 例患者，给予相应的中药复方治疗（表 4-1）。分析治疗 2 周前后的量表积分变化，观察是否可以利用该量表进行高血压病的证型诊断研究。

表 4-1　高血压病证型诊断量表反应度测评临床干预信息表

证型	样本量	干预措施	干预时间
肝气郁结证	30	调肝降压颗粒（柴胡、白芍、当归、钩藤、白术、茯苓、葛根、威灵仙）	14d
肝火上炎证	30	清热降压方（黄连、钩藤、泽泻、芦荟）	14d
阴虚阳亢证	30	平肝方药（钩藤、玄参、黄连、菊花、珍珠母、茯神、莱菔子）	14d
痰湿壅盛证	30	半夏白术天麻汤（半夏、白术、天麻、茯苓、橘红、大枣、生姜、甘草）	14d
痰瘀互结证	30	经验方（半夏、白术、天麻、陈皮、茯苓、桃仁、红花、川芎、丹参、当归、炙甘草）	14d
肾阳虚证	30	八物降压汤（黄芪、党参、黄精、葛根、五味子、当归、何首乌、玄参）	14d
肾阴阳两虚证	30	二仙汤加减（淫羊藿、仙茅、巴戟天、黄柏、知母、当归）	14d
肝肾阴虚证	30	杞菊地黄汤（枸杞子、菊花、熟地、山茱萸、山药、丹皮、茯苓、泽泻）	14d

3. 量化诊断标准的建立　为实现高血压病证型诊断量表的规范化，本研究建立了证型诊断的阈值与程度分级标准。首先根据统计学，以各证型研究量表条目数的 10~20 倍估算样本量，严格按照纳入、排除标准选择病例，建立数据库，将数据集按 3∶1 的比例随机分为训练集和测试集。

之后采用主客观综合赋权法相结合的方法，具体计算公式如下：$W_j = \alpha_j \beta_j / \sum_{j=1}^{n} \alpha_j \beta_j$。

其中 α_j 为主观权重系数，表示认为第 j 个指标是该证辨证主要依据的专家人数除以总专家数的商值；β_j 表示客观赋权法确定的权重系数。将两种赋权方法得出的某一指标的权数相乘，并进行归一化处理，得到目标组合权数。继而利用受试者工作特征曲线确定最佳证候诊断阈值。在此基础上，采用四分位数法建立证候轻、中、重度的分集诊断标准；证候积分 ≤ P25 为轻度，证候积分 P25~P75 判为中度，证候积分 ≥ P75 为重度。

4. 高血压病证型诊断性试验　为了进一步评估高血压病各证型诊断标准的实际诊断价值，根据临床科研设计、衡量与评价中诊断性试验的评价原则，对建立的高血压病各证型的诊断标准进行检验。进行临床验证，首先要确定"金标准"。针对肝阳上亢证、肝肾阴虚证等有公认的辨证标准的证型，以《中药新药临床研究指导原则》《中医病证诊断疗效标准·眩晕的诊断依据、证候分类、疗效评定》的相应内容为诊断标准。因痰瘀互结证、肝气郁结证等证型目前尚无统一的"金标准"，参考多数专家的主张，以专家辨证结果作为对照的"金标准"进行临床验证。把高血压病不同证型诊断模型代入训练集的病例资料中，按证候积分 ≥ 界值的诊断阈值标准，与专家辨证结果比较，进行量化诊断标准的回顾性检验。用建立的高血压病不同证型的诊断模型和诊断标准，对各自相应的测试集病例分别进行诊断，与专家辨证结果相比较，进行量化诊断的前瞻性检验。选择灵敏度、特异度、约登指数、似然比等作为评价指标。同时本研究还采用了 Kappa 一致性检验，以评估两种辨证方法的诊断一致性。

二、高血压病常见中医证候量化诊断研究结果

1. **高血压病中医常见证型诊断量表的构建及信度、效度、反应度测评**　本研究通过对传统辨证定性指标的科学合理量化，恰当运用多种统计学方法，筛选出了最具代表性而且信息平均损失最少的量表条目集合，最终形成了高血压病常见中医证型诊断量表。并对量表的信度、效度、反应度进行了综合考评，以评价该诊断量表是否能够可靠、灵敏、较全面地反映高血压病的证候特征。

（1）信度评价结果：本研究中，不同证候量表的各个维度重测信度系数、量表的半分信度均 >0.7，提示信度良好；不同维度的系数也均 >0.7，结合内部相关系数评测结果，提示每个维度上的各条目之间有较高的正相关，具有良好的一致性。因本量表是由调查员参与的他评量表，为考评调查员之间的评分标准是否一致，本研究进行了评分者信度检验。结果显示，量表症状条目的评分者信度系数均在 0.90 以上，量表体征舌脉条目的系数均在 0.80 以上，且均有统计学意义，表明评分者判分标准基本一致，评分较为客观。

（2）效度评价结果：为检验量表能否区分不同人群所检测指标的差异，本研究分别计算了各个证型的该证型组与非该证型组的量表各维度得分和总得分。结果显示，两组之间各维度得分及总得分均有显著性差异，提示该量表区分效度良好。利用因子分析来考察量表的结构效度被认为是最理想的方法。一般而言，若量表的公因子能解释 50% 以上的变异，而且每个条目在相应的因子上有足够强度的负荷（≥ 0.4），则认为该量表具有较好的结构效度。本研究根据 Kaiser 提出的准则，选取各量表中特征值 >1 的主成分数目作为公因子，其方差贡献率累积均 >50%，即这些公因子可以解释总变异的 50% 以上。而且各条目对所属因子而言，因子载荷值均在 0.5 以上，说明该量表具有良好的结构效度。

（3）反应度评价结果：本研究对中药复方治疗前后的数据进行了统计分析，结果发现高血压证候量表中各维度得分和总得分有显著性差异，但舌脉维度中多数条目积分在治疗前后并没有明显变化。效应尺度是反应度分析中常用的一个统计量，效应尺度 =（治疗前得分 – 治疗后得分）/ 治疗前得分的标准差。一般来说，效应尺度 <0.5 为较小效应，0.5~0.8 为中等效应，>0.8 为较大效应。本研究结果显示，各证型效应尺度均 >0.8，提示量表的反应度良好。

2. **高血压病常见中医证候的量化诊断标准**　采用综合赋权的方法对条目进行赋权，计算综合权重系数。为了便于临床应用，对综合权重系数进行整数化处理，建立辨证诊断模型（表 4-2）。基于确定的权值，计算证候的总积分。以证候积分 Y 为变量，绘制 ROC 曲线。通过 ROC 曲线，根据最佳界点理论，确定高血压病各证型的诊断界值。同时，本研究还检验了该界点的诊断灵敏度和特异度。以肝气郁结为例，即当患者的证候积分 Y ≥ 276.5 时，可诊断为高血压病肝气郁结证，在该界点的诊断灵敏度为 90.0%，特异度为 91.2%。具体结果展示在表 4-3 中。表 4-4 显示了采用百分位数法确定的证候程度分级标准。在证候最佳诊断阈值之上，实行轻、中、重证候分级，不仅有利于掌握患者的病情轻重，而且能对辨治效果的评价提供判别依据。

表 4-2　高血压病常见证候量化辨证诊断模型

证型	证候辨证诊断模型
肝气郁结证	Y=16 头胀 +12 胸闷 +6 情志抑郁 +4 精神不振 +6 头痛 +9 头晕 +12 腹胀 +6 胁肋胀痛 +8 纳呆 +6 善太息 +9 大便不利 +1 面色萎黄 +1 舌质淡红 +2 舌苔薄白 +2 脉弦
肝火上炎证	Y=11 头晕 +12 头痛 +1 耳鸣 +10 口苦 +6 口干 +2 胁肋疼痛 +2 多梦 +2 失眠 +13 急躁易怒 +4 大便秘结 +6 小便黄 +5 面红 +4 目赤 +5 舌质红 +5 舌苔黄 +6 脉弦 +4 脉数 +3 脉有力
阴虚阳亢证	Y=8 头晕 +10 头痛 +9 烦躁易怒 +7 眠差多梦 +4 头重脚轻 +7 面热生火 +8 口干 +6 耳鸣 +5 腰膝酸软 +8 目涩 +6 倦怠乏力 +7 大便秘结 +1 小便黄 +3 舌苔黄 +2 舌质红 +5 脉弦 +4 脉细数。
痰湿壅盛证	Y=13 头重昏蒙 +6 胸满闷 +8 多痰涎 +4 多寐 +14 口腻 +12 肢体困重 +15 大便黏腻不爽 +1 呕恶 +2 脘痞 +3 口气秽浊 +3 体肥 +3 苔白 +5 苔腻 +3 苔厚 +3 脉弦 +4 脉滑。
痰瘀互结证	Y=4 头痛 +6 胸痛 +6 四肢麻木 +5 心悸 +2 口干 +5 头晕 +6 大便黏腻不爽 +5 呕恶痰涎 +5 倦怠乏力 +4 胸脘满闷 +7 形体肥胖 +9 脉滑 +7 脉沉 +6 脉涩 +10 舌有瘀斑 +12 舌苔腻
肾阳虚证	Y=13 小便清长 +9 性欲淡漠 +7 月经改变 / 遗精滑精 +8 腰膝酸软 +4 头晕 +7 耳鸣 +3 自汗 +9 乏力 +15 形寒肢冷 +2 神疲 +1 舌质淡红 +3 舌苔薄白 +7 脉细 +6 脉沉 +5 脉弱
肾阴阳两虚证	Y=8 头晕 +9 畏寒肢冷 +9 夜尿频 +7 气短 +10 腰酸 +10 膝软 +8 五心烦热 +8 盗汗 +7 眠差 +5 舌淡红 +7 苔白 +4 脉细 +4 脉沉 +4 脉弱
肝肾阴虚证	Y=14 头晕 +5 双目干涩 +4 视物模糊 +11 口干 +14 五心烦热 +14 腰酸 +12 膝软 +4 大便秘结 +3 颧红 +5 舌质红 +6 舌苔少 +8 脉细

表 4-3　高血压病常见证候量化诊断阈值

证型	ROC 曲线下面积	界值	灵敏度	特异度
肝气郁结证	0.965	276.5	90.0%	91.2%
肝火上炎证	0.857	230	61.2%	91.3%
阴虚阳亢证	0.967	185.5	92.0%	90.8%
痰湿壅盛证	0.954	181.5	93.5%	97.1%
痰瘀互结证	0.962	254	91.0%	91.7%
肾阳虚证	0.964	267.5	92.0%	93.9%
肾阴阳两虚证	0.978	255	81.4%	96.7%
肝肾阴虚证	0.927	197	88.7%	87.8%

表 4-4　高血压常见证候诊断标准程度分级

证型	轻	中	重
肝气郁结证	276.5 ≤证候积分 <300	300 ≤证候积分≤ 346	证候积分 >346
肝火上炎证	230 ≤证候积分 <277	277 ≤证候积分≤ 329	证候积分 >329
阴虚阳亢证	185.5 ≤证候积分 <246	246 ≤证候积分≤ 279	证候积分 >279
痰湿壅盛证	181.5 ≤证候积分 <230	230 ≤证候积分≤ 274	证候积分 >274
痰瘀互结证	267.5 ≤证候积分 <318	318 ≤证候积分≤ 416	证候积分 >416
肾阳虚证	267.6 ≤证候积分 <313	313 ≤证候积分≤ 405	证候积分 >405
肾阴阳两虚证	255 ≤证候积分 <268	268 ≤证候积分≤ 300	证候积分 >300
肝肾阴虚证	197 ≤证候积分 <211	211 ≤证候积分≤ 284	证候积分 >284

3. **诊断性试验结果**　灵敏度是指患者诊断为阳性的概率。当灵敏度越高时，则假阴性率（漏诊率）与越低。特异度代表非患者被诊断为阴性的概率。特异性越高时，则假阳性率（误诊率）越低。由表 4-5 和 4-6 可以看出，所建立的诊断标准灵敏度、特异度、准确度及阳性似然比均较高，同时误判率、漏判率及阴性似然比较低；说明诊断标准能够灵敏、准确、真实的诊断判别不同证型的高血压患者。此外，一致性检验均 >0.75，表明该诊断标准与传统辨证结果之间具有良好的一致性。

表 4-5　高血压证型诊断标准训练集检验结果

证型	灵敏度	特异度	正确诊断指数	准确度	阳性似然比	阴性似然比	一致性检验
肝气郁结证	91.3%	91.36%	0.826	91.33%	7.67	0.07	0.826
肝火上炎证	95.69%	94.73%	0.91	95.33%	48.4	0.12	0.914
阴虚阳亢证	94.62%	92.98%	0.876	94%	35.89	0.15	0.873
痰湿壅盛证	97.92%	89.29%	0.86	93.88%	11.94	0.03	0.877
痰瘀互结证	94.19%	87.30%	0.8149	91.28%	13.82	0.124	0.820
肾阳虚证	92.65%	93.9%	0.866	93.3%	7.46	0.05	0.865
肾阴阳两虚证	91.53%	96.70%	0.8823	94.67%	11.67	0.04	0.888
肝肾阴虚证	94.03%	84.91%	0.7894	90.00%	9.96	0.11	0.796

表 4-6　高血压证型诊断标准测试集检验结果

证型	灵敏度	特异度	正确诊断指数	准确度	阳性似然比	阴性似然比	一致性检验
肝气郁结证	83.33%	90.63%	0.74	88.00%	2.81	0.058	0.740
肝火上炎证	93.55%	94.74%	0.89	94.00%	47.32	0.18	0.870
阴虚阳亢证	90.32%	89.47%	0.80	90.00%	22.84	0.29	0.790
痰湿壅盛证	97.06%	92.31%	0.89	95%	21.58	0.05	0.898
痰瘀互结证	96.55%	90.48%	0.8703	94%	19.33	0.073	0.876
肾阳虚证	89.47%	93.54%	0.83	92.00%	5.21	0.04	0.830
肾阴阳两虚证	94.74%	93.55%	0.8829	94.00%	5.51	0.02	0.874
肝肾阴虚证	86.96%	88.24%	0.752	90.0%	14.21	0.18	0.795

三、高血压病常见中医证候量化诊断研究的技术规范

1. **证候诊断工具**　各证候诊断标准以证候问卷量表为原始测量工具，各问卷量表结构包括经文献研究、临床流行病调查、专家咨询和统计分析确立的四诊信息条目池，症状条目采用 Likert 五点评分法，用 1~5 分别代表：1—根本没有；2—有，较轻；3—有，一般；4—比较严重；5—很严重。对舌脉等体征条目采用二元化处理，分为无和有两个值，分别计 1 分和 3 分。将上述四诊信息和评分方法以通俗易懂的语言反映在调查问卷上。

2. **测量方法**　采用问卷调查的形式进行证候测量。问卷应由患者本人独立完成，若因文化程度等原因，患者没有足够的能力阅读和理解问卷时，也可由调查员或其家属协助完成。问卷完成一般需要 10 分钟。根据量表四诊信息各条目赋分，测算证候总积分，并考察其证候诊断的必要和

充分条件。

3. **证候诊断方法**   各证候诊断标准由证候诊断的必要条件、充分条件以及证候确立和证候轻中重分级的诊断阈值构成,根据问卷调查所得的证候积分,与诊断条件和诊断阈值相比较,以确立证候诊断的成立与否。

4. **应用范围**   该系列证候量化诊断标准主要用于高血压病常见中医证候的宏观定量诊断,也可用于高血压中医临床研究中证候疗效的定量判断。

5. **注意事项**   在进行问卷测量时,调查员应该把有关填写本问卷的详细说明告知患者,以方便患者理解和正确完成。

四、高血压病常见中医证候量化诊断标准的推广应用情况和建议

高血压病常见中医证候量化诊断标准的系列研究方法和成果已经在《中医杂志》《中华中医药杂志》《山东中医药大学学报》《南京中医药大学学报》等中文核心期刊发表,并在相关研究中使用,共计发表相关学术论文 12 篇,被引 37 次。

建立科学、客观、定量的高血压病中医证候诊断标准是高血压病中医临床研究的重要基础性工作,是开展中医临床研究的前提条件。本研究系统地建立了高血压病常见中医证候的规范化诊断标准,完善了高血压病的中医诊治体系,为科学定量地诊断高血压病常见中医证候提供了良好的测评工具,建议在今后的高血压病中医临床实践及科学研究中推广应用。

第五章　高血压病医案文献的数据挖掘研究

第一节 高血压病中医证候的数据挖掘研究

辨证论治是中医理论的核心，是中医认识和治疗疾病的基本原则。随着现代科技手段的不断提高，原发性高血压中医证候的客观化研究逐渐深入。在回顾近年来原发性高血压中医证候客观化的研究现状及该研究领域所存在的问题的基础上，采用聚类分析、因子分析、决策树、神经网络、贝叶斯网络、支持向量机、文献分析、系统评价、Logistic 回归分析等数据挖掘方法进行进一步探索和挖掘，为原发性高血压中医辨证论治提供客观依据。

一、高血压病肝阳上亢证的数据挖掘研究

1. 资料收集及量化　课题组从与原发性高血压（头痛、眩晕）相关的古今医案中收集了 987 例病例。由于从有些病例采集到的"症状和体征"信息非常少，不利于后面的统计分析，所以从中选取了 305 例病例，将其四诊资料信息包括原始症状、二便、舌、苔、脉象进行了语言规范化处理。在纳入的 305 例病例中，包括肝阳上亢证 151 例，非肝阳上亢证 154 例。肝阳上亢证中，男性 110 例，女性 41 例；非肝阳上亢证中，男性 114 例，女性 40 例；两组中性别频数分布无显著性差异，所以性别没有作为入选指标。其他涉及的症状指标共有 125 个，删除出现频数很小的症状（频数 <4），最后入选的指标共有 87 个。对这 87 个变量根据其性质的不同进行不同方法的赋值。对分类型变量采取 0、1 赋值，如二便、舌、苔、脉象这些指标；对等级型变量采取分级赋值，如头晕、头痛等症状。

2. 筛选鉴别　肝阳上亢证与非肝阳上亢证的指标采用 χ^2 检验或秩和检验对各单项指标在肝阳上亢证与非肝阳上亢证中的分布进行统计分析，对分类型变量采用 χ^2 检验，对等级型变量采用秩和检验。

例如"大便干燥"这个变量，利用 χ^2 检验来检验其对于肝阳上亢证与非肝阳上亢证有无显著性差异。先列出如下表格（表 5–1）。

表 5-1　肝阳上亢证与非肝阳上亢证有无大便干燥

大便干燥	证候		合　计
	肝阳上亢	非肝阳上亢	
有	O_{11}（46）	O_{12}（22）	$O_{1.}$
无	O_{21}（105）	O_{22}（132）	$O_{2.}$
合　计	$O_{.1}$	$O_{.2}$	N

其中 $E_{ij} = \dfrac{O_{i.} \cdot O_{.j}}{N}$，令 $\chi^2 = \sum\limits_{i,j=1}^{2,2} \dfrac{(|O_{ij} - E_{ij}| - 0.5)^2}{E_{ij}}$，它服从自由度为 1 的 χ^2 分布。查 χ^2 分布临界值表，$\chi^2_{0.05}(1) = 3.841$。因为 $\chi^2 > \chi^2_{0.05}(1)$，所以拒绝 H_0，认为"大便干燥"区分肝阳上亢证与非肝阳上亢证有显著性意义。

秩和检验常用于有序分类资料（等级资料）或不符合用参数检验的资料，两个或多个有序分类资料的比较。秩和检验的步骤是：建立假设，编秩，求秩和，求出检验统计量，确定 P 值，做出拒绝 H_0 或不能拒绝 H_0 的推断结论。例如"眩晕"这个症状，先列出如下表格（表 5-2）。

表 5-2　肝阳上亢证与非肝阳上亢证有无眩晕

眩晕	肝阳上亢	非肝阳上亢
不出现	62	65
轻度	2	3
中度	17	15
重度	70	71

分别求两组秩和。每组分别将各组段（或等级）内的频数乘以相应的平均秩次后相加，得到各自的秩和。以样本较小组的秩和作为统计量 T 值，$u = \dfrac{|T - n_1(N+1)/2| - 0.5}{\sqrt{n_1 n_2 (N+1)/12}}$，得出的 u 统计量的值小于 $u_{0.05} = 1.96$，说明以"眩晕"区分肝阳上亢证与非肝阳上亢证无显著性意义。

分析最后的结果可以得出结论：经统计学处理，头痛、目涩眼花、面热生火、口干或咽干、烦躁易怒、腰膝酸软、倦怠乏力、眠差多梦、大便干燥、小便黄少、舌红、苔黄或苔薄黄、脉弦数或细数等症状，两组间的差异有显著性（$P < 0.05$），因而具有鉴别价值，可用于建立 Logistic 回归模型，其余指标无显著性差异。将以上 13 个指标定义为变量 x_1，x_2，$\cdots x_{13}$，其中前 10 个是分级型变量，后 3 个是分类型变量。

3. Logistic 回归模型的建立　对进入模型的每两个变量的交互作用进行统计学检验，未发现交互作用。采用非条件 Logistic 多元逐步回归方法筛选变量，最终获得回归方程数学模型。把"肝阳上亢证"定义为"$Y=1$"，"非肝阳上亢证"定义为"$Y=0$"，$p=P$（$Y=1$），则：

$$\log it(p) = \ln\left(\frac{p}{1-p}\right) = \beta_1 x_1 + \beta_2 x_2 + \cdots \beta_{13} x_{13} + \varepsilon$$

$$p = \frac{e^{\beta_1 x_1 + \beta_2 x_2 + \cdots \beta_{13} x_{13} + \varepsilon}}{1 + e^{\beta_1 x_1 + \beta_2 x_2 + \cdots \beta_{13} x_{13} + \varepsilon}}$$

其中，x_1，x_2，$\cdots x_{13}$ 为自变量，β_1，β_2，$\cdots \beta_{13}$ 为偏回归系数，$\log it(p)$ 表示因变量发生的概率

与不发生的概率之比的自然对数。这里的"非条件"是针对成组设计的资料进行的分析。采用最大似然估计法进行估计。最大似然估计法是一种迭代算法，它以一个预测估计值作为参数的初始值，根据算法确定能增大对数似然值的参数的方向和变动。估计了该初始函数后，对残差进行检验并用改进的函数进行重新估计，直到收敛为止（即对数似然不再显著变化）。采用逐步回归法（前进法），包括两个相反的过程：①不断从模型以外的变量中挑选"重要"的引入模型；②对引入模型的变量进行综合分析，将那些"不重要"的变量从模型中剔除，得到以下结果（表5-3）。

表5-3　方程中的变量

	B	S.E.	Wald	df	Sig.	Exp（B）
x_2	0.317	0.100	10.129	1	0.001	1.373
x_4	0.253	0.108	5.437	1	0.020	1.288
x_6	0.234	0.111	4.496	1	0.034	1.264
x_9	0.339	0.098	11.970	1	0.001	1.403
x_{12}	0.862	0.387	4.971	1	0.026	2.367
常数	−0.922	0.182	25.740	1	0.000	0.398

上表表明由目涩眼花（x_2）、口干或咽干（x_4）、腰膝酸软（x_6）、大便干燥（x_9）、苔薄黄（x_{12}）所建立的模型为最佳模型，诊断为肝阳上亢证的概率为 $P(Y=1)=\dfrac{e^z}{1+e^z}$ ，其中 $z=0.317x_2+0.253x_4+0.234x_6+0.339x_{12}-0.922$

由 Wald 值和 P 值可知，Logistic 回归系数有统计学意义。由程序的中间分析步骤可以看出，先纳入的指标"大便干燥"的标准偏回归系数（即偏回归系数/标准误）最大，所以它在区分肝阳上亢证与非肝阳上亢证的诊断中占较为重要的位置；其余指标的排序为目涩眼花、口干或咽干、苔薄黄、腰膝酸软。经程序检验模型的拟合优度，$\chi^2=1.410$，自由度 $df=5$，$P=0.923$。参照文献，$P>0.5$，说明样本的频数分布符合 Logistic 分布，样本可以用于 Logistic 模型的建立。最后检验所建立的模型的准确率，结果表明阳性预测的准确率为 88.7%，阴性预测的准确率为 80.5%。详见表5-4。

表5-4　分类表

检测		预测		
		高血压病		比例
		非肝阳上亢	肝阳上亢	
高血压病	非肝阳上亢	124	30	80.5%
	肝阳上亢	17	134	88.7%
总比例				84.6%

4. **讨论**　采用现代信息技术对中医医案进行分析处理，探索中医证候规律，是目前中医证候客观化研究中一个比较活跃的领域。由于这种基于群体调查和现代数理方法相结合建立证候诊断标准的模式较单纯依靠专家论证进行证候研究有很大的进步，因而已成为证候诊断标准研究的一种趋势。有学者统计了1994—2004年公开发表的论文，关于医案的综合性分析文章共137篇，

内容广泛，方法多样；运用了频数分析、相关分析、聚类分析和人工神经网络分析等分析方法。随着数据挖掘技术的发展和数据挖掘软件运用的普及，数据挖掘技术在医案分析中的运用逐步得到了推广，χ^2 检验、秩和检验、Logistic 回归分析是常用和有效的分析方法。

本研究以晚清以来名中医治疗眩晕和头痛（高血压病）肝阳上亢证和非肝阳上亢证的医案数据为分析对象，采用了 χ^2 检验、秩和检验和 Logistic 回归分析方法处理医案数据。从分析结果可知：①采用 χ^2 检验或秩和检验的方法可以筛选出鉴别高血压病肝阳上亢证和非肝阳上亢证的症状和体征，包括：头痛、目涩眼花、面热生火、口干或咽干、烦躁易怒、腰膝酸软、倦怠乏力、眠差多梦、大便干燥、小便黄少、舌红、苔黄或苔薄黄、脉弦数或细数；认为上述指标在鉴别高血压病肝阳上亢证和非肝阳上亢证方面具有显著作用，因而可用于建立 Logistic 回归模型。②进一步采用非条件 Logistic 多元逐步回归方法筛选变量，最终获得回归方程数学模型，认为由目涩眼花、口干或咽干、腰膝酸软、大便干燥、苔薄黄所建立的模型为最佳模型，该数学模型诊断高血压病肝阳上亢证的概率为 $P(Y=1)=\dfrac{e^z}{1+e^z}$。经检验，阳性预测的准确率为 88.7%，阴性预测的准确率为 80.5%，符合统计学的判别要求，因而可以用于高血压病肝阳上亢证的诊断。

综上可知，应用多元统计分析方法分析中医治疗高血压病（眩晕和头痛）肝阳上亢证和非肝阳上亢证医案中的四诊、病因、病位和证候信息，可以获取到较合适的能推广应用到高血压病肝阳上亢证的量化诊断方法或其他证候的量化诊断方法。在今后的进一步研究中，需将此结论应用在临床中加以检验，如有可能还需扩大样本含量，在不同的地区、不同的医院用类似的方法进行探讨，以寻找较合理的建立高血压病肝阳上亢证或其他病种、其他证候的量化标准的方法，推进中医证候的客观化研究。

二、高血压病肝火上炎证的数据挖掘研究

1. 高血压病证候和方药数据库的建设

（1）医案的来源：医案来源于大型超星电子图书馆，万方、维普、中华医学会数据库，山东中医药大学图书馆，以及关于高血压病的各类名医医案书籍、期刊文献和 2012 年 1 月~10 月就诊于山东省中医院心内科门诊的高血压病患者的病历资料。

（2）医案选择的依据：

①高血压病的诊断标准：参照 2019 版《中国高血压防治指南》，界定高血压病的定义。

②高血压病肝火上炎证的诊断标准：参照《中药新药治疗高血压病的临床研究指导原则》中高血压病肝火亢盛证的诊断标准，并结合团队前期所做的高血压病肝火上炎证证候特点研究作为证候的初始诊断标准。

主症：头晕、头痛、急躁易怒。

次症：面红、目赤、口干、口苦、便秘、溲赤、舌红、苔黄、脉弦数。

③样本选择标准：因为本研究不是对大量样本的随机抽样研究，因此需要对收集的样本案例进行整理，从中去除重复的样本案例。另外，在样本采集过程中要人工判断是否符合上面第 2 条提及的高血压病肝火上炎证的诊断标准，只收录原文献描述符合标准的样本案例。

（3）建立高血压病证候数据：本研究从证候方面研究高血压病肝火上炎证的证治规律，因此，对收集的方案进行整理，建立证候数据库。

①样本的电子化：首先，对符合高血压病肝火上炎证诊断标准的样本医案进行电子化处理，采用文档复制、格式转换、人工录入等手段；并对电子化的医案进行文字校验，保证电子化的医案都是原文献的原文描述，确保资料的客观性。

②样本的规范信息化：由于数据挖掘软件的升级，优秀的数据挖掘软件如 SPSS、Rosetta 等已完全支持表格数据源导入。在 Excel 中将病例进行规范化录入，包括证候和方药两大分支数据库。

③语言规范化：对于医案中涉及的名词术语及方药等名词，参考了《中华人民共和国国家标准中医临床诊疗术语：证候部分》《中医基本名词术语中英对照国际标准》《中医临床常见症状术语规范》《中华人民共和国药典》和高等中医药院校全国统编教材等资料，以之为蓝本并结合专业知识对其进行统一和规范化整理，使证候描述和方药描述统一、语言规范，保证数据库数据挖掘的准确性。

（4）建立数据库：

①医案选择：经过严格筛选，收集到高血压病医案 537 篇，其中高血压病肝火上炎证医案 387 篇，高血压病非肝火上炎证医案 150 篇。部分医案书目列举见表 5-5。

表 5-5　部分医案书目列举

序号	医案来源	医案数
1	《孔伯华医案》	12
2	《陆观虎医案》	3
3	《叶天士医案大全》	14
4	《丁甘仁临证医集》	6
5	《老中医经验全编》（下册）	6
6	《程门雪医案》	6
7	《赵绍琴内科学（杂病证治）》	5
8	《蒲辅周医案》	1
9	《老中医医案选》（第一辑）	3
10	《刘渡舟验案精选》	1
11	《老中医临床经验选编》第一辑（上）	17
12	《中医医案医话集锦》	5
13	《中医历代医话选》	7
14	《张山雷医集》	13
15	《秦伯未医学名著全书》	6
16	《王智贤老中医六十年杂病治验实录》	5
17	《古今名医临证金鉴之头痛眩晕卷》	25
18	《丁甘仁医案续篇》	3
19	《三家医案合刻》卷一	10
20	《邓铁涛医集》	2

续表

序号	医案来源	医案数
21	《现代著名老中医诊治荟萃》	4
22	《邵兰荪医案》卷二	6
23	《岳美中医案》	3
24	《刘季文医论医案集》	11
25	《颜德馨中医心脑病诊治精粹》	3
26	《王旭高治中风医案》	9
27	《费伯雄医案》	9
28	《明清名医全书大成》	9
29	《菊人医话》	4
30	《王渭川疑难病症治验》	9
31	《眩晕古今名家验案全析》	15
32	《周仲英医案赏析》	3
33	《李振华医案医论集》	6
34	《谷清溪临症验案精选》	4
35	《刘星元医案医论》	5
36	《柳选四家医案选评》	6
37	《竹肇山人医案》	6
38	《三湘医萃·医案》	4
39	《诊籍续焰 —— 山东中医验案选》	4
40	山东省中医院门诊采集病例	70
41	现代期刊文献	40

②医案电子化：首先把收集到符合筛选条件的样本医案电子化，通过扫描医案实体书，将jpg、caj、pdf等格式文件转化为txt或word等格式；对于手工书写的病案病例等采用手工摘录的方式，电子化所有的病案数据。对完成电子化的医案进行文字校对，所有信息均为原文摘抄原有文献，不用任何个人语言加以描述或评论，以保证收集信息的客观性。

③规范录入用语：因为中医证候、方药从古至今的描述及各位医学大家的描述都有所不同，导致收集到的医案同一证候或方药有多种不同描述。因此，为了使电子化后的医案信息能够顺利建立规范信息数据库，必须对这些医案进行描述术语规范化处理。例如：对眩晕症状的描述就有"眩冒""头眩""头风眩""目眩""眩转""如坐舟车"等，都统一规范为"眩晕"。另外，古今历代对于重量描述的标准也不统一，各个朝代的克也不相同；为此，查询各个时期的重要单位转换关系，统一了描述标准。规范化处理能够有效地减少数据库的数据冗余，特别是减少数据库的维度和复杂性；并有利于保持数据间真实的关联性和依赖性，为下一步的数据挖掘提供数据库支撑。

④建立规范化证候数据库和方药数据库：把统一规范后的医案录入数据库系统。本研究重点研究高血压病肝火上炎证一证的证候和方药方面，因此并没有采用可以单独录入患者信息的大型

关系型数据库;而是采用表格组织数据作为数据源导入分析软件的方法,弱化了患者、病证、方药单的联系,提高了组织数据的速度,同时文件可导入大型关系性数据库以保存数据。证候数据库主要包括高血压病肝火上炎证和高血压病非肝火上炎证的分别建立,同一病证录入同一数据库中存储,主要有病因、病机、病性、证候诊断及二便、舌、苔、脉象等几部分内容。方药数据库的建立只以高血压病肝火上炎证一证的医案为基础,主要有主要药物名称、药物用量等几部分内容,其中最重要的是用药信息。本研究以用药信息为对象,把方剂信息转化成用药信息。统一药名和用量单位描述,在此基础上建立起来的方药数据库非常有意义,为下一步的数据挖掘提供了准确客观的数据信息。

(5)研究结论:高血压病肝火上炎证中医证候数据库的建立,不仅是对医疗工作者大量宝贵经验的归档处理,更是对这些经验的规范整理。通过对数据库的数据挖掘发现高血压病肝火上炎证的证候规律,对高血压病的证治规律研究有重要意义。

2. 基于粗糙集理论的高血压病肝火上炎证辨证系统的研究

(1)研究对象:高血压病医案信息数据库中的537例医案,其中高血压病肝火上炎证387例,高血压病非肝火上炎证150例。

(2)研究方法:

①证候的频数分析:对高血压病肝火上炎证证候数据库中的每一个证候属性进行频数分析,按照频数由高到低排列,从而能够非常容易地筛选出证候数据库中的高频证候。

②证候的属性约简:症状录入数据库后,显然数据库的维度是相当大的,各个证候间的联系也是错综复杂的。为了发现和证候潜在的关联,需要降低数据库纬度和复杂性;而属性约简是粗糙集理论的重要内容,采用属性约简可以有效降低数据库纬度,找到各症状间关联大的症状。本研究使用Rosetta软件中的Johnson算法对证候数据库进行属性约简,把数据源加载到Rosetta软件中生成决策树,找出约简后的属性。

③证候的决策规则:证候信息数据库中的规则可能非常多,但并不是所有的规则都是有用的,需要找出支持度较高的规则。利用Rosetta软件的生成规则功能可对属性约简后的证候属性生成各种规则,其中包括确定性规则和不确定性规则,将确定性规则作为研究的对象。

(3)研究结果:

①症状和体征的量化结果:把537例病案中出现频数很小的症状及体征(频数<10)删掉,选取36个条目作为条件属性,包括:头晕、头痛、头胀、面红、目赤、目胀、双目干涩、口干、口苦、咽干、烦躁易怒、耳鸣、胁痛、恶心、纳差、颈项僵直、腰膝酸软、心悸、乏力、汗多、失眠、多梦、夜尿增多、溲赤、大便干结、舌红、舌暗、苔黄、苔薄黄、苔白腻、苔少/剥/无苔、脉弦、脉弦数、脉滑数、脉弦细、脉沉弦。

②证候属性的属性约简:利用Rosetta软件提供的Johnson算法对决策表进行属性约简,约简后的症状及体征包括头晕、头痛、头胀、面红、目赤、口干、口苦、耳鸣、胁痛、恶心、颈项强直、失眠、心悸、多梦、汗多、溲赤、大便秘结、舌红、舌暗、苔薄黄、苔黄、脉弦数、脉弦细、脉沉弦、脉滑数。

③证候属性的决策规则:对属性约简后的重要证候属性进行生成规则操作,得出了362条决

策规则，其中包括确定性规则 321 条和不确定性规则 41 条。确定性规则中正规则 251 条，负规则 70 条。部分证候规则见表 5-6。

表 5-6　部分证候规则

头晕	头痛	头胀	溲赤	大便秘结	苔薄黄	苔黄	舌暗	舌红	脉沉弦	脉弦细	脉滑数	脉弦数	汗多	多梦	心悸	失眠	颈项强直	恶心	胁痛	耳鸣	口苦	口干	目赤	烦躁易怒	肝火上炎	支持度（%）
1	0	0	1	1	0	0	0	1	0	0	0	1	0	0	0	1	0	0	0	0	0	0	0	0	1	100
1	0	0	0	0	0	1	0	0	0	0	0	1	0	0	0	0	0	0	0	1	0	0	0	0	1	100
1	1	0	0	0	0	0	0	0	0	0	0	0	0	0	0	0	0	0	0	0	0	1	1	1	1	100
1	0	0	0	0	0	0	0	0	0	0	0	0	0	0	0	0	0	0	0	0	0	0	0	1	0	60
0	0	0	0	0	0	0	0	0	0	0	0	0	0	0	0	0	0	0	0	0	0	0	0	1	0	100
1	1	1	0	0	1	0	0	0	0	0	0	1	0	1	0	1	0	0	0	0	1	1	0	1	1	100
1	1	0	0	0	0	0	0	0	0	0	0	0	0	0	0	0	0	0	0	0	0	0	1	1	1	100
1	1	1	0	0	0	0	0	1	0	0	0	0	0	0	0	0	0	0	0	0	1	0	1	1	1	100
1	1	0	0	0	0	0	0	0	0	0	0	0	0	0	0	0	0	0	1	0	1	1	1	1	1	91
1	1	0	0	0	0	0	0	0	0	0	0	0	0	0	0	0	0	0	0	0	0	1	1	1	0	100
1	1	0	0	0	0	0	0	0	0	0	0	0	0	0	0	0	0	0	0	0	0	0	0	1	1	100
1	1	0	0	0	0	1	0	0	0	0	0	0	0	0	0	1	0	0	0	0	0	0	0	1	1	100
1	1	0	0	0	0	0	0	0	0	0	0	0	0	1	0	1	0	1	0	0	1	1	1	1	1	100
0	1	0	0	0	0	0	0	0	0	0	0	0	0	0	0	0	0	0	0	0	0	0	0	0	0	75
0	1	1	1	1	0	0	0	0	0	0	0	1	0	1	0	1	0	0	0	0	1	0	1	0	0	100
1	1	0	0	0	0	0	0	0	0	0	0	0	0	0	0	0	0	0	0	0	0	0	1	0	0	100

　　如表 5-6 所示，若患者症状及体征包含头晕、头痛、口干、面红、目赤、烦躁易怒、脉弦数，符合该证候规则列表的第 3 条，则该患者 100% 诊断为高血压病肝火上炎证。若患者症状为头晕、头痛、烦躁易怒，符合表中第 10 条决策规则，则该患者有 91% 的可能性诊断为高血压病肝火上炎证。对 251 条决策规则进行频数分析，把证候按照频数高低由大到小排列，很容易发现头晕、头痛、头胀、口苦、面红、耳鸣、失眠多梦、大便干结、舌红、脉弦数等证候为高频证候，与高血压病肝火上炎证的典型证候相符，同时反证了决策规则的正确性。频数较高的证候统计信息见表 5-7。

表 5-7　频数较高的证候

描述	规则条数	比例（%）	规则平均支持病案数
头晕	269	74.31	1.46
头痛	219	60.50	1.33
舌红	147	40.61	1.19
失眠	146	40.33	1.23
面红	113	31.22	1.16

续表

描述	规则条数	比例（%）	规则平均支持病案数
口苦	105	29.01	1.22
大便秘结	104	28.73	1.08
耳鸣	102	28.18	1.33
口干	95	26.24	1.2
多梦	94	25.97	1.19
头胀	88	24.31	1.28
目赤	75	20.72	1.17
脉弦数	60	16.57	1.13
胁痛	58	16.02	1.22
溲赤	47	12.98	1.06
心悸	42	11.60	1.26
苔黄	34	9.39	1.21
苔薄黄	33	9.12	1.06
脉弦细	30	8.29	1.03
脉沉弦	29	8.01	1.31
恶心	28	7.73	1.21
汗多	13	3.59	1.15

（4）研究结果：运用粗糙集理论方法对高血压病肝火上炎证病案中的证候属性进行频数分析和属性约简，得到高血压病肝火上炎证的高频证候，再生成决策树，得到高血压病肝火上炎证的正决策规则，为该证的诊断提供指导。

3. 基于多元统计方法的高血压病肝火上炎证判别模型的研究

（1）研究对象：从 537 例病案中选取 150 例肝火上炎证与 150 例非肝火上炎证病案。

（2）研究方法：

① 症状和体征的量化：将收集的症状及体征信息进行语言规范化处理，删除出现频数 <5 的症状和体征，最后入选的指标共有 60 个。对这 60 个变量进行不同方法的赋值. 分类型变量采取 0、1 赋值，包括二便、舌、苔、脉象这些指标；等级型变量采取分级赋值，如头晕、烦躁易怒等症状。对 60 个单项指标在高血压病肝火上炎证和非肝火上炎证出现与不出现的频次进行统计。

② 卡方检验：采用卡方检验对各单项分类属性在肝火上炎证与非肝火上炎证中进行统计和分析。例如，利用卡方检验来检验"烦躁易怒"对肝火上炎证与非肝火上炎证是否具有决定意义，详见表 5-8。

③非条件 Logistic 多元逐步回归：Logistic 回归分析是一种适用于应变量为分类变量的回归分析，是一个概率型模型，对进入模型的两个变量进行 Logistic 回归分析来筛选变量，得到概率模型。因为对应变量 Y 的取值只有肝火上炎和非肝火上炎两种，所以定义肝火上炎证编码为 1，非肝火上炎证编码为 0，对已经约简过进入模型的症状进行逐步引入变量 X 的逐步 Logistic 回归分析：

表 5-8 "烦躁易怒"两种证候的比较

烦躁易怒	证候		合计
	肝火上炎证	非肝火上炎证	
有	O11（42）	O12（5）	O1
无	O21（108）	O22（145）	O2
合计	O.1	O.2	N

$$\log it(p) = \ln(\frac{p}{1-p}) = \beta_1 x_1 + \beta_2 x_2 + \cdots \beta_{13} x_{13} + \varepsilon$$

$$p = \frac{e^{\beta_1 x_1 + \beta_2 x_2 + \cdots \beta_{13} x_{13} + \varepsilon}}{1 + e^{\beta_1 x_1 + \beta_2 x_2 + \cdots \beta_{13} x_{13} + \varepsilon}}$$

其中，x_1，x_2，x_3 为自变量，β_1，β_2，β_3 为偏回归系数。$\log it(p)$ 表示因变量发生的概率与不发生的概率之比的 OR 值。对比各个变量 x 的回归系数及相应的比数比 OR 值，淘汰 OR 值低的变量，完成对高血压病肝火上炎证的症状筛选。

（3）研究结果：

①频次统计结果：对 60 个单项指标在高血压病肝火上炎证和高血压病非肝火上炎证出现与不出现的频次分别进行统计，结果头晕、头痛、头胀、面红目赤、烦躁易怒、口干、口苦、咽干、失眠、溲赤、大便秘结、舌红、苔黄、脉弦数等这些症状和体征在高血压病肝火上炎证中出现的频率相对较高，但是部分症状和体征在高血压病肝火上炎证与高血压病非肝火上炎证中出现频率都较高，这样就需要进一步确定鉴别高血压病肝火上炎证与高血压病非肝火上炎证的指标（表 5-9，表 5-10）。

表 5-9 各单项指标频次表（症状）

分级指标	肝火上炎证（不出现/出现）	非肝火上炎证（不出现/出现）	肝火上炎证（出现的频率）	非肝火上炎证（出现的频率）
头晕	30/120	53/97	80.0%	64.7%
头痛	44/106	102/48	70.7%	32.0%
头胀	89/61	139/11	40.7%	7.3%
烦躁易怒	72/78	140/10	52.0%	6.7%
面红	82/68	143/7	45.3%	4.7%
面热	131/19	148/2	12.7%	1.3%
目胀	141/9	145/5	6.0%	3.3%
目赤	95/55	146/4	36.7%	2.7%
目眩	128/22	121/29	14.7%	19.3%
口干	98/52	126/24	34.7%	16.0%
口苦	96/54	135/15	36.0%	10.0%
耳鸣	99/51	119/31	34.0%	20.7%

续表

分级指标	肝火上炎证 （不出现／出现）	非肝火上炎证 （不出现／出现）	肝火上炎证 （出现的频率）	非肝火上炎证 （出现的频率）
咽干	139/11	145/5	7.3%	3.3%
双目干涩	144/6	149/1	4.0.%	0.7%
视物昏花	145/5	146/4	3.3%	2.7%
肢麻	142/8	130/20	5.3%	13.3%
胁痛	121/29	148/2	19.3%	1.3%
腹胀	142/8	140/10	5.3%	6.7%
恶心	143/7	138/12	4.7%	8.0%
呕吐	148/2	138/12	1.3%	8.0%
纳差	138/12	143/7	8.0%	4.7%
胸闷	138/12	142/8	8.0%	5.3%
颈项强直	142/8	149/1	5.3%	0.7%
失眠	75/75	120/30	50.0%	20.0%
腰膝酸软	150/0	140/10	0	6.7%
心悸	136/14	130/20	9.3%	13.3%
多梦	110/40	130/20	26.7%	13.3%
乏力	148/2	140/10	1.3%	6.7%
心烦	97/53	134/16	35.3%	10.7%
手足心热	130/20	147/3	13.3%	2.0%
手足不温	150/0	134/16	0	10.7%
汗多	144/6	143/7	4.0%	4.7%

表 5-10 各单项指标频次表（二便、舌苔脉象）

分类指标	肝火上炎证 （不出现／出现）	非肝火上炎证 （不出现／出现）	肝火上炎证 （出现的频率）	非肝火上炎证 （出现的频率）
大便不爽	83/67	147/3	3.3%	2.0%
大便秘结	114/36	119/31	24.0%	20.7%
便溏	146/4	129/21	0.7%	14.0%
夜尿增多	150/0	144/6	0	4.0%
溲赤	129/21	149/1	14.0%	0.7%
无苔	148/2	145/5	1.3%	3.3%
苔薄白	148/2	146/4	1.3%	2.7%
苔白腻	148/2	150/0	1.3%	0
苔薄黄	129/21	146/4	14.0%	2.7%
苔黄腻	143/7	149/1	4.7%	0.7%
苔黄	125/25	146/4	16.7%	2.7%
舌红绛	147/3	147/3	2.0%	2.0%
舌淡	150/0	146/4	0	2.7%

续表

分类指标	肝火上炎证 （不出现/出现）	非肝火上炎证 （不出现/出现）	肝火上炎证 （出现的频率）	非肝火上炎证 （出现的频率）
舌暗红	150/0	143/7	0	4.7%
舌红	97/53	108/42	35.3%	28.0%
脉沉弦	149/1	121/29	0.7%	19.3%
脉弦细	147/3	134/16	2.0%	10.7%
脉细数	148/2	142/8	1.3%	5.3%
脉弦滑	148/2	139/11	1.3%	7.3%
脉滑	150/0	145/5	0%	3.3%
脉滑数	148/2	149/1	1.3%	0.7%
脉弦	130/20	147/3	13.3%	2.0%
脉弦数	108/42	145/5	28.0%	3.3%
脉数	148/2	149/1	1.3%	0.7%
脉弦大	142/8	150/0	5.3%	0

②卡方检验及秩和检验结果：采用卡方检验或秩和检验筛选出头痛、头胀、烦躁易怒、面红、目赤、口干、口苦、胁痛、失眠、多梦、溲赤、苔黄、脉弦数 13 个在鉴别高血压病肝火上炎证和非肝火上炎证有显著鉴别作用的症状及体征，用这 13 个症状和体征建立 Logistic 回归模型，其余指标无明显鉴别意义。

③非条件 Logistic 多元逐步回归分析结果：将上述筛选出的 13 个症状和体征设定为回归方程中的自变量，分别为 :x1（头痛）、x2（头胀）、x3（烦躁易怒）、x4（面红）、x5（目赤）、x6（口干）、x7（口苦）、x8（胁痛）、x9（失眠）、x10（多梦）、x11（溲赤）、x12（苔黄）、x13（脉弦数）。其中前 11 个为分级型变量，后 2 个为分类型变量。进行 Logistic 回归分析，用逐步回归分析方法筛选上述变量，结果见表 5-11。

表 5-11　回归方程中的变量列表

步骤与选入变量		B	S.E.	Wald	df	Sig	Exp（B）
第一步	烦躁易怒	2.719	0.366	55.236	1	0.000	15.167
	常数	−0.665	0.145	21.025	1	0.000	0.514
第二步	烦躁易怒	2.460	0.381	41.597	1	0.000	11.699
	目赤	2.687	0.557	23.280	1	0.000	14.684
	常数	−0.956	0.162	35.062	1	0.000	0.384
第三步	烦躁易怒	2.531	0.392	41.660	1	0.000	12.569
	胁痛	3.067	0.775	15.660	1	0.000	21.482
	目赤	2.759	0.567	23.685	1	0.000	15.784
	常数	−1.204	0.178	45.724	1	0.000	0.300

续表

步骤与选入变量		B	S.E.	Wald	df	Sig	Exp（B）
第四步	烦躁易怒	2.146	0.409	27.600	1	0.000	8.553
	头胀	1.498	0.421	12.643	1	0.000	4.473
	胁痛	3.002	0.784	14.671	1	0.000	20.125
	目赤	2.628	0.575	20.856	1	0.000	13.844
	常数	−1.398	0.193	52.467	1	0.000	0.247
第五步	溲赤	2.842	1.114	6.511	1	0.011	17.153
	烦躁易怒	2.026	0.417	23.562	1	0.000	7.586
	头胀	1.540	0.429	12.883	1	0.000	4.663
	胁痛	2.932	0.796	13.561	1	0.000	18.772
	目赤	2.669	0.578	21.338	1	0.000	14.427
	常数	−1.493	0.201	55.416	1	0.000	0.225
第六步	溲赤	2.482	1.131	4.820	1	0.028	11.967
	烦躁易怒	2.026	0.420	23.300	1	0.000	7.587
	头胀	1.522	0.430	12.522	1	0.000	4.583
	胁痛	2.733	0.804	11.549	1	0.001	15.378
	目赤	2.334	0.597	15.256	1	0.000	10.316
	脉弦数	1.233	0.612	4.058	1	0.044	3.432
	常数	−1.558	0.206	57.409	1	0.000	0.210
第七步	溲赤	2.329	1.142	4.162	1	0.041	10.268
	烦躁易怒	1.888	0.427	19.538	1	0.000	6.607
	头胀	1.491	0.433	11.854	1	0.001	4.443
	胁痛	2.775	0.810	11.750	1	0.001	16.046
	目赤	2.335	0.603	14.994	1	0.000	10.329
	脉弦数	1.208	0.622	3.771	1	0.050	3.346
	失眠	0.707	0.359	3.884	1	0.049	2.028
	常数	−1.730	0.230	56.395	1	0.000	0.177

上述结果表明，由头胀（x2）、烦躁易怒（x3）、目赤（x5）、胁痛（x8）、失眠（x9）、溲赤（x11）所建立的模型为最佳模型，诊断为肝火上炎证的概率为：$P(Y=1)=\dfrac{e^z}{1+e^z}$，其中 $z=1.491x2+1.888x3+2.335x5+2.775x8+0.707x9+2.329x11−1.730$。由 Wald 值和 P 值可知，Logistic 回归系数有统计学意义。要比较各自变量对肝火上炎证出现的贡献大小，需采用标准偏回归系数（标准偏回归系数 = 偏回归系数 / 标准误）绝对值的大小来判断。由分析步骤可以看出，"烦躁易怒"的标准偏回归系数最大，所以它在区分高血压病肝火上炎证与高血压病非肝火上炎证的诊断中占较为重要的位置；其余指标的重要性由高到低为：目赤、头胀、胁痛、溲赤、失眠、脉弦数。经程序检验模型的拟合优度，$\chi^2 = 1.410$，自由度 $df=5$，$P=0.923$。$P>0.5$ 说明样本的频数分布符

合 Logistic 分布，样本可以用于 Logistic 模型的建立。最后检验所建立的模型的准确率（表 5-12），表明阳性预测的准确率为 82.7%，阴性预测的准确率为 84.7%。

表 5-12　模型预测的准确率

观测值 ＼ 预测值	肝火上炎证	非肝火上炎证	准确率
肝火上炎证	127	23	84.7%
非肝火上炎证	26	124	82.7%
平均准确率	–	–	83.7%

（4）研究结论：运用 SPSS19.0 软件中的非条件 Logistic 多元逐步回归分析方法筛选变量，获得回归方程数学模型，得到烦躁易怒、目赤、头胀、胁痛、溲赤、失眠、脉弦数所建立的最佳诊断模型。经检验阳性预测的准确率为 82.7%，阴性预测的准确率为 84.7%，数据符合统计学的判别要求，因而可以用于高血压病肝火上炎证的诊断。

三、高血压病阴阳两虚证的数据挖掘研究

1. 高血压病数据库的建立

（1）医案的来源：检索中国知网（CNKI）、万方、维普、超星数字图书馆、中华医学会数据库等，以及山东中医药大学图书馆高血压病名医医案、期刊文献；收集 2014 年 1 月至 10 月于山东中医药大学附属医院心内科就诊的高血压患者病历资料。

（2）医案选择的依据：

①西医诊断标准：根据《中国高血压防治指南（2010 修订版）》的诊断标准：在未使用降压药物的情况下，非同日 3 次测量血压，收缩压 ≥ 140mmHg 和 / 或舒张压 ≥ 90mmHg；患者既往有高血压病史，目前正在使用抗高血压药物者无论血压水平，亦按高血压病诊断（表 5-13）。

表 5-13　血压水平的定义

类别	收缩压（mmHg）	舒张压（mmHg）
正常血压	<120	<80
正常高值	120~139	80~89
高血压	≥ 140	≥ 90
1 级高血压（轻度）	140~159	90~99
2 级高血压（中度）	160~179	100~109
3 级高血压（重度）	≥ 180	≥ 110

②中医诊断标准：高血压诊断标准根据方药中等人主编的《实用中医内科学》和《中医内科学》（第 6 版），眩晕、头痛符合现代医学对高血压症状和体征的描述。阴阳两虚症状诊断标准：参照《中药新药临床研究指导原则》中高血压病的辨证分型，其中阴阳两虚证主证为眩晕、头痛、腰酸、膝软、畏寒肢冷，次证为耳鸣、心悸、气短、夜尿频、舌淡苔白、脉沉细弱。

③医案入选标准：符合高血压病的诊断标准；符合高血压病阴阳两虚证的诊断标准；医案中有较为完整的症状和药物的描述；所选医案单纯中药治疗；临床病案。

④医案排除标准：有西药介入的医案；一稿多投的文献，只取其中一篇；综述文章予以排除；临床患者具有其他可能导致心排血量增加和收缩压升高的疾病，如重度贫血、甲状腺功能亢进、主动脉瘘、主动脉关闭不全、动脉导管未闭等；临床患者有严重的精神性疾病，不能真实独立地完成调查问卷。

（3）建立数据库：

①样本电子化：对所收集的高血压医案进行电子化处理，主要采用人工录入、格式转换、扫描、复制等方法。为保证电子医案与原文献的一致，对电子医案进行文字校验，以确保电子医案的准确性和客观性。经过严格筛选，收集到高血压病病案390篇，其中高血压病阴阳两虚证237篇，高血压病非阴阳两虚证153篇（表5-14）。

表5-14 部分医案书目列举

序号	医案来源	医案数
1	《中国秘方验方精选》	2
2	《临症指南医案》	2
3	《黄寿人医镜》	3
4	《张琪临床经验辑要》	2
5	《朱古亭临证录》	2
6	《丁甘仁医案续编》	2
7	《中医医案医话集锦》	6
8	《程杏轩医案辑录》	2
9	《百家验案辨证心法》	4
10	《近代江南四家医案医话选》	4
11	《孟河四家医集》	3
12	《祝谌予临证验案精选》	2
13	《吴少怀医案》	2
14	《蒲辅周医案》	3
15	《经方临证集要》	1
16	《历代名医老年病案评析》	5
17	《百家验案辨证心法》	3
18	《汉方临床治验精粹》	5
19	《王渭川疑难病证治验选》	1
20	《古妙方验案精选》	3
21	《邢子亨医案》	1
22	《万友生医案选》	2
23	《当代名医证治汇粹》	2
24	《悬壶集》	1
25	《国家级名老中医高血压验案良方》	7
26	《医验大成》	3
27	《万济舫临证辑要》	2

续表

序号	医案来源	医案数
28	《问斋医案》	2
29	《姚贞白医案》	3
30	《范中林六经辨证医案选》	2
31	《袁子谦医疗经验选》	3
32	《费伯雄医案》	9
33	《邓铁涛医案》	2
34	《明清名医全书大成》	9
35	《秦伯未医学名著全书》	6
36	《叶天士医案大全》	7
37	《程门雪医案》	5
38	《陈良夫专辑》	2
39	《临床验集》	5
40	山东中医药大学附属医院门诊采集	100

②建立规范化信息数据库：对所提取的医案的证候要素和方药特征进行整理，分别建立信息数据库，即证候要素数据库以及方药特征数据库（图5-1）。

证候要素数据库包括：①来源资料。医案的来源信息包括每条病案的来源出处、书目、页码、作者。②基线资料：患者的姓名、年龄、性别等人口学资料。③中医四诊：包括中医望闻问切后得到的患者症状和体征的信息，是证候要素数据库建立的关键部分。④中医辨证：通过中医症状以及舌苔脉象，做出的中医证候诊断。方药特征数据库按所收集的资料分为三部分：即治法、方剂名称和药物组成。治法是根据中医四诊辨证后所得到的对患者治疗的基本方法，只有治法确立，方可指导用药。方剂名称一般可体现基本方、加减方的处方信息。方药特征数据库中最重要的部分是药物组成，因而在纪录时应保持其完整性和准确性，方便进一步的探索和研究。

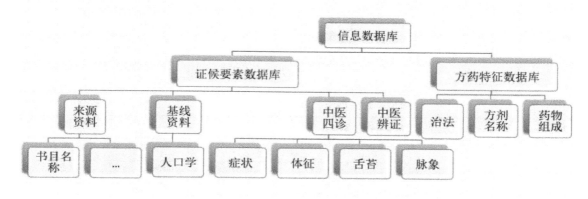

图5-1　数据库示意图

③语言规范化：证候要素的规范化：在中医临床诊断的过程中，医生多依靠四诊信息来确定患者的疾病情况。由于不同的医生存在感觉的不可靠性以及经验的狭隘性，导致其所记录的信息存在一定的主观性和多样性，这对数据挖掘技术在中医中的应用产生了一定的阻力。对所收集的

证候要素进行规范化处理，对多词一义的症状描述，如将"头晕""眩冒""如坐舟车"等规范为"眩晕""入睡困难""不寐""不得卧"等统一规范为"失眠"，将描述过于烦琐的进行删除合并，将含有两个或多个症状的一词进行分解，而如"无头晕、头痛等症状"等信息在严格意义上不属于症状，可删除。

④数据处理：根据高血压病阴阳两虚证和高血压病非阴阳两虚证分别建立证候要素数据库，主要采用excel表格处理数据，并作为数据源导入分析软件，规范整理医案后顺序录入症状、体征、舌、苔、脉象。证候要素录入采用二值变量，即0、1赋值；该病例出现的证候要素赋值为1，未出现的及缺如资料赋值为0。证候要素的赋值应尊重原始医案，不能妄加个人观点。赋值后的数据库作为数据源导入SPSS，运用决策树和神经网络的方法进行证候要素的分析。方药特征录入只选取高血压病阴阳两虚的医案，利用中国中医科学院中药研究所和中国科学院自动化研究所共同研究开发的"中医传承辅助系统"（V2.0.1）进行组方规律的分析。

（4）研究结论：证候研究和方药研究是中医学的核心，通过对其进行数据挖掘，我们可以得到一些中医信息之间的潜在规律。高血压病是临床的常见慢性病，它的进展过程中会累及多个脏腑，严重危害人类的健康。中医认为，高血压病阴阳两虚证多为高血压病的后期病变，因而控制其进一步发展非常重要。中医证候要素数据库和方药特征数据库的建立，不仅总结了古代医家和现代医疗工作者的宝贵经验，而且还为临床规范辨证和用药提供了依据。

2. 基于决策树的高血压病阴阳两虚证判别模型的建立

（1）研究内容：检索中国知网（CNKI）、万方、维普、超星数字图书馆、中华医学会数据库等，以及山东中医药大学图书馆高血压病名医医案、期刊文献，收集2014年1月~10月于山东中医药大学附属医院心内科就诊的高血压患者病历资料。共收集到高血压病病案390篇，其中高血压病阴阳两虚证237篇，高血压病非阴阳两虚证153篇；高血压医案290篇，临床收集病例100例（医案的选择依据参见高血压病数据库的建立）。

（2）研究方法：

①临床病例的分型：患者于入院24小时内进行基本资料及中医望、闻、问、切信息的采集，统计临床采集调查表，并由2名以上副主任医师、具有5年以上相关专业临床工作的临床医生进行辨证分型。

②临床证型的频数统计：对采集到的原始症状、舌、苔、脉象及二便等四诊信息进行语言规范化的处理。将语言规范化处理后的症状和体征建立数据库，统计症状和体征的出现频次。删除出现较少的症状及体征，将入选的信息采取变量的"0""1"赋值。自变量即证候要素，出现则该属性为"1"，否则为"0"；因变量是否为阴阳两虚为决策属性，是为"1"，否则为"0"。

③决策树模型的建立：将赋值后的入选变量数据库导入SPSS 20.0及SPSS Modeler14.1，采用CHAID、CRT、QUEST及C5.0算法进行证候要素的分析及决策树模型的建立。为保证决策树模型的良好生长，CHAID、CRT、QUEST算法均设定父节点数为25，子节点数为12；并采用10倍交叉验证的方法对形成的识别模型决策树进行验证。

（3）研究结果：

①高血压病证候要素频次分布：所采集病案及临床病例共计 390 例，其中部分病案性别缺如，因此性别因素不做统计。所收集到的高血压病阴阳两虚证 237 例，占 61%；高血压病非阴阳两虚证 153 例，占 39%。证候要素出现频次前 10 位为眩晕、头痛、耳鸣、腰膝酸软、畏寒肢冷、舌淡红、脉细弱、面色无华、心悸、气短；选取前 32 位，频次出现在 30 次以上的证候要素进行列表展示（表 5-15）。

表 5-15　高血压病证候要素频次分布表

症状	频次	频率	症状	频次	频率
眩晕	295	0.756410256	少气懒言	123	0.315384615
头痛	237	0.607692308	失眠	117	0.3
耳鸣	223	0.571794872	大便稀溏	110	0.282051282
腰膝酸软	205	0.525641026	双下肢水肿	97	0.248717949
畏寒肢冷	200	0.512820513	脉弦	87	0.223076923
舌淡红	194	0.497435897	脉沉迟	77	0.197435897
脉细弱	189	0.484615385	四肢厥逆	70	0.179487179
面色无华	174	0.446153846	胸闷	66	0.169230769
心悸	171	0.438461538	舌红	62	0.158974359
气短	168	0.430769231	多梦	57	0.146153846
乏力	156	0.4	肢麻	56	0.143589744
视物模糊	146	0.374358974	五心烦热	54	0.138461538
小便频数	142	0.364102564	潮热	47	0.120512821
夜尿频	132	0.338461538	烦躁不安	44	0.112820513
苔薄白	128	0.328205128	恶心	41	0.105128205
精神不振	126	0.323076923	面部浮肿	34	0.087179487

②基于 CHAID 算法的决策树模型的建立结果：采用 SPSS20.0 中的 CHAID 算法，对 32 个入选证候要素进行统计分析，得到腰膝酸软、畏寒肢冷、脉细弱、胸闷、气短、夜尿频、苔薄白、多梦、舌淡红、双下肢水肿等 10 个属性。该模型设置最大树深度为 5，共有 23 个节点；其中有 12 个终端节点，由此决策树可以得到腰膝酸软是识别高血压病阴阳两虚证的最佳属性，其在阴阳两虚证中出现频率为 92.9%（图 5-2）。

③基于 CRT 算法的决策树模型的建立结果：采用 SPSS20.0 中的 CRT 算法，对 32 个入选证候要素进行统计分析，得到腰膝酸软、舌淡红、畏寒肢冷、苔薄白、脉细弱、小便频数、多梦、面色无华、乏力、夜尿频等 10 个属性，该模型数最大深度为 5，共有 23 个节点，其中有 12 个终端节点，由此决策树可以得到腰膝酸软是识别高血压病阴阳两虚证的最佳属性，其在阴阳两虚证中出现频率为 92.9%（图 5-3）。

④基于 QUEST 算法的决策树模型的建立结果：采用 SPSS 20.0 中的 QUEST 算法，对 32 个入选证候要素进行统计分析，得到腰膝酸软、舌淡红、畏寒肢冷、苔薄白、小便频数、脉细弱、面色无华、夜尿频、多梦、四肢厥逆、双下肢水肿、呕吐、口干、胸闷等 14 个属性。该模型数最大深度为 4，共有 13 个节点，其中有 7 个终端节点，由此决策树可以得到腰膝酸软是识别高血压病阴阳两虚证的最佳属性，其在阴阳两虚证中出现频率为 92.9%（图 5-4）。

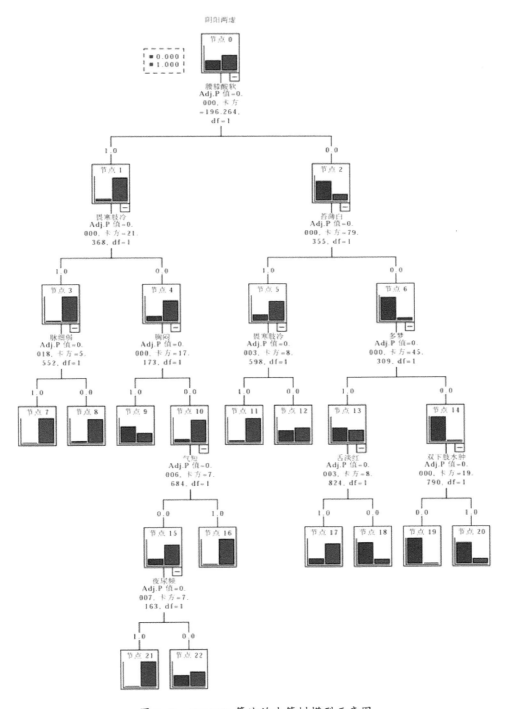

图 5-2　CHAID 算法的决策树模型示意图

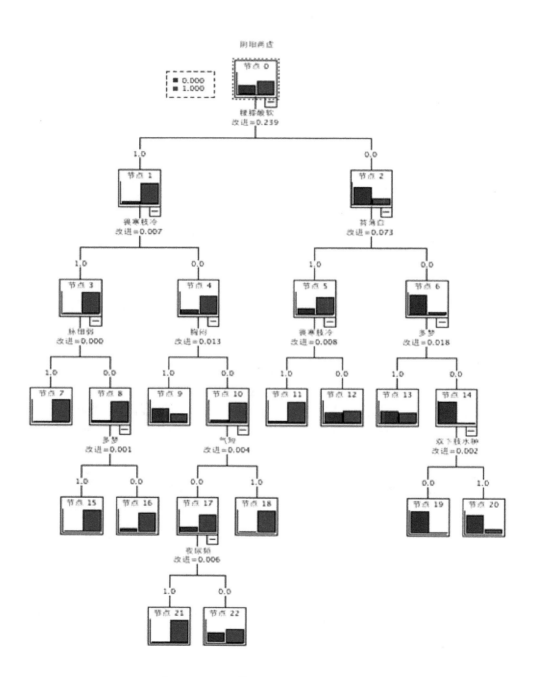

图 5-3　CRT 算法的决策树模型示意图

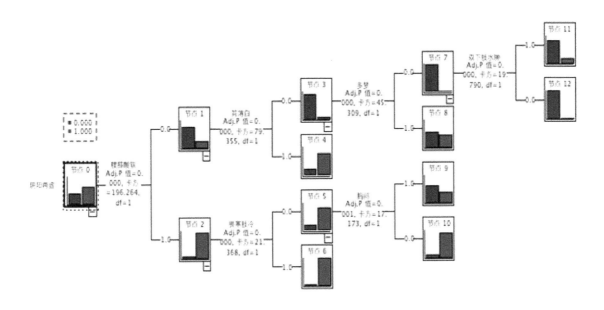

图 5-4　QUEST 算法的决策树模型示意图

⑤基于 C5.0 算法的决策树模型的建立结果：采用 SPSS Modeler14.1 的 C5.0 算法。首先选取 70% 的样本作为训练集，用以建立高血压病阴阳两虚证的判别模型；另外 30% 的样本作为检验集，验证生成的阴阳两虚模型（图 5-5）。该算法得到预测变量最重要的分类属性为腰膝酸软、畏寒肢冷、心悸、苔薄白、脉细弱、舌淡红、小便频数、乏力、面色无华、少气懒言及视物模糊（图 5-6）；得到对高血压病阴阳两虚证的最佳识别属性是腰膝酸软，在阴阳两虚证中的出现率是 94.2%（图 5-7）。

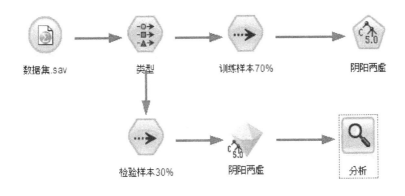

图 5-5　C5.0 决策树算法示意图

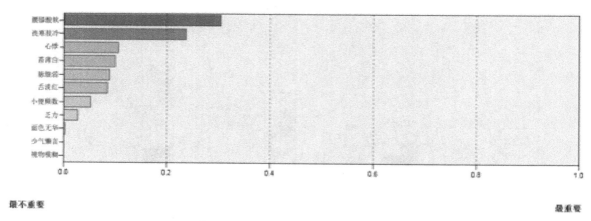

图 5-6　C5.0 预测变量重要性示意图

⑥ CHAID、CRT、QUEST 及 C5.0 算法比较：本研究结果显示，基于 CHAID 算法的模型准确率为 93.1%，CRT 算法的模型准确率为 91.5%，QUEST 算法的模型准确率为 91.5%，C5.0 算法的模型准确率为 96.03%。结果显示，基于 C5.0 算法的高血压病阴阳两虚证判别模型优于基于 CHAID、CRT、QUEST 算法的判别模型。

（4）研究结论：采用 CHAID、CRT、QUEST 及 C5.0 算法建立高血压病阴阳两虚证诊断模型，其准确率分别为 93.1%、91.5%、91.5%、96.03%，均符合统计学的判别要求；其中基于 C5.0 算法的诊断模型优于其他 3 种，因而可优先用于高血压病阴阳两虚证的临床诊断。

3. 基于神经网络的高血压病阴阳两虚证判别模型的建立

（1）研究内容：通过中国知网（CNKI）、万方、维普、超星数字图书馆、中华医学会数据库等，以及山东中医药大学图书馆高血压病名医医案、期刊文献收集；同时收集 2014 年 1 月至 10 月于山东中医药大学附属医院心内科就诊的高血压患者病历资料。共收集到高血压病病案 390 篇，其中高血压病阴阳两虚证 237 篇，高血压病非阴阳两虚证 153 篇。其中高血压医案 290 篇，临床收集病例 100 例（医案的选择依据见高血压数据库的建立）。

（2）研究方法：

①临床病例的分型：患者于入院 24 小时内进行基本资料及中医望、闻、问、切信息的采集，统计临床采集调查表；并由 2 名以上副主任医师及以上职称、具有 5 年以上相关专业临床工作的临床医生进行辨证分型。

②临床证型的频数统计：对采集到的原始症状，舌、苔、脉象以及二便等四诊信息进行语言规范化的处理。将语言规范化处理后的症状和体征建立数据库，统计症状和体征的出现频次。删除出现较少的症状及体征，将入选的信息采取变量"0""1"的赋值。自变量即证候要素，出现则该属性为"1"，否则为"0"；因变量是否为阴阳两虚为决策属性，是为"1"，否则为"0"。

③神经网络模型的建立：将赋值后的数据导入 SPSS20.0 中，采用多层感知器神经网络及径向基函数神经网络建立模型；将样本中的 70% 作为训练样本建立模型，另外 30% 作为测试样本。

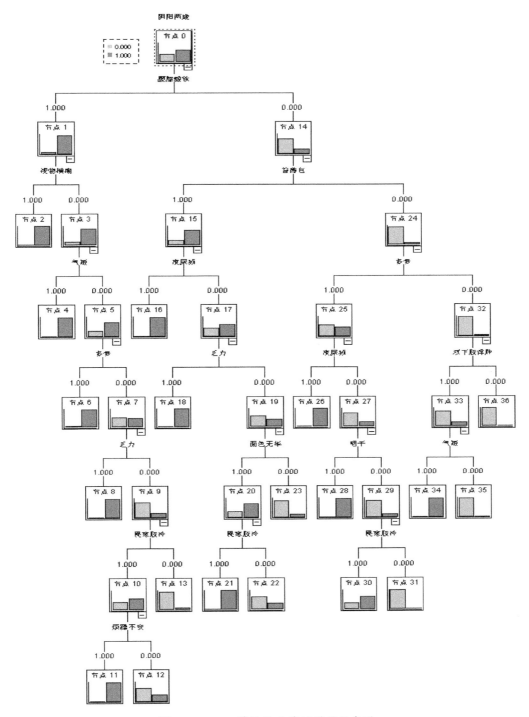

图 5-7　C5.0 算法的决策树模型示意图

（3）研究结果：

①基于多层感知器神经网络的模型建立：结果采用 SPSS20.0 中的多层感知器神经网络建立模型，得到网络图表的汇总；并得到 38 种证候要素重要性排序，前 10 位分别为腰膝酸软、畏寒肢冷、心悸、苔薄白、脉细弱、小便频数、夜尿频、舌淡红、气短和乏力。将 32 种证候要素重要性列表展示（表 5-16，图 5-8）。通过研究可以得到高血压病阴阳两虚证的最佳识别变量为腰膝酸软，其标准化的重要性为 100%，该模型的测试样本正确百分比为 93.9%（图 5-9）。

表5-16 基于多层感知器神经网络的高血压病阴阳两虚证候要素重要性列表

症状	重要性	标准化重要性	症状	重要性	标准化重要性
腰膝酸软	0.071179311	100%	盗汗	0.018872651	26.51%
畏寒肢冷	0.063129702	88.69%	胸闷	0.017364388	24.40%
心悸	0.059330845	83.35%	耳鸣	0.017346838	24.37%
苔薄白	0.055566225	78.07%	汗出	0.017222439	24.20%
脉细弱	0.050749659	71.30%	肢麻	0.017204738	24.17%
小便频数	0.047549957	66.80%	无苔	0.01556292	21.86%
夜尿频	0.041356458	58.10%	烦躁不安	0.015236614	21.41%
舌淡红	0.039400157	55.35%	四肢厥逆	0.014132382	19.85%
气短	0.038652295	54.30%	潮热	0.013950252	19.60%
乏力	0.030609139	43.00%	小便短少	0.013862382	19.48%
面色无华	0.030107842	42.30%	口干	0.013166746	18.50%
双下肢水肿	0.029486469	41.43%	眩晕	0.012345755	17.34%
视物模糊	0.02764611	38.84%	多梦	0.011426337	16.05%
苔白腻	0.024796832	34.84%	咽干	0.011197923	15.73%
少气懒言	0.021976932	30.88%	呕吐	0.010702666	15.04%
大便稀溏	0.021415625	30.09%	恶心	0.009945501	13.97%
脉弦	0.02012762	28.28%	头痛	0.009833867	13.82%
舌红	0.019387895	27.24%	口渴	0.009588651	13.47%
精神不振	0.019317305	27.14%	失眠	0.009011645	12.66%

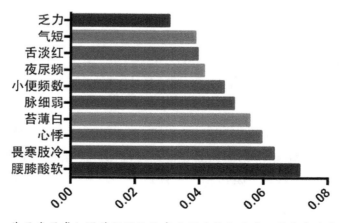

图5-8 基于多层感知器神经网络的高血压病阴阳两虚证候要素重要性示意图

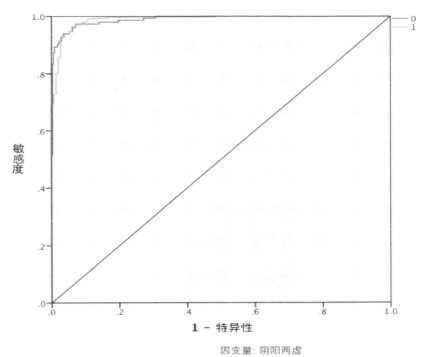

因变量：阴阳两虚

图 5-9　基于多层感知器神经网络的高血压病阴阳两虚证候要素 ROC 曲线图

②基于径向基函数神经网络的模型建立结果：采用 SPSS20.0 中的径向基函数神经网络建立模型，得到网络图表的汇总；同时得到 32 种证候要素重要性排序，前 10 位分别为腰膝酸软、舌淡红、脉细弱、苔薄白、气短、畏寒肢冷、夜尿频、面色无华、心悸和乏力。将 38 种证候要素重要性列表展示（表 5-17，图 5-10）。通过研究可以得到高血压病阴阳两虚证的最佳识别变量为腰膝酸软，其标准化的重要性为 100%，该模型的测试样本正确百分比为 96.3%（图 5-11）。

表 5-17　基于径向基函数神经网络的高血压病阴阳两虚证候要素重要性列表

症状	重要性	标准化重要性	症状	重要性	标准化重要性
腰膝酸软	0.058448824	100%	烦躁不安	0.020334532	34.79%
舌淡红	0.049579959	84.83%	潮热	0.01923605	32.91%
脉细弱	0.049474402	84.65%	眩晕	0.017070545	29.21%
苔薄白	0.049453163	84.61%	头痛	0.017060219	29.19%
气短	0.045210061	77.35%	汗出	0.016623049	28.44%
畏寒肢冷	0.042027166	71.90%	苔白腻	0.016221494	27.75%
夜尿频	0.04093421	70.03%	舌红	0.016122515	27.58%
面色无华	0.040838883	69.87%	四肢厥逆	0.015997107	27.37%
心悸	0.040689414	69.62%	五心烦热	0.015979476	27.34%
乏力	0.037521457	64.20%	恶心	0.015014292	25.69%
视物模糊	0.030452201	52.10%	无苔	0.012697157	21.72%
小便短少	0.030045492	51.40%	失眠	0.012670725	21.68%
精神不振	0.029870883	51.11%	多梦	0.012320909	21.08%
少气懒言	0.02800447	47.91%	脉沉迟	0.012209683	20.89%

续表

症状	重要性	标准化重要性	症状	重要性	标准化重要性
双下肢水肿	0.02765118	47.31%	小便频数	0.011777479	20.15%
胸闷	0.026780726	45.82%	自汗	0.010858642	18.58%
大便稀溏	0.024052818	41.15%	面部浮肿	0.010253417	17.54%
咽干	0.023047932	39.43%	肢麻	0.010117878	17.31%
口渴	0.020886686	35.73%	耳鸣	0.009557478	16.35%

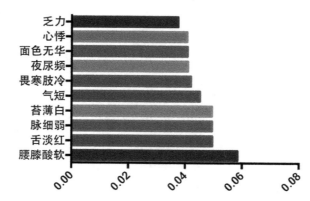

图 5-10　基于径向基函数神经网络的高血压病阴阳两虚证候要素重要性示意图

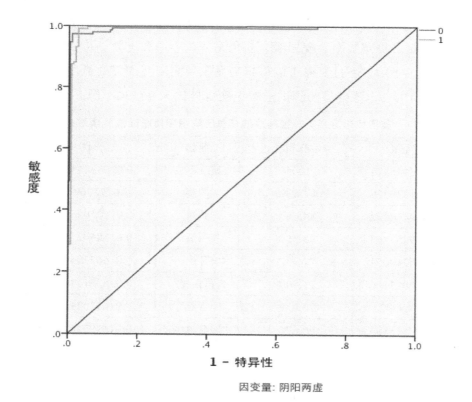

图 5-11　基于径向基函数神经网络的高血压病阴阳两虚证候要素ROC曲线图

③多层感知器神经网络与径向基函数神经网络比较：本研究结果显示，多层感知器神经网络的训练样本正确百分比为95.9%，测试样本正确百分比为93.9%；径向基函数神经网络的训练样

本正确百分比为 99.2%，测试样本正确百分比为 96.3%；说明基于径向基函数神经网络的高血压病阴阳两虚证判别模型更优于多层感知器神经网络模型。

（4）研究结论：采用多层感知器神经网络及径向基函数神经网络建立高血压病阴阳两虚证诊断模型，其准确率分别为 93.9% 和 96.3%，均符合统计学的判别要求；其中基于径向基函数神经网络的诊断模型更优于多层感知器神经网络，对高血压病阴阳两虚证的临床诊断具有更好的指导性。

四、高血压病痰湿壅盛证的数据挖掘研究

1. 方法

（1）资料采集及辨证分型：利用网络检索中国期刊全文数据库（CNKI）、万方、维普、中华医学会（CMA）等国家大型电子图书馆，并采用手工检索山东中医药大学图书馆及山东省图书馆有关高血压病的各类名医医案书籍及期刊文献。对门诊和入院患者进行基本资料及中医四诊信息的采集，由 2 名副主任医师及以上职称、具有 5 年及以上相关工作临床经验的临床医生进行辨证分型的判断；并将古今医案资料与临床病例资料进行联合统计。

（2）数据预处理：对所收集的古今医案及临床病历资料进行整理，建立高血压病痰湿壅盛证证候信息数据库（包括病案资料来源、患者情况、四诊信息和病因病机信息等），进而对各证候要素进行语言规范化处理。剔除出现次数较少的信息后，以证候要素作为自变量；"是否为痰湿壅盛证"作为因变量，采取 "0,1" 赋值法；是为 "1"，否为 "0"。根据统计结果，剔除出现频率 <10% 的证候因子后，将数据进行主成分分析，最终筛选出 35 个证候因子作为自变量。

（3）高血压病痰湿壅盛证诊断模型的构建及验证：经数据预处理，最终选择 35 个证候因子作为自变量，"是否为痰湿壅盛证"作为因变量进入决策树模型和神经网络模型的筛选过程。采用 SPSS 20.0 软件中的 C5.0、CRT、CHAID、QUEST 决策树方法和神经网络方法进行识别规律的挖掘；并采用 10 倍交叉验证方法对形成的识别模式进行验证。

2. 结果

（1）主成分分析结果：数据经过主成分分析，发现前 35 个主成分的贡献率超过了全部指标的 90%；说明部分指标的冗余较大，通过主成分分析，输入向量减至 35 个。

（2）高血压病痰湿壅盛证 CHAID 决策树模型结果：详细结果见图 5-12。

应用 CHAID 算法，对 35 个证候因子进行决策树分析。在构建模型的过程中，考虑到样本数量的限制，为保证并促进树模型的良好生长，父节点数设定为 100，子节点 50。筛选出头重昏蒙、呕恶、多痰涎、苔白腻和肢体困重 5 个属性形成决策树模型。该模型深度为 3，共有 11 个节点，6 个终结点，形成 6 个对是否为痰湿壅盛证的识别路线，头重昏蒙为最佳识别属性。10 倍交叉验证结果显示其证候判别准确率为 82.9%。

（3）高血压病痰湿壅盛证 CRT 决策树模型结果：详细结果见图 5-13。应用 CRT 算法，对 35 个证候因子进行分析，父节点 50，子节点 25。筛选出包括头重昏蒙、呕恶、多痰涎、苔白腻、胸满闷和痞满 6 个属性形成决策树模型。该模型深度为 4，共有 15 个节点，8 个终结点，形成 8 个对是否为痰湿壅盛证的识别路线，准确率为 91.1%。

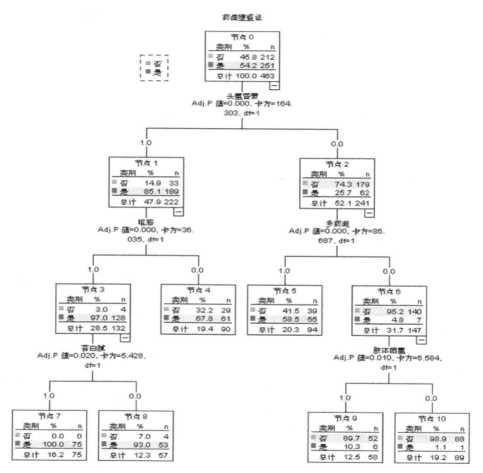

图 5-12　463 例高血压病患者痰湿壅盛证 CHAID 决策树识别模型

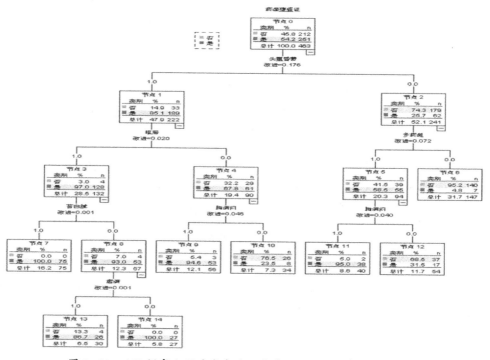

图 5-13　463 例高血压病患者痰湿壅盛证 CRT 决策树识别模型

（4）高血压病痰湿壅盛证QUEST决策树模型结果：详细结果见图5-14。

应用QUEST算法，对35个证候因子进行分析，选取父节点为30，子节点为10。筛选出头重昏蒙、多痰涎、呕恶、胸满闷和苔白腻5个属性形成决策树模型。模型深度为4，共有15个节点，8个终结点，形成8个对是否为痰湿壅盛证的识别路线，准确率为92.4%。

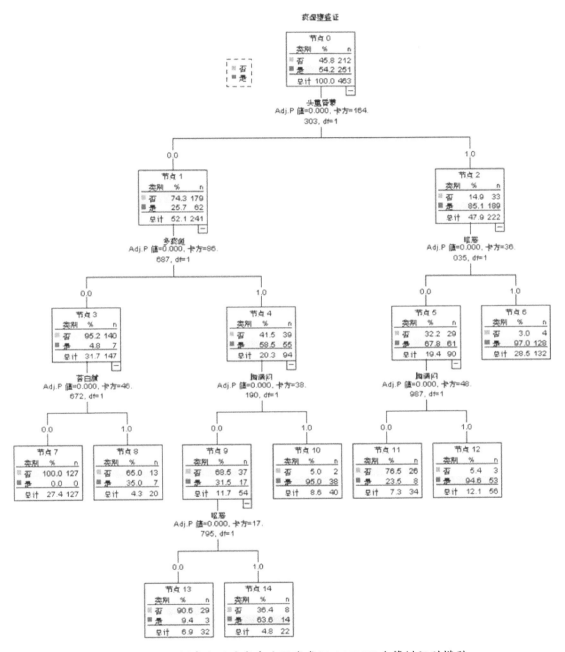

图5-14　463例高血压病患者痰湿壅盛证QUEST决策树识别模型

（5）高血压病痰湿壅盛证C5.0决策树模型结果：详细结果见图5-15。应用C5.0算法，对35个证候因子进行分析，筛选出头重昏蒙、呕恶、多痰涎、胸满闷、苔白腻、精神倦怠和痞满7个属性形成决策树模型。模型深度为5，共有21个节点，11个终结点，准确率为93.74%。

（6）BP神经网络结构及隐层设置：由于任意函数都可以被1个有3层单元的前馈网络逼近，

所以本研究选用的 BP 神经网络由输入层、隐藏层及输出层 3 层单元组成。输入层由主成分分析得出的 35 个主成分决定；输出层由虚、实两个证型指标决定。隐藏层结点在设置时并无统一规定，通过误差对比综合考虑后确定神经元数。

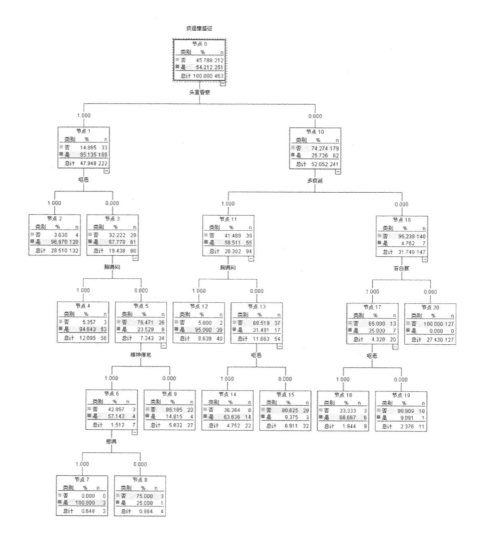

图 5-15　C5.0 算法的决策树模型示意图

（7）基于 RBF 神经网络的高血压病痰湿壅盛证诊断模型：详细结果见表 5-18。运用 RBF 神经网络对赋值后的证候数据进行分析，得出 RBF 神经网络图，证候诊断的训练准确率为 92.2%，测试准确率为 91.4%。高血压病痰湿壅盛证证候标准化的重要性 >60% 的自变量属性依次为头重昏蒙、多痰涎、胸满闷、呕恶、苔白腻。其标准化的重要性所占比例依次为 100.0%、82.9%、63.3%、62.5%、62.0%。

（8）基于 MLP 神经网络的高血压病痰湿壅盛证诊断模型：详细结果见表 5-19。运用 MLP 神经网络对赋值后的证候数据进行分析，得出 MLP 神经网络图；证候诊断的训练准确率为 94.5%，测试准确率为 90.4%。高血压病痰湿壅盛证证候标准化重要性 >60.0% 的自变量属性依次为头重昏蒙、多痰涎、苔白腻、胸满闷和呕恶，其标准化的重要性所占比例依次为 100.0%、80.6%、77.3%、71.0% 和 69.2%。

表 5-18 基于 RBF 神经网络的高血压病痰湿壅盛证诊断模型自变量的重要性

症状	重要性	标准化的重要性
头重昏蒙	0.171	100.0%
多痰涎	0.142	82.9%
胸满闷	0.108	63.3%
呕恶	0.107	62.5%
苔白腻	0.106	62.0%
脉弦	0.061	35.6%
痞满	0.054	31.3%
舌胖大	0.052	30.1%
脉滑	0.048	28.0%
大便黏腻不爽	0.042	24.8%
精神倦怠	0.042	24.5%
泄泻	0.036	21.1%
肢体困重	0.032	18.4%

表 5-19 基于 MLP 神经网络的高血压病痰湿壅盛证诊断模型自变量的重要性

症状	重要性	标准化的重要性
头重昏蒙	0.171	100%
多痰涎	0.138	80.6%
苔白腻	0.132	77.3%
胸满闷	0.121	71.0%
呕恶	0.118	69.2%
脉濡	0.051	29.8%
大便黏腻不爽	0.035	20.8%
脉弦	0.031	18.3%
腹痛	0.029	17.1%
痞满	0.029	16.9%
舌胖大	0.025	14.8%
食少	0.024	14.4%
肢体困重	0.022	12.8%
泄泻	0.016	9.5%
舌淡	0.015	8.7%
脉滑	0.014	8.3%
眩晕	0.013	7.7%
心慌	0.009	5.1%
精神倦怠	0.007	4.0%

3. 讨论 CHAID 算法即卡方自动交互检测法（chi-squared automatic interaction detector），是决策树中算法的一种，它具有目标选择及变量筛选等功能，主要针对预先给定的结果变量，对众多分类变量进行比较和筛选，找到最优分类变量和结果，并根据卡方检验的结果自动判断分组。CRT 与 CHAID 算法均属于分类树方法，主要根据自变量对因变量进行分类检测，其核心是以已知的类别作为对象建立判别函数，然后将分类指标带入此函数，根据所得函数值判断该指标所应归入的类别。QUEST 算法属二次元分类方法，它是在 CHAID 算法的基础上进行改进，使用方差分析、卡方检验、聚类分析和判别分析等方法，生成精确的二叉树模型。C5.0 是基于 ID3 和 C4.5 算法形成的决策树方法，主要使用信息增益率选择属性。RBF 神经网络是 1988 年 Moody 和 Darken 提出的一种神经网络结构，属于前向神经网络类型，它能够以任意精度逼近任意连续函数，特别适合于解决分类问题。多层感知器是一种前馈人工神经网络模型，其将输入的多个数据收集映射到单一的输出的数据集上。在本研究中，采用 C5.0 决策树算法对高血压病痰湿壅盛证的证候属性进行分析，判断准确率达到了 93.74%，高于其他 3 种算法。决策树算法筛选出头重昏蒙、呕恶、多痰涎、胸满闷、苔白腻、精神倦怠和痞满 7 种中医属性，这些全部出现于决策树的根节点中，准确率较为理想，符合中医辨证思路。在归纳、整合 4 种模型各自筛选出的证候属性后，发现头重昏蒙、呕恶、多痰涎、苔白腻为 4 个类证方法的共性四诊信息。若进一步结合如胸满闷、痞满、肢体困重等症状，可在四诊信息层面形成良好的痰湿壅盛证组合判别模式，与中医理论较为吻合，可为临床辨证提供相对客观化的依据。但仍需将这些结论在临床中加以检验。此外，本研究还采用 RBF 和 MLP 两种神经网络方法对入选的 35 种分类属性做了重要性分析，两种方法均得出头重昏蒙为高血压病痰湿壅盛证的最佳识别变量。从模型的测试样本准确率来看，RBF 神经网络模型优于 MLP 神经网络模型。

综上所述，运用决策树和神经网络等数据挖掘技术对高血压病痰湿壅盛证的证候分布规律的进行分析，建立高血压病痰湿壅盛证诊断模型，能够直观地、清晰地对高血压病痰湿壅盛证进行诊断，归纳总结诊断规律，从而为高血压病痰湿壅盛证的中医证候规范提供依据。但本研究存在样本量较少，无法开展不同年龄组合、不同证候组之间的分层次研究；且自变量均为中医临床四诊信息，无临床检测指标的纳入，这也是下一步研究的重点。此外，当自变量相对庞大时，各自变量作为影响因素对证型的诊断意义不等，需进一步比较研究。

第二节　高血压病中医用药规律的数据挖掘研究

中医药在辨证论治高血压病方面有自身的特色和优势，然而自古至今大部分处方均为各医家经验用药，带有一定的主观性和片面性。如何集各家所长，又能摒除个人用药的偏倚，找到能够达到最佳疗效的药物组方，是现今亟待解决的研究课题。数据挖掘的许多方法既能借鉴专家意见，又能够尽量消除主观性等随机误差，所以可以利用其对用药规律进行较为科学的探讨。本研究拟利用数据挖掘方法，从古今医案中探寻中医药治疗高血压病的用药规律。

一、治疗高血压病肝阳上亢证用药规律的数据挖掘研究

1. 数据来源及预处理　课题组从高血压病（眩晕、头痛）相关的古今医案中搜集到治疗高血压病（眩晕、头痛）肝阳上亢证的处方776篇。由于产地、炮制、用药部位的不同，即便同一品种的药物药名也可能不同。对此均进行了统一处理，如"川牛膝""怀牛膝"均作"牛膝"，"生白芍""炒白芍"均作"白芍"，"钩藤""吊藤""钓钩藤""钩丁""倒挂金钩""钩耳""双钩藤""钩藤皮""钩藤茎枝""钩藤钩子""嫩钩"均作"钩藤"。在这776篇处方中，共得到药物252种；从中选取出现频率较高的药物53种将其数字化，出现为"1"，不出现为"0"。利用SPSS17.0生成数据库。

2. 数据挖掘方法的原理及步骤

（1）药物分布的频数分析：单味药在方剂中出现的频数实际上是中药常用程度的数量化标准。先利用SPSS17.0中的"frequency"命令计算各药物出现的频数及频率，将出现频率 >15% 的药物按频率的高低次序列出。

（2）基于粗糙集理论的属性约简：系统中的属性并不同等重要，有些甚至是冗余的。属性约简就是在保持系统分类能力不变的条件下，删除那些不相关或者不重要的属性。若将这些属性删除，不仅不会改变决策表的分类或预测能力，反而会提高系统潜在知识的清晰度。而粗糙集理论是处理模糊和不明确问题的一种较新的数学工具，主要应用于研究不完整数据、不确定知识的表达、学习及归纳。它无须提供问题所需处理的数据集合之外的任何先验知识——这就避免了专家的主观经验。

由于数据库中的数据来源于古今不同的医案，不同时期、不同的中医都有自己的用药习惯，而不同的患者除了具有肝阳上亢证体现的症状以外还有其他自身所特有的症状，所以在第一步利用频数分析得到的出现频率较高的药物并不一定是对肝阳上亢证的治疗起关键作用的药物。属性约简能在一定程度上摒弃这样的一些随机因素，保留实质上重要的属性，使我们能进一步了解治疗肝阳上亢证所常用的药物。

（3）药物的关联规则分析方法：对采用属性约简以后保留下来的高频药物采用关联规则的Apriori算法进行分析，旨在找出已知和未知的药对和药组。

关联规则是一种简单但很实用的数据挖掘方法。关联规则算法本质上是一种对条件概率、联合概率的方法的简化，并在这个简化过程中对数据库的扫描次数和效率进行改进，从而使算法更加实用化。本文使用的是Apriori算法。本算法利用了频繁项集的子集必是频繁项集，非频繁项集的超集必是非频繁项集的特点。算法的实现过程如下。

①通过单趟扫描事务数据库 D 计算出所有 1– 项集的支持度，从而得到满足最小支持度 s% 的频繁 1– 项集构成的集合 L_1。

②为了产生 k– 项集构成的集合 L_k，先生成一个候选频繁 k– 项集的集合 C_k。若 $P,Q \in L_{k-1}$，$P=\{p_1,p_2,\cdots,p_{k-1}\}$，$Q=\{q_1,q_2,\cdots q_{k-1}\}$，并且当 $1 \leq i \leq k-1$ 时，$p_i=q_i$，当 $i=k-1$ 时，$p_{k-1} \neq q_{k-1}$，则 $P \cup Q=\{p_1,p_2,\cdots,p_{k-2},p_{k-1},q_{k-1}\}$ 是候选频繁 k– 项集的集合 C_k 中的元素。

③由于 C_k 是 L_k 的超集，可能有些元素不是频繁的。由于任何非频繁的 k–1 项集必定形不成

频繁 $k-$ 项集的子集，所以，当候选 $k-$ 项集的某个 $k-1$ 子集不是 L_{k-1} 中的成员时，则该候选频繁项集不可能是频繁的，可以从 C_k 中移去。通过单趟扫描事务数据库D，计算 C_k 中各个项集的支持度，将 C_k 中不满足最小支持度 s% 的项集删除，形成由频繁 $k-$ 项集构成的集合 L_k。

④通过迭代循环，重复上述步骤①~②，直到不能产生新的频繁项集的集合为止。

3. 数据挖掘结果

（1）药物分布的频数分析结果：表5-20显示，在所收集的776例处方中，按照药物出现频数的高低进行排序，出现频率 >15% 的前15味药物包括：珍珠母、钩藤、菊花、玄参、茯苓、白芍、黄芩、丹皮、甘草、牛膝、天麻、桑寄生、枸杞子、牡蛎和酸枣仁。按照中药学的功效分类标准对其功效进行归类。

表5-20 药物出现的频率和频率统计表

药物名称	药物出现的频数	药物出现的频率	药物的主要功效
珍珠母	471	61.4%	潜阳、降逆、安神
钩藤	449	58.5%	潜阳、清热、熄风
菊花	370	48.2%	潜阳、清热、熄风
玄参	364	47.5%	滋阴、清热
茯苓	340	44.3%	健脾、安神
白芍	336	43.8%	滋阴
黄芩	329	42.9%	清热
牛膝	257	33.5%	补肝肾、降逆
丹皮	167	21.8%	清热、凉血
甘草	164	21.4%	健脾、益气
天麻	130	16.9%	潜阳、清热、熄风
桑寄生	128	16.7%	滋补肝肾
枸杞子	128	16.7%	滋补肝肾、滋阴
牡蛎	119	15.5%	潜阳、降逆、安神
酸枣仁	113	14.7%	安神

（2）利用粗糙集理论进行知识约简：采用粗糙集理论Johnson算法对所收集的776例处方药物进行属性约简，约简结果保留了以下16味药物，即：钩藤、菊花、玄参、珍珠母、黄芩、茯苓、白芍、丹皮、牛膝、首乌、当归、龟板、石决明、桑寄生、桑叶和菖蒲。这些药物的属性包括：潜阳药（钩藤、菊花、珍珠母、龟板、石决明），滋补肝肾药（玄参、白芍、牛膝、首乌、桑寄生），健脾药（茯苓），清热药（黄芩、丹皮），养血药（当归）和祛风药（桑叶）。同时属性约简结果还认为，在药物频次出现较高的前15味药物中，甘草、天麻、牡蛎、枸杞子并不重要，是可以被约简掉的。药物分布的频数分析和基于粗糙集理论的属性约简均认为，重要的药物是珍珠母、钩藤、菊花、玄参、茯苓、白芍、黄芩、牛膝、丹皮、桑寄生和牡蛎，二种数据挖掘方法所得出的结论基本上是吻合的。

（3）药物关联规则分析

①药对配伍结果：表5-21显示，将以上保留的药物通过频繁项集挖掘出的药对，按照药对出现频数的高低进行排序。出现频数>25%的药对共10组，即：钩藤＋珍珠母、钩藤＋菊花、珍珠母＋白芍、珍珠母＋菊花、珍珠母＋玄参、钩藤＋黄芩、珍珠母＋黄芩、珍珠母＋茯苓、钩藤＋茯苓、钩藤＋白芍。

表5-21　药对统计分析

频繁项集	频数	出现的频率
钩藤＋珍珠母	282	36.3%
钩藤＋菊花	241	31.1%
珍珠母＋白芍	221	28.5%
珍珠母＋菊花	220	28.4%
珍珠母＋玄参	211	27.2%
钩藤＋黄芩	209	26.9%
珍珠母＋黄芩	207	26.7%
珍珠母＋茯苓	201	25.9%
钩藤＋茯苓	195	25.1%
钩藤＋白芍	194	25.0%

②3味药组配伍结果

表5-22显示，将以上保留的药物通过频繁项集挖掘出的3味药的药组，按照药组对出现频数的高低进行排序。出现频数较高的药组共8组，即：钩藤＋珍珠母＋菊花、钩藤＋珍珠母＋黄芩、钩藤＋珍珠母＋白芍、珍珠母＋白芍＋玄参、钩藤＋珍珠母＋茯苓、钩藤＋菊花＋黄芩、钩藤＋菊花＋茯苓、钩藤＋菊花＋白芍。

表5-22　三味药组统计分析

频繁项集	频数	所占比例
钩藤＋珍珠母＋菊花	151	19.5%
钩藤＋珍珠母＋黄芩	132	17.0%
钩藤＋珍珠母＋白芍	129	16.6%
珍珠母＋白芍＋玄参	129	16.6%
钩藤＋珍珠母＋茯苓	118	15.2%
钩藤＋菊花＋黄芩	116	14.9%
钩藤＋菊花＋茯苓	112	14.4%
钩藤＋菊花＋白芍	111	14.3%

③4味药组配伍结果：表5-23显示，将以上保留的药物通过频繁项集挖掘出的四味药的药组，按照药组对出现频数的高低进行排序．出现频数较高的药组共4组，即：钩藤＋珍珠母＋菊花＋白芍、钩藤＋珍珠母＋黄芩＋菊花、钩藤＋珍珠母＋菊花＋茯苓、钩藤＋珍珠母＋玄参＋白芍、珍珠母＋玄参＋白芍＋菊花。

表 5-23　四味药组统计分析

频繁项集	频数	所占比例
钩藤＋珍珠母＋菊花＋白芍	72	9.2%
钩藤＋珍珠母＋黄芩＋菊花	71	9.1%
钩藤＋珍珠母＋菊花＋茯苓	66	8.5%
钩藤＋珍珠母＋玄参＋白芍	65	8.3%
珍珠母＋玄参＋白芍＋菊花	57	7.3%

　　④5 味药组配伍结果：表 5-24 显示，将以上保留的药物通过频繁项集挖掘出的 5 味药的药组，按照药组对出现频数的高低进行排序。出现频数较高的药组共 3 组，即：钩藤＋珍珠母＋菊花＋白芍＋玄参、钩藤＋珍珠母＋菊花＋白芍＋茯苓、钩藤＋珍珠母＋菊花＋白芍＋黄芩。

表 5-24　五味药组统计分析

频繁项集	频数	所占比例
钩藤＋珍珠母＋菊花＋白芍＋玄参	35	4.5%
钩藤＋珍珠母＋菊花＋白芍＋茯苓	30	3.9%
钩藤＋珍珠母＋菊花＋白芍＋黄芩	28	3.6%

　　从上面药味分布的频数和知识约简结果统计分析可以看出，治疗高血压病（眩晕、头痛）肝阳上亢证的药味达 252 味，常用中药 10 余味。因此，中医治疗高血压病（眩晕、头痛）肝阳上亢证组方用药非常广泛和灵活，不仅要考虑主症，还要对很多兼症加以辨证用药。从各味常用药味的功效来看，所用的药类比例轻重有明显不同。其中平肝潜阳药和滋阴药出现的频率较高，如平肝潜阳类药物（珍珠母、钩藤、菊花、天麻、牡蛎）共出现 1539 次 /776 方，平均出现 1.98 次 / 方；滋补肝肾阴液类药物（玄参、白芍、枸杞子、桑寄生、怀牛膝）共出现 1123 次 /776 方，平均出现 1.44 次 / 方，也从侧面反映了高血压病（头痛、眩晕）肝阳上亢证的"阴虚阳亢"病机特征及证候归属。其他健脾药、清热药和安神药也是治疗高血压病肝阳上亢证的常用药物，是平肝潜阳方剂的重要组成部分。如健脾药（茯苓、甘草）共出现 504 次 /776 方，平均出现 0.65 次 / 方；清热药（黄芩、丹皮）共出现 449 次 /776 方，平均出现 0.59 次 / 方；安神药（茯苓、枣仁）共出现 453 次 /776 方，平均出现 0.58 次 / 方。由此可见，潜阳药、滋阴药、健脾药、清热药和安神药的遣用是中医治疗高血压病（头痛、眩晕）肝阳上亢证的基本配伍规律。

　　药对或药组是由 2 味或 2 味以上药物组成，分析药对药组，对于深入探讨治疗高血压病的中药复方的配伍规律有重要意义，特别是通过关联分析可以找出在临床上高频使用而还未载入中医书籍的药对和药组。表 2、表 3 显示，出现频率 >25% 的 10 组药对中，有 6 组属于潜阳药配伍潜阳药或潜阳药配伍滋阴药；出现频率 >14% 的 8 组药组中，有 4 组属于潜阳药配伍潜阳药或潜阳药配伍滋阴药。可见，潜阳药不论是使用次数，还是与其他药组成的药对药组，都占有相当大的比例；而同其配伍最多的药类是潜阳药和滋阴药。中医学认为，高血压病肝阳上亢证的病机特征是阴虚阳亢、肝肾阴液亏虚为本，亢阳上扰为标，亢阳上扰在高血压病肝阳上亢证的病机演变中占有特殊重要的地位，治疗宜平潜亢阳为主兼以滋补阴液。因此，潜阳药配伍滋阴药为主的药对药组是治疗高血压病（头痛、眩晕）肝阳上亢证方剂的基本结构。

高血压病肝阳上亢证的基本病机是阴虚阳亢，而亢阳升腾太过可以化火、生热，肝阳、肝火可以影响脾导致脾气亏虚，肝阳、肝火上扰于心而导致神志不安，因此火热炽盛、脾气亏虚和神志不安也是高血压病肝阳上亢证病机演变的重要内容。本研究发现，清热药（黄芩、丹皮）、安神药（枣仁）和健脾药（茯苓）既是使用频率比较高的药物，也是药对药组中常用的配伍药物，在潜阳、滋阴的基础上，清火热、健脾气、安神志。可见，健脾药、清热药和安神药的配伍既针对高血压病肝阳上亢证的病机演变过程，其配伍与否对治疗效果也有一定的影响，是中医治疗高血压病肝阳上亢证不可忽视的配伍药类。

4.讨论　本研究采用数据挖掘技术中的关联规则和链接分析工具，对中医治疗高血压病（头痛、眩晕）肝阳上亢证的医案进行了分析，找到了中医治疗高血压病（头痛、眩晕）肝阳上亢证的处方用药规律，其结果与中医理论一致，说明数据挖掘技术是适合分析中医临床数据的一种科学有效的方法。

二、治疗高血压病肝火上炎证用药规律的数据挖掘研究

1.研究对象　对高血压病医案数据库中的 387 篇高血压病肝火上炎证医案进行统计，包括首诊和复诊的处方在内，得到处方 425 个，并对其所涉及的药物进行数据挖掘。

2.研究方法　对高血压病肝火上炎证药物数据库中的各个药物进行频数分析，把药物按照频数的大小从高到低来排序，从中筛选出出现较多的高频药物。

3.研究结果

（1）处方数据采集：对 387 篇高血压病肝火上炎证医案进行整理，建立处方数据库。共有425 个处方数据，出现频次较多处方及其加减处方为：龙胆泻肝汤、泻青汤、钩藤汤、天麻钩藤饮、玄参钩藤汤、三草汤、清肝汤、当归芦荟丸、菊花芍药汤、定眩汤和清脑降压汤，按照药物分类及其功效可大致得出常用的加减处方主要以清肝泻火、滋阴柔肝为治则（表 5-25）。

表 5-25　处方频率及主治功用

加减处方	出现频次（次）	百分比	功效
自拟处方	140	32.94%	
龙胆泻肝汤	52	12.38%	泻肝胆实火，清三焦湿热
泻青汤	41	9.65%	清肝泻火，疏散解郁
钩藤汤	35	8.32%	滋阴降火，安神除烦
泻青丸	22	5.18%	清肝泻火
天麻钩藤饮	18	4.24%	平肝熄风，清热活血
当归龙荟丸	17	4.00%	清热泻肝，攻下行滞
玄参钩藤汤	15	3.53%	滋阴平肝
九味柴胡汤	14	3.29%	清肝泻火，祛湿清热
清肝汤	13	3.06%	疏肝解郁，清利湿热
当归芦荟丸	12	2.82%	清肝泻火通便

续表

加减处方	出现频次（次）	百分比	功效
三草汤	11	2.59%	清泻肝火，行血通经
定眩汤	8	1.88%	平肝定眩，舒筋醒脑
清脑降压汤	7	1.65%	平肝熄风，育阴潜阳
二子降压汤	6	1.41%	清肝降压
菊花芍药汤	5	1.18%	养阴平肝定眩
小龙荟丸	4	0.94%	清肝泻火，理气和血
清肝凉胆汤	3	0.71%	清泻肝胆，凉血滋阴
化瘀清散汤	2	0.47%	化瘀清热

（2）药物频数分析结果：对高血压病肝火上炎证药物数据库中的药物属性进行频数分析，出现频率 >10% 的药物为钩藤、白芍、菊花、黄芩、栀子、夏枯草、龙胆草等，然后对其药物类别进行分类（表5-26）。

表5-26　常用药物频次、频率和最大及最小用量表

药名	频次	频率（%）	药物类别	最大用量（g）	最小用量（g）
钩藤	251	59.2	熄风止痉药	60	9
白芍	167	39.4	补血药	50	6
菊花	161	38	发散风热药	50	6
黄芩	154	36.3	清热燥湿药	30	5
栀子	143	33.7	清热泻火药	30	3
夏枯草	133	31.4	清热泻火药	30	9
龙胆草	130	30.7	清热燥湿药	30	3
生地	125	29.5	清热凉血药	60	5
天麻	120	28.3	熄风止痉药	30	3
石决明	108	25.5	平抑肝阳药	50	9
黄连	93	21.9	清热燥湿药	15	2
牛膝	88	20.8	活血调经药	45	5
泽泻	84	19.8	利水消肿药	40	6
茯苓	82	19.3	利水消肿药	60	6
白蒺藜	79	18.6	平抑肝阳药	30	6
牡丹皮	76	17.9	清热凉血药	15	6
桑寄生	71	16.7	祛风湿药	50	5
川芎	70	16.5	活血止痛药	30	2
芦荟	63	14.9	清热泻火药	20	6
夜交藤	62	14.6	养心安神药	60	9
决明子	61	14.4	清热泻火药	30	10

药名	频次	频率（%）	药物类别	最大用量（g）	最小用量（g）
代赭石	59	13.9	平抑肝阳药	30	3
玄参	59	13.9	清热凉血药	30	6
酸枣仁	57	13.4	养心安神药	45	9
车前草	55	13	利尿通淋药	15	3
珍珠母	54	12.7	平抑肝阳药	50	2
白茅根	53	12.5	凉血止血药	30	9
野菊花	52	12.3	清热解毒药	30	6
甘草	52	12.3	补气药	30	8
柴胡	50	11.8	发散风热药	25	3
桑叶	48	11.3	发散风热药	90	5

（3）药物属性约简结果：运用 Johnson 算法对高血压病肝火上炎证药物数据库中的药物进行属性约简，约简后得到 16 味药物，即：钩藤、菊花、黄芩、栀子、白芍、龙胆草、白蒺藜、牛膝、石决明、天麻、生地、丹皮、玄参、荷叶、茯神、石膏。根据药物分布的频数分析及基于粗糙集理论的属性约简，2 种数据挖掘方法所得出的结论基本吻合，重要的药物是钩藤、菊花、夏枯草、黄芩、栀子、白芍。

（4）关联规则结果：

①药对配伍结果与分析：将上述 6 种重要的药物通过频繁项集挖掘出频率 >25% 的药对共 10 组（表 5-27）。

表 5-27 药对统计结果

频繁项集	频数	出现的频率（%）
钩藤 + 菊花	107	25.2
钩藤 + 白芍	105	24.8
钩藤 + 黄芩	104	24.5
钩藤 + 夏枯草	96	22.6
黄芩 + 栀子	87	20.5
栀子 + 钩藤	83	19.6
龙胆草 + 钩藤	72	17
夏枯草 + 黄芩	70	16.5
龙胆草 + 栀子	69	16.3
菊花 + 白芍	68	16.0

钩藤 + 白芍：钩藤性味甘、微寒，归肝、心包经，具有熄风止痉、清热平肝之效。白芍味苦酸甘、微寒，归肝脾经，具有养血柔肝、平肝止痛、敛阴止汗的功效，能够增强钩藤平肝熄风之力，一养一清，调和肝之阴阳。

钩藤+菊花：钩藤性味甘、微寒，归肝、心包经，善清热平肝。菊花性味辛、甘、苦、微寒，归肺肝经，具有疏散风热、平肝明目之效。钩藤和菊花都能清肝平肝，二者相协，一疏一清，增其平肝清肝作用。菊花疏散风热，清上焦之火，可缓解头晕头痛之高血压肝火上炎症状；钩藤则主熄风止痉以治本，一标一本，相辅相成。

钩藤+夏枯草：钩藤味甘苦、性微寒，入肝、心经。《纲目》曰："钩藤，手、足厥阴药也。足厥阴主风，手厥阴主火，惊痫眩运，皆肝风相火之病，钩藤通心包于肝木，风静火熄，则诸症自除"。夏枯草味苦、辛，性寒，归肝、胆经，《滇南本草》曰："祛肝风，行经络"。两者相伍，能够清泻肝火，祛风行络。

钩藤+栀子：栀子苦寒，入心、肝、肺、胃、三焦经，功善泻火除烦，清热利湿，凉血解毒。《得配本草》曰："盖肝喜散，遏之则劲，宜用栀子以清其气，气清火亦清。"钩藤既能清肝热，亦能平肝阳，与栀子配伍，可对症治疗肝火上炎之头痛、眩晕等症。

钩藤+黄芩：钩藤泻肝经风热而平肝熄风定痉，黄芩清肺热以清金制木，故热退风止，风随热平。两药相伍可治疗高血压病肝火上炎之头晕目眩、头胀头痛。

龙胆草+钩藤：龙胆草苦寒，归肝、胆经，能够清热燥湿，清肝火。《得配本草》曰："龙胆苦以泄其气，寒以制其火，故非实，胆草不用。"钩藤甘凉，清热平肝，熄风止痉。两者配伍，可用于治疗高血压病之肝火上炎证引起的头昏头痛、目赤肿痛等症。

夏枯草+黄芩：夏枯草味苦、辛，性寒，归肝、胆经，能够清泻肝火。《本草求真》曰："一切热郁肝经等证，得此治无不效"。黄芩清热泻火，《珍珠囊》曰："除阳有余，凉心去热。"二药合用，能清肝热，泻肝火。

黄芩+栀子：黄芩味苦、性寒，归肺、心、肝、胆、大肠经，能清热泻火、燥湿解毒。栀子入心、肝、肺、胃经，能清热泻火、凉血。《本草汇言》曰："上焦之火，山栀可降，然舍黄芩不能上清头目。"两者相伍，可增强清热解毒除燥之效，起到相须相使的作用。

龙胆草+栀子：龙胆草归肝经，《主治秘要》曰："性寒，味苦辛。气味俱厚，沉而降，阴也。"故其气味厚重，性寒沉降，味苦泻热以泻火凉肝。配伍栀子，可助清泻肝火之功；又可通利三焦，导热下行使热邪有出路，对于肝胆实火上炎之高血压病用之有良效。

菊花+白芍：菊花功善疏风清热，清肝泻火，《本草正义》曰："凡花皆主宣扬疏泄，独菊花则摄纳下降，能平肝火，熄内风，抑木气之横逆。"白芍能养阴平肝，《滇南本草》曰："泻脾热，止腹疼，止水泻，收肝气逆疼，调养心肝脾经血，舒经降气，止肝气疼痛。"两药相伍，一清一敛，清肝疏肝而使肝阴不致耗伤太过。

②3味药组配伍结果与分析：将上述6种重要的药物通过频繁项集挖掘出的3味药的药组，按照药组出现频数的高低进行排序。出现频数较高的药组共6组（表5-28）。

表5-28　3味药组统计结果

频繁项集	出现的频数	出现的频率
钩藤+栀子+黄芩	57	13.4%
钩藤+菊花+白芍	56	13.2%
钩藤+夏枯草+黄芩	49	11.6%

频繁项集	出现的频数	出现的频率
钩藤＋夏枯草＋菊花	45	10.6%
钩藤＋黄芩＋白芍	44	10.4%
钩藤＋夏枯草＋白芍	43	10.1%

黄芩＋钩藤＋栀子：钩藤合黄芩有清热平肝、清肝泻火之效，栀子苦寒，入心、肝经，能够泻火除烦。三药共用可清肝泻火、清心除烦。

钩藤＋菊花＋白芍：钩藤平肝、清热熄风，偏治肝旺之标；白芍味酸性寒，养阴、平肝、柔肝，有养肝体而敛肝气、平肝阳之功，令肝气不妄动，善补肝虚之本。二者合用，标本兼顾，共奏柔肝养阴、平肝熄风之功效。菊花增强钩藤清热平肝之效，三药合用用于肝火劫阴之头痛眩晕、急躁易怒、失眠多梦等症。

夏枯草＋黄芩＋钩藤：黄芩、夏枯草配伍有清肝热、泻肝火之效，钩藤清肝热、平肝阳，增强其清热平肝之效。三药合用，清肝泻火之力大增。

夏枯草＋菊花＋钩藤：夏枯草清肝火、平肝阳，菊花清热凉肝。二者合用有清肝、凉肝、平肝之功。钩藤亦能平肝、清肝，三药合用对于肝火上炎引起的目赤肿痛、头痛、眩晕有显著疗效。

钩藤＋黄芩＋白芍：钩藤泄肝经风热而平肝，黄芩清肺热助钩藤熄风定惊，白芍酸苦，补肝体泻肝用。三药合用，泻中有补，滋阴柔肝而不致太过耗伤肝阴。

夏枯草＋白芍＋钩藤：夏枯草清肝散瘀，白芍苦酸，养血柔肝，平抑肝阳。两者相伍解肝郁，养肝血。钩藤能够清热平肝、熄风定痉。三药共凑有清肝解郁、平抑肝阳之效。

③4味药组配伍结果与分析：将上述6种重要的药物通过频繁项集挖掘出频率最高的四味药的药组（表5-29）。

表5-29　4味药组统计结果

频繁项集	出现的频数	出现的频率
钩藤＋菊花＋龙胆草＋夏枯草	25	5.9%
钩藤＋菊花＋黄芩＋栀子	25	5.9%
龙胆草＋夏枯草＋黄芩＋栀子	25	5.9%
夏枯草＋菊花＋黄芩＋白芍	19	4.5%

钩藤＋菊花＋龙胆草＋夏枯草：钩藤与菊花协同发挥清热平肝之用；夏枯草清肝散结，龙胆草泻肝降火，除肝经湿热，两者合用，泻肝清火作用增强。四药合用，清中有泻，用于肝火上炎证之头晕头痛、口苦目眩、胸胁胀痛等症状。

钩藤＋菊花＋黄芩＋栀子：钩藤清热平肝，菊花疏散风热、清肝明目，一疏一清，平降肝阳；黄芩与栀子清肝泻火，栀子尚可通利三焦，导热下行，使热邪有出路。四药协同，上清下泄，肝热得清，肝火得泄。

龙胆草＋夏枯草＋黄芩＋栀子：龙胆草与夏枯草协同作用能够增强清泻肝火之力，黄芩、栀子亦清肝热、泻肝火，用于治疗肝火上炎灼及血分之鼻衄、失血等症状。四药共用，清泻之力大增。

夏枯草 + 菊花 + 黄芩 + 白芍：夏枯草、菊花、黄芩清肝热、泻肝火，白芍能够养血养阴，滋阴柔肝以抵御肝火亢盛而伤阴；白芍亦可下泄，促其发挥清热泻火之力，以更好地缓解肝火上炎证之症状。

4. 研究结论 采用数据挖掘技术中的关联规则和链接分析工具对中医治疗高血压病肝火上炎证的常用处方及药物进行了挖掘，探其用药规律，初步得出泻火是治疗高血压病肝火上炎证的基础治法，最常用的治疗原则为清肝泻火、滋阴柔肝。

三、治疗高血压病阴阳两虚证用药规律的数据挖掘研究

1. 研究内容 收集到的高血压病阴阳两虚证病案 237 篇，其中高血压病阴阳两虚证医案 187 篇，临床收集高血压病阴阳两虚证病案 50 例，选取初诊中药处方信息进行录入。

2. 研究方法

（1）语言规范化处理：将所收集的方药信息进行语言规范化处理（同高血压数据库的建立中对处方中药材的语言规范化）。

（2）建立数据库：运用由中国中医科学院中药研究所与中国科学院自动化研究所联合开发的"中医传承辅助系统"（V2.1）进行方药的录入及分析。此软件运用复杂系统熵聚类、改进的互信息方法和无监督的熵层次聚类等数据挖掘的方法，对所收集的方药进行分析处理，并探索了中药组方规律和新处方的发现。录入数据后由双人负责核对以保证数据录入的真实性和完整性。

（3）数据分析：利用"中医传承辅助系统"（V2.1）进行方药的数据分析。统计高血压病阴阳两虚证药物出现的频次，并分析高血压病阴阳两虚证药物的四气、五味及归经。运用"组方规律"筛选出常用药对，并在其基础上进行关联分析。利用软件的"改进互信息法"进行中药之间的关联度分析。采用复杂系统熵聚类，筛选 3~4 味药物的核心组合，并分析其可能出现的新处方。

3. 研究结果

（1）药物频数：利用软件"频数统计"得到高血压病阴阳两虚证用药共 190 味，出现的频次总和共为 3303 次。使用在 20 次以上的药物频次为 2659 次，占所有药物频次的 80.50%，并得到治疗高血压病阴阳两虚证常用药物出现频次由高到低的排序（表 5-30）。

表 5-30 治疗高血压病阴阳两虚证主要药物的频次与频率表

药物	频次	频率（%）	药物	频次	频率（%）
熟地	185	5.60	菊花	47	1.42
茯苓	142	4.30	党参	47	1.42
山药	131	3.97	巴戟天	46	1.39
山萸肉	126	3.81	川芎	44	1.33
附子	116	3.51	麦冬	44	1.33
枸杞子	104	3.15	五味子	44	1.33
白芍	99	3.00	酸枣仁	43	1.30
女贞子	92	2.79	菟丝子	40	1.21

药物	频次	频率（%）	药物	频次	频率（%）
炙甘草	85	2.57	干姜	38	1.15
肉桂	82	2.48	何首乌	37	1.12
当归	81	2.45	淫羊藿	37	1.12
牡丹皮	81	2.45	桂枝	35	1.06
牡蛎	81	2.45	磁石	31	0.94
黄芪	75	2.27	陈皮	31	0.94
牛膝	75	2.27	人参	27	0.81
桑寄生	70	2.12	甘草	25	0.76
龙骨	67	2.03	石斛	24	0.73
白术	67	2.03	石决明	23	0.70
泽泻	63	1.91	白蒺藜	20	0.61
杜仲	60	1.82	黄精	20	0.61
远志	54	1.63	石菖蒲	20	0.61
共计			42 种	2659	80.5

高血压病阴阳两虚证前 10 位药物频数分布图详见图 5-16。

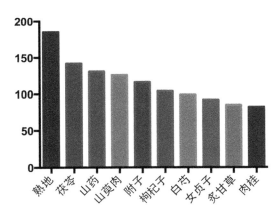

图 5-16　高血压病阴阳两虚证前 10 味药物频数分布图

（2）常用药物药类分析：根据《中药学》（第 2 版）相关内容，将统计到的 190 味中药归类为 18 种。药物类别使用的前 10 位分别是补虚药、温里药、平肝熄风药、清热药、解表药、活血化瘀药、祛风湿药、收涩药、理气药、化痰止咳平喘药。统计所得前 10 位药物使用总频次为 2870 次，累计总频率为 84.99%。其中补虚药总频次为 1479 次，占总频率的 44.78%；温里药总频次为 368 次，占总频率的 11.14%；平肝熄风药总频次为 186 次，占总频率的 5.63%；清热药总频次为 178 次，占总频率的 5.39%；解表药总频次为 177，占总频率的 5.36%；活血化瘀药总频次为 170 次，占总频率的 5.15%。前 6 类药物总频率为 77.45%，为治疗高血压病阴阳两虚证的主要药类（表 5-31）

高血压病现代中医诊疗研究

表 5-31　高血压病阴阳两虚证主要药类频次及频率表

排名	药类	使用味数	频次	频率（%）
1	补虚药	47	1479	44.78
2	温里药	8	368	11.14
3	平肝熄风药	12	186	5.63
4	清热药	21	178	5.39
5	解表药	18	177	5.36
6	活血化瘀药	13	170	5.15
7	祛风湿药	8	90	2.72
8	收涩药	12	67	2.03
9	理气药	11	55	1.67
10	化痰止咳平喘药	11	37	1.12
总计		161	2807	84.99

（3）常用药物药性分析：

①药物四气频次统计分析：药物四气是指反映药物在人体阴阳平衡、寒热变化方面的作用性质，包括寒、热、温、凉四种药性，是说明药物性质的重要概念之一。温、热，寒、凉具有不同性质的作用属性。温热属阳，寒凉属阴；温次于热，凉次于寒，即在阴阳属性之中又有一定的差异。另外，还有一类平性药，虽然寒热偏性并不明显，但实际上也有偏温、偏凉的不同，称其平性是相对而言。统计所录入的 190 味中药，根据《中药学》（第 2 版）相关内容，按照四气的不同程度将其划分。其中温性药出现频次为 1224 次，占总频率的 37.09%；平性药出现频次为 948 次，占总频率的 28.73%；寒性药出现频次为 737 次，占总频率的 22.33%；热性药出现频次为 252 次，占总频率的 7.64%；凉性药出现频次为 139 次，占总频率的 4.21%（表 5-32）。

表 5-32　高血压病阴阳两虚证药物四气频次及频率表

四气	使用味数	频次	频率（%）	累计频率（%）
寒	36	353	10.70	10.70
大寒	1	2	0.06	10.76
微寒	24	382	11.58	22.34
热	5	54	1.64	23.98
大热	2	198	6.00	29.98
温	54	678	20.55	50.53
微温	18	546	16.55	67.08
凉	9	139	4.21	71.29
平	41	948	28.73	100

②药物五味频次统计分析：五味是指药物的辛、甘、酸、苦、咸等味，五味既是药物作用规律的高度概括，也是部分药物真实滋味的体现。根据《中药学》（第 2 版）相关内容，对 190 味中药的五味进行统计分析，总频次为 5182 次。其中，甘味总频次为 2331 次，占总频率的 44.98%；苦味总频次为 1015 次，占总频率的 19.59%；酸味总频次为 410 次，占总频率的 7.91%；

82

咸味总频次为 202 次，占总频率的 3.90%；辛味总频次为 1029 次，占总频率的 19.86%；淡味总频次为 157 次，占总频率的 3.03%；涩味总频次为 38 次，占总频率的 0.73%（表 5-33）。

表 5-33　高血压病阴阳两虚证药物五味频次及频率表

五味	使用味数	频次	频率（%）	累计频率（%）
甘	97	2316	44.69	44.69
微甘	2	15	0.29	44.98
辛	56	1028	19.84	64.82
微辛	1	1	0.02	64.84
苦	72	959	18.51	83.35
微苦	9	56	1.08	84.43
酸	15	410	7.91	92.34
咸	20	202	3.90	96.24
淡	6	157	3.03	99.27
涩	11	38	0.73	100

③药物归经频次统计分析：归经，是指药物选择性地对机体的某部分具有亲和作用，对这些部位所发生的病变起主要或特殊的治疗作用。根据《中药学》（第 2 版）相关内容，统计 190 味中药在 12 条归经上的出现频次，总频次为 8730 次。其中肾经总频次为 2110 次，占总频率的 24.17%；肝经总频次为 1918 次，占总频率的 21.97%；脾经总频次为 1267 次，占总频率的 14.51%；肺经总频次为 1213 次，占总频率的 13.89%；心经总频次为 1180 次，占总频率的 13.52%；胃经总频次为 445，占总频率的 5.10%；胆经总频次为 226 次，占总频率的 2.59%；膀胱经总频次为 150 次，占总频率的 1.72%；大肠经总频次为 118 次，占总频率的 1.35%；心包经总频次为 76 次，占总频率的 0.87%；三焦经总频次为 14 次，占总频率的 0.16%；小肠经总频次为 13 次，占总频率的 0.15%（表 5-34）。

表 5-34　高血压病阴阳两虚证药物归经频次及频率表

排名	归经	使用味数	频次	频率（%）
1	肾	76	2110	24.17
2	肝	100	1918	21.97
3	脾	58	1267	14.51
4	肺	69	1213	13.89
5	心	52	1180	13.52
6	胃	55	445	5.10
7	胆	12	226	2.59
8	膀胱	20	150	1.72
9	大肠	28	118	1.35
10	心包	3	76	0.87
11	三焦	3	14	0.16
12	小肠	6	13	0.15

（4）基于关联规则分析的方剂组方规律的分析：

①治疗高血压病阴阳两虚证临床常用药物组合：运用"中医传承辅助系统"软件中的"组方规律"进行分析，支持度设置为30（表示在30首方剂中出现），置信度设置为0.9，得到药对115个；取出现35次以上的常用药对进行展示（表5-35），并得到各药物之间相关联的网络展示图（图5-17）。其中使用频次前8位的药物组合为山药、熟地；熟地、山萸肉；山药、山萸肉；茯苓、熟地；山药、熟地、山萸肉；枸杞子、熟地；牡丹皮、熟地；肉桂、附子。

表5-35　治疗高血压病阴阳两虚证的临床常用药物组合

排序	药对	频度	排序	药对	频度
1	山药、熟地	99	40	山药、茯苓、山萸肉	43
2	熟地、山萸肉	98	41	牡蛎、熟地	42
3	山药、山萸肉	91	42	附子、山萸肉	42
4	茯苓、熟地	86	43	泽泻、熟地	41
5	山药、熟地、山萸肉	72	44	当归、熟地	41
6	枸杞子、熟地	71	45	山药、肉桂、附子	41
7	牡丹皮、熟地	68	46	桑寄生、熟地	40
8	肉桂、附子	68	47	山药、牡丹皮、泽泻	40
9	女贞子、熟地	67	48	山药、牡丹皮、茯苓	40
10	牡蛎、龙骨	61	49	山药、泽泻、茯苓	40
11	山药、茯苓	61	50	泽泻、山萸肉	39
12	山药、牡丹皮	60	51	白芍、当归	39
13	茯苓、山萸肉	57	52	山药、女贞子、熟地	39
14	牡丹皮、山萸肉	54	53	山药、女贞子、山萸肉	39
15	白芍、茯苓	53	54	山药、桑寄生	38
16	山药、牡丹皮、熟地	53	55	当归、黄芪	38
17	山药、女贞子	51	56	女贞子、熟地、山萸肉	38
18	牛膝、熟地	49	57	山药、泽泻、熟地	38
19	女贞子、山萸肉	49	58	泽泻、茯苓、熟地	38
20	附子、茯苓	49	59	当归、枸杞子	37
21	山药、茯苓、熟地	49	60	牡丹皮、泽泻、茯苓	37
22	山药、牡丹皮、山萸肉	49	61	山药、茯苓、熟地、山萸肉	37
23	肉桂、熟地	48	62	山药、牡丹皮、茯苓、熟地	37
24	炙甘草、熟地	48	63	远志、熟地	36
25	泽泻、茯苓	48	64	酸枣仁、熟地	36
26	牡丹皮、熟地、山萸肉	48	65	杜仲、熟地	36
27	茯苓、熟地、山萸肉	48	66	炙甘草、山萸肉	36
28	山药、肉桂	47	67	桑寄生、山萸肉	36
29	山药、泽泻	47	68	肉桂、附子、熟地	36
30	牡丹皮、茯苓	47	69	山药、枸杞子、熟地	36
31	附子、熟地	46	70	牡丹皮、泽泻、熟地	36
32	山药、附子	46	71	山药、泽泻、山萸肉	36

排序	药对	频度	排序	药对	频度
33	白芍、熟地	45	72	肉桂、山萸肉	35
34	白术、茯苓	45	73	白术、附子	35
35	牡丹皮、泽泻	44	74	山药、炙甘草	35
36	山药、牡丹皮、熟地、山萸肉	44	75	女贞子、桑寄生	35
37	山药、枸杞子	43	76	山药、泽泻、茯苓、熟地	35
38	茯苓、枸杞子	43			
39	牡丹皮、茯苓、熟地	43			

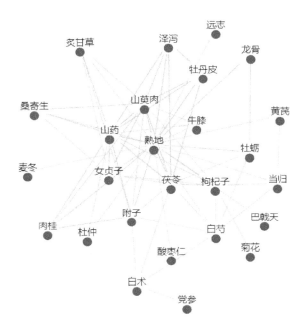

图 5-17　高血压病阴阳两虚证常用药物组合网络图

（5）高血压病阴阳两虚证常用药对关联规则分析：利用"中医传承辅助系统"中的"规则分析"，得到使用频次 30 次以上的常用药对的用药规则，即当出现"->"左侧的药物时，右侧药物出现的概率（表 5-36）。

表 5-36　高血压病阴阳两虚证常用药对（30 次以上）的关联度分析

排序	关联规则	置信度
1	龙骨、熟地 -> 牡蛎	0.970588235
2	牡丹皮、泽泻、熟地 -> 山药	0.944444444
3	牡丹皮、茯苓、山萸肉 -> 熟地	0.939393939
4	牡丹皮、泽泻、茯苓、熟地 -> 山药	0.939393939
5	牡丹皮、泽泻、山萸肉 -> 山药	0.9375
6	泽泻、熟地 -> 山药	0.926829268
7	泽泻、熟地 -> 茯苓	0.926829268
8	山药、牡丹皮、茯苓 -> 熟地	0.925
9	泽泻、山萸肉 -> 山药	0.923076923

续表

排序	关联规则	置信度
10	泽泻、茯苓、熟地 –> 山药	0.921052632
11	山药、泽泻、熟地 –> 茯苓	0.921052632
12	牡丹皮、泽泻、茯苓 –> 山药	0.918918919
13	牡丹皮、熟地、山萸肉 –> 山药	0.916666667
14	牡丹皮、泽泻、熟地 –> 茯苓	0.916666667
15	牡丹皮、茯苓 –> 熟地	0.914893617
16	山药、牡丹皮、泽泻、熟地 –> 茯苓	0.911764706
17	山药、牡丹皮、泽泻、茯苓 –> 熟地	0.911764706
18	龙骨 –> 牡蛎	0.910447761
19	牡丹皮、泽泻 –> 山药	0.909090909
20	牡丹皮、茯苓、山萸肉 –> 山药	0.909090909
21	泽泻、茯苓、山萸肉 –> 山药	0.909090909
22	牡丹皮、山萸肉 –> 山药	0.907407407

（6）基于改进互信息法的药物之间关联度分析：采用"中医传承辅助系统"软件中的"新方分析"的聚类功能，选择相关系数为8，惩罚系数为2。聚类分析得到高血压病阴阳两虚证方剂中190味药物之间两两关联度，选取关联系数在0.04以上的药对进行列表（表5-37）。

表5-37　基于改进的互信息法的药物间的关联度分析

药对	关联系数	药对	关联系数
当归、柴胡	0.06727689	山萸肉、白术	0.04536792
当归、山药	0.06333855	枸杞子、干姜	0.045094
白芍、牡丹皮	0.06329045	附子、熟地	0.04403444
牡丹皮、白术	0.06320956	黄芪、柴胡	0.04401879
山药、白术	0.06296745	菊花、桑叶	0.04352074
熟地、白术	0.06122836	菊花、肉桂	0.04328223
白芍、泽泻	0.06052926	附子、麻黄	0.04257039
菊花、珍珠母	0.05973941	附子、细辛	0.0423325
山萸肉、泽泻	0.05878535	白芍、淫羊藿	0.04195454
当归、川芎	0.05861273	党参、山药	0.04179968
泽泻、白术	0.05677131	女贞子、山药	0.04154273
附子、干姜	0.05623656	桑寄生、茯苓	0.04082223
附子、白蒺藜	0.05583684	柴胡、白术	0.04050629
白芍、白术	0.05564472	党参、当归	0.04048862
白芍、当归	0.04558511	黄芪、川芎	0.04038652

（7）基于复杂系统熵聚类的核心组合：以改进互信息法分析为基础，选择相关系数为8，惩罚系数为2，得到基于复杂系统熵聚类演化3~4味中药的核心组合（表5-38）。

表 5-38　基于复杂系统熵聚类的治疗高血压病阴阳两虚证的核心组合

序号	核心组合	序号	核心组合
1	木香、珍珠母、益母草	8	防风、白芷、牡丹皮
2	木香、珍珠母、夏枯草	9	防风、白芷、天花粉
3	木香、瓜蒌、益母草	10	羌活、白芷、牡丹皮
4	续断、菟丝子、补骨脂	11	川芎、红花、地龙
5	续断、菟丝子、枸杞子	12	桑叶、石决明、白蒺藜
6	续断、补骨脂、沙苑子	13	菟丝子、补骨脂、太子参
7	白芍、巴戟天、淫羊藿	14	菟丝子、枸杞子、干姜
15	麦冬、五味子、桑寄生	33	狗脊、葛根、鹿茸
16	麦冬、淫羊藿、桑寄生	34	山萸肉、女贞子、熟地
17	党参、黄芪、白术	35	补骨脂、炙甘草、太子参
18	当归、黄芪、川芎	36	知母、郁金、西洋参
19	牡蛎、龙骨、浮小麦	37	桃仁、僵蚕、姜黄
20	钩藤、桑叶、石决明	38	陈皮、牡丹皮、白术
21	菊花、附子、肉桂	39	仙茅、阿胶、北沙参
22	菊花、附子、枸杞子	40	五味子、石菖蒲、杜仲
23	菊花、桑叶、石决明	41	五味子、桑寄生、杜仲
24	鸡血藤、木瓜、秦艽	42	泽泻、茯苓、白术
25	鸡血藤、夜交藤、秦艽	43	党参、当归、黄芪、柴胡
26	黄柏、知母、仙茅	44	羌活、白芷、葛根、制首乌
27	黄柏、知母、香附	45	羌活、白芷、葛根、天花粉
28	车前子、芡实、覆盆子	46	山萸肉、熟地、山药、牡丹皮
29	附子、麻黄、细辛	47	巴戟天、淫羊藿、桑寄生、茯苓
30	附子、肉桂、白蒺藜	48	熟地、山药、牡丹皮、白术
31	附子、枸杞子、干姜	49	泽泻、山药、牡丹皮、白术
32	防风、白芷、制首乌		

（8）基于无监督的熵层次聚类的新处方分析：根据"中医传承辅助系统"软件提取的核心组合的基础上，利用"提取组合"功能进行无监督的熵层次聚类算法，得到新方聚类的核心组合24个（表5-39），并得到网络展示（图5-18）；进一步聚类，得到12个新处方（表5-40），并得到网络展示（图5-19）。

表 5-39　用于治疗高血压病阴阳两虚证新方聚类的核心组合

序号	核心组合	序号	核心组合
1	续断、菟丝子、补骨脂	13	菟丝子、补骨脂、太子参
2	续断、菟丝子、枸杞子	14	菟丝子、枸杞子、干姜
3	当归、黄芪、牡丹皮	15	党参、当归、黄芪、柴胡
4	牡蛎、黄柏、柴胡	16	牡蛎、龙骨、浮小麦
5	钩藤、桑叶、茺蔚子	17	钩藤、桑叶、羚羊角

续表

序号	核心组合	序号	核心组合
6	菊花、石决明、炙甘草	18	补骨脂、炙甘草、太子参
7	黄柏、知母、仙茅	19	黄柏、知母、香附
8	狗脊、葛根、鹿茸	20	羌活、白芷、葛根、丹皮
9	五味子、石菖蒲、杜仲	21	五味子、桑寄生、杜仲
10	淫羊藿、桑寄生、人参	22	巴戟天、淫羊藿、桑寄生、茯苓
11	菊花、附子、石决明、白蒺藜	23	菊花、附子、肉桂、白蒺藜
12	白芍、当归、山萸肉、山药、牡丹皮	24	白芍、山萸肉、泽泻、山药、牡丹皮、白术

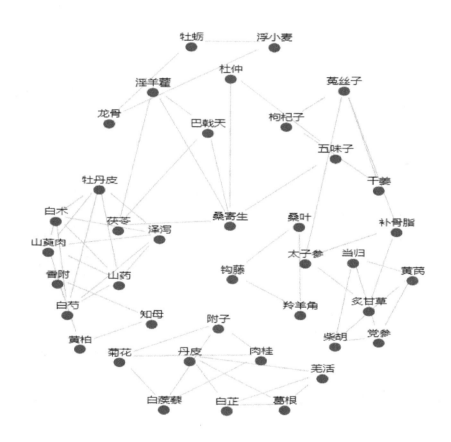

图 5-18　高血压病阴阳两虚证新方聚类的核心组合

表 5-40　基于熵层次聚类的高血压病阴阳两虚证的新处方

排序	新处方
1	续断、菟丝子、补骨脂、太子参
2	续断、菟丝子、枸杞子、干姜
3	当归、黄芪、牡丹皮、党参、柴胡
4	牡蛎、黄柏、柴胡、龙骨、浮小麦

续表

排序	新处方
5	钩藤、桑叶、茺蔚子、羚羊角
6	菊花、石决明、炙甘草、补骨脂、太子参
7	黄柏、知母、仙茅、香附
8	狗脊、葛根、鹿茸、羌活、白芷、丹皮
9	五味子、石菖蒲、杜仲、桑寄生
10	淫羊藿、桑寄生、人参、巴戟天、茯苓
11	菊花、附子、石决明、白蒺藜、肉桂
12	白芍、当归、山萸肉、山药、牡丹皮、泽泻、白术

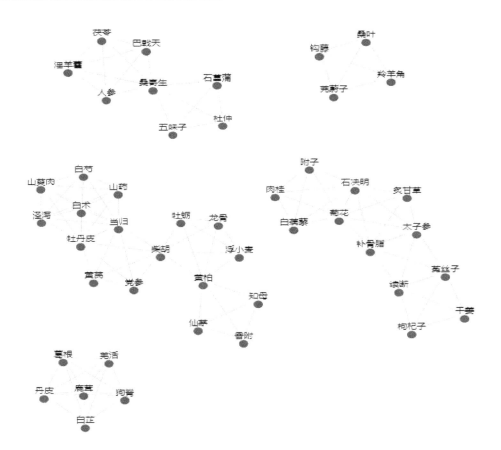

图 5-19　基于熵层次聚类的高血压病阴阳两虚证的新处方

4. **研究结论**　采用"中医传承辅助系统"（V2.1）中的分析工具对高血压病阴阳两虚证的常用处方和药物进行分析，得到常用药类为补虚药、温里药、平肝熄风药；多属温性、甘味，入肾、肝经；并通过改进的互信息法和基于复杂系统熵聚类法统计分析核心组合和新方组合，为高血压病阴阳两虚证的临床用药起到了指导作用。

四、治疗高血压病痰湿壅盛证方剂药物规律的数据挖掘研究

1. 研究内容 对符合高血压病的 463 例医案进行筛选，选出符合高血压病痰湿壅盛证的治疗方药进行统计，得到 252 例首诊处方；其中包括中医古籍中的 174 例病案，以及 2014 年 6 月至 2014 年 12 月在山东中医药大学第一附属医院心内科门诊调查并随访，符合病例选择标准的高血压病痰湿壅盛证病历 78 例，选取初诊中药处方信息进行录入。

2. 研究方法

（1）建立方药数据库：依据"中医传承辅助系统"，录入经过规范化处理后，符合纳入标准的病案患者姓名、性别、年龄、病名、证型、症状、治则治法、方剂名称、药物组成及计量等。为保证数据的准确，在完成录入之后，由双人负责对录入的数据进行再次核对，以保证数据挖掘结果的准确可靠。

（2）数据分析：利用中医传承辅助系统（V2.0.1）进行方剂数据的处理。分析治疗高血压病痰湿壅盛证患者药物使用频次，并对所用药物的药类、四气五味、归经进行数据分析。对所录入的方剂进行"组方规律"分析，筛选出常用药对，并在所得药对基础上进行"关联规则"分析。利用软件集合的"改进互信息法"进行中药两两之间关联度分析，并基于复杂系统熵聚类，演化出 3~4 味药物的核心组合；在所提取的核心组合基础上，通过无监督的熵层次聚类算法，可进一步聚类，得到新处方。

（3）研究结果：

①药物频数分析：经过统计分析得出，治疗高血压病痰湿壅盛证的 252 个方剂共包含 244 味药物。对所有药物进行出现频次的统计，药物出现的总和为 2784 次。从大到小排列出高血压病痰湿壅盛证常用药物的频次，分析得到使用频次在 15 次以上的药物有 43 味，累计使用频率达 72.7%，是治疗高血压病痰湿壅盛证的主要药物（表 5-41）。其中使用频数最多的前 10 味药物频次从高到低依次为：半夏（206）、茯苓（180）、白术（148）、天麻（143）、陈皮（124）、甘草（87）、泽泻（79）、钩藤（72）、石菖蒲（62）、菊花（58）。频率柱状图详见图 5-20。

表 5-41 治疗高血压病痰湿壅盛证主要药物频数与频率表

中药名称	频次	频率（%）	中药名称	频次	频率（%）
半夏	206	7.40	代赭石	27	0.97
茯苓	180	6.47	葛根	26	0.93
白术	148	5.32	石决明	25	0.90
天麻	143	5.14	桂枝	24	0.86
陈皮	124	4.45	白蔻	23	0.83
甘草	87	3.13	白蒺藜	23	0.83
泽泻	79	2.84	炙甘草	22	0.79
钩藤	72	2.59	赤芍	22	0.79
石菖蒲	62	2.23	黄连	21	0.75

续表

中药名称	频次	频率（%）	中药名称	频次	频率（%）
菊花	58	2.08	党参	20	0.72
竹茹	48	1.72	白扁豆	20	0.72
川芎	46	1.65	枳壳	20	0.72
生姜	44	1.58	砂仁	19	0.68
枳实	40	1.44	郁金	19	0.68
薏苡仁	38	1.36	当归	19	0.68
丹参	37	1.33	黄芪	17	0.61
天南星	36	1.29	远志	16	0.57
厚朴	35	1.26	柴胡	16	0.57
黄芩	31	1.11	酸枣仁	16	0.57
橘红	30	1.08	苦杏仁	15	0.54
瓜蒌	28	1.01	珍珠母	15	0.54
苍术	28	1.01	总计	2025	72.7

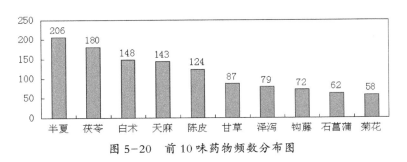

图 5-20　前 10 味药物频数分布图

②常用药物药类频数统计分析：参照《中药学》（第 2 版）相关内容，根据功效对药物进行归类，总共得到 19 类药物，总使用频次 2784 次。其中使用频率从高到低排前 10 位的药物药类依次为：化痰止咳平喘药、补虚药、利水渗湿药、平肝熄风药、理气药、解表药、清热药、活血化瘀药、化湿药、开窍药。前 10 类药物总使用频次 2575 次，其累计使用频率达 92.49%（表 5-42）。其中化痰止咳平喘药使用频次 429 次，占总频次的 15.41%；补虚药使用频次 420 次，占总频次的 15.09%；利水渗湿药使用频次 358 次，占总频次的 12.86%；平肝熄风药使用频次 338 次，占总频次的 12.14%；理气药使用频次 258 次，占总频次的 9.27%；解表药使用频次 243 次，占总频次的 8.73%；此 6 类药物总频率达 73.49%，是治疗高血压病痰湿壅盛证的主要药类（图 5-21）。

表 5-42　高血压病痰湿壅盛证主要药类频数与频率表

排名	药类	频次	频率（%）
1	化痰止咳平喘药	429	15.41
2	补虚药	420	15.09
3	利水渗湿药	358	12.86

续表

排名	药类	频次	频率（%）
4	平肝熄风药	338	12.14
5	理气药	258	9.27
6	解表药	243	8.73
7	清热药	174	6.25
8	活血化瘀药	170	6.11
9	化湿药	123	4.42
10	开窍药	62	2.23
总计		2575	92.49

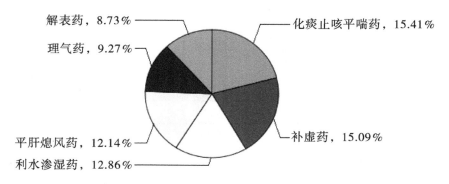

图 5-21　前 6 类药物药类频率分布图

③药物药性频数统计分析：对药物四气进行频次统计，总频数为 2784 次。其中治疗高血压病痰湿壅盛证中温性药最多，使用总频数 1076 次，占总频次的 38.65%。频次较多的温性药、平性药，频率总和占 61.53%（表 5-43），饼形图见图 5-22。

表 5-43　高血压病痰湿壅盛证药物四气频数与频率表

四气	味数	频次	频率（%）
温	63	1076	38.65
平	52	637	22.88
寒	48	401	14.40
微寒	33	309	11.10
凉	14	171	6.14
微温	25	164	5.89
热	3	15	0.54
大热	4	7	0.25
大寒	2	4	0.14

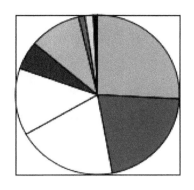 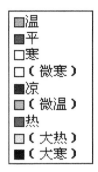

图 5-22 药物四气频数分布图

五味，作为药性理论最早见于《黄帝内经》，是最基本的五种滋味。中医学中"五味"已经超出了酸、苦、辛、甘、咸五种味道，而是建立在功效的基础之上。"淡""涩""微甘""微苦""微辛"等是对中药五味程度不同的进一步区分。五味不仅仅是药物味道的真实反映，更是对药物作用的高度概括。参照《中药学》（第 2 版）相关内容，对药物五味进行频次统计，总频数 4426 次。其中治疗高血压病痰湿壅盛证中以甘味药最多，包括"微甘"在内，使用总频次为 1404 次，占总频次的 31.72%。使用频次前 3 位的为甘味、辛味、苦味，累计频率达 85.57%（表 5-44，图 5-23）。

表 5-44 高血压病痰湿壅盛证药物五味频数与频率表

五味	频次	频率（%）	累积频率（%）
甘	1395	31.52	31.52
微甘	9	0.20	31.72
辛	1194	26.98	58.7
微辛	2	0.05	58.75
苦	1123	25.37	84.12
微苦	64	1.45	85.57
淡	249	5.63	91.2
咸	232	5.24	96.44
酸	120	2.71	99.15
涩	38	0.86	100

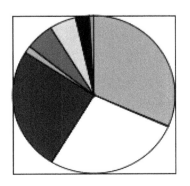 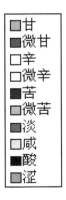

图 5-23 药物五味频数分布图

归经，是不同药物对某些特定的脏腑经络有特殊的治疗和亲和作用，能引导其他药物对这些部位的病变起治疗作用。因此掌握了药物的归经理论，便能够更好地进行临床辨证用药。对其归经进行频次统计，总共有 12 条归经，总频数为 7117 次（表 5-45）。其中治疗高血压病痰湿壅盛证中使用频次前 6 位的为脾经、胃经、肺经、肝经、心经、肾经，累计频率为 86.62%（图 5-24）。

表 5-45　高血压病痰湿壅盛证药物归经频数与频率表

排名	归经	频次	频率（%）
1	脾	1483	20.84
2	胃	1216	17.09
3	肺	1198	16.83
4	肝	1012	14.22
5	心	718	10.09
6	肾	538	7.56
7	大肠	285	4.00
8	胆	209	2.94
9	膀胱	180	2.53
10	心包	177	2.49
11	小肠	75	1.05
12	三焦	26	0.37

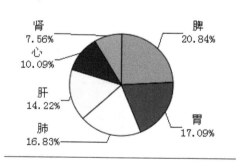

图 5-24　药物归经前 6 位频率分布图

④基于关联规则分析的方剂组方规律分析：治疗高血压病痰湿壅盛证临床常用药对利用中医传承辅助系统，对所筛选方剂，运用"组方规律"进行分析。根据方剂条目，选择"支持度个数"为 35（支持度表示至少在 35 首方剂中出现），置信度设为 0.75，得到常用药对 62 个，并建立药物之间相互关联的网络展示图（图 5-25）。其中使用频次前 5 位的药物组合为半夏—茯苓、天麻—茯苓、白术—茯苓、陈皮—茯苓、天麻—半夏。常用药物组合见表 5-46。

表 5-46　治疗高血压病痰湿壅盛证的临床常用药物组合

序号	药物模式	频度	序号	药物模式	频度
1	半夏、茯苓	133	32	天麻、甘草、茯苓	49
2	天麻、茯苓	109	33	甘草、白术、茯苓	49

续表

序号	药物模式	频度	序号	药物模式	频度
3	白术、茯苓	104	34	天麻、半夏、陈皮、茯苓	48
4	陈皮、茯苓	103	35	天麻、白术、半夏、茯苓	47
5	天麻、半夏	101	36	白术、泽泻	45
6	半夏、陈皮	93	37	天麻、白术、陈皮	45
7	白术、半夏	91	38	白术、半夏、陈皮	44
8	天麻、白术	80	39	半夏、茯苓、钩藤	44
9	天麻、半夏、茯苓	80	40	甘草、半夏、陈皮	44
10	半夏、陈皮、茯苓	79	41	天麻、钩藤	43
11	甘草、茯苓	77	42	茯苓、菊花	42
12	天麻、陈皮	73	43	半夏、泽泻、茯苓	42
13	白术、半夏、茯苓	71	44	陈皮、泽泻	41
14	天麻、白术、茯苓	67	45	石菖蒲、半夏、茯苓	41
15	甘草、半夏	65	46	天麻、白术、陈皮、茯苓	41
16	天麻、陈皮、茯苓	64	47	白术、半夏、陈皮、茯苓	40
17	白术、陈皮	62	48	甘草、半夏、陈皮、茯苓	40
18	半夏、泽泻	57	49	天麻、石菖蒲	39
19	泽泻、茯苓	57	50	天麻、泽泻	39
20	甘草、半夏、茯苓	57	51	半夏、菊花	39
21	半夏、钩藤	55	52	甘草、白术、半夏	39
22	天麻、白术、半夏	55	53	石菖蒲、白术	38
23	白术、陈皮、茯苓	55	54	天麻、甘草、半夏	38
24	天麻、甘草	54	55	天麻、甘草、陈皮	38
25	甘草、陈皮	54	56	天麻、菊花	36
26	天麻、半夏、陈皮	54	57	竹茹、茯苓	36
27	甘草、白术	53	58	白术、泽泻、茯苓	36
28	茯苓、钩藤	52	59	半夏、竹茹	35
29	石菖蒲、茯苓	51	60	天麻、甘草、白术	35
30	甘草、陈皮、茯苓	50	61	天麻、甘草、陈皮、茯苓	35
31	石菖蒲、半夏	49	62	甘草、白术、半夏、茯苓	35

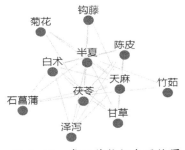

图 5-25　常用药物组合网络图

②治疗高血压病痰湿壅盛证药对关联规则分析："关联规则"的符号是"->"，表示当某种药物出现在左边时右边药物出现的概率。点击"规则分析"按钮，分析使用频次 35 次以上的药对的用药规则，可得出药物的组合置信度（表 5-47）。

表 5-47 使用频次 35 次以上药物组合关联度分析

序号	规则	置信度	序号	规则	置信度
1	天麻 -> 茯苓	0.7622	17	甘草、钩藤 -> 茯苓	0.8000
2	白术 -> 茯苓	0.7879	18	甘草、半夏 -> 茯苓	0.8769
3	钩藤 -> 半夏	0.7639	19	甘草、陈皮 -> 半夏	0.8148
4	甘草 -> 茯苓	0.8851	20	甘草、陈皮 -> 茯苓	0.9259
5	石菖蒲 -> 半夏	0.7903	21	石菖蒲、茯苓 -> 半夏	0.8039
6	石菖蒲 -> 茯苓	0.8226	22	石菖蒲、半夏 -> 茯苓	0.8367
7	陈皮 -> 茯苓	0.8306	23	陈皮、茯苓 -> 半夏	0.7669
8	天麻、白术 -> 茯苓	0.8375	24	半夏、陈皮 -> 茯苓	0.8495
9	天麻、甘草 -> 茯苓	0.9074	25	天麻、半夏、白术 -> 茯苓	0.8545
10	天麻、半夏 -> 茯苓	0.7921	26	天麻、白术、陈皮 -> 茯苓	0.9111
11	天麻、陈皮 -> 茯苓	0.8767	27	天麻、甘草、陈皮 -> 茯苓	0.9211
12	甘草、白术 -> 茯苓	0.9245	28	天麻、半夏、陈皮 -> 茯苓	0.8889
13	白术、半夏 -> 茯苓	0.7802	29	甘草、白术、半夏 -> 茯苓	0.8974
14	白术、陈皮 -> 茯苓	0.8871	30	白术、半夏、陈皮 -> 茯苓	0.9091
15	白术、泽泻 -> 茯苓	0.8000	31	甘草、陈皮、茯苓 -> 半夏	0.8000
16	茯苓、钩藤 -> 半夏	0.8462	32	甘草、半夏、陈皮 -> 茯苓	0.9090

⑤基于改进互信息法的药物之间关联度分析：根据本次统计的方剂数量，结合经验判断和不同参数提取出预读的数据。选择相关系数为 8，惩罚系数为 2，进行聚类分析，得到治疗高血压病痰湿壅盛证方剂中药之间两两之间的关联度。将关联系数在 0.011 以上的药对进行列表（表 5-48）。

表 5-48 药物之间关联系数

序号	药物 1	药物 2	关联系数	序号	药物 1	药物 2	关联系数
1	茯苓	红花	0.0193464	22	夏枯草	山药	0.0117963
2	浙贝母	槐角	0.01517488	23	夏枯草	龙骨	0.0117963
3	茯苓	北沙参	0.01509427	24	枳壳	瓜蒌	0.01167005
4	茯苓	薤白	0.01509427	25	旋复花	首乌藤	0.01160706
5	茯苓	白术	0.01465684	26	细辛	白术	0.01154655
6	升麻	蔓荆子	0.01415578	27	法半夏	麦芽	0.01151232
7	黄柏	麦芽	0.0136699	28	天麻	怀牛膝	0.01139458
8	黄柏	炒麦芽	0.0136699	29	升麻	黄芪	0.01134402

续表

序号	药物1	药物2	关联系数	序号	药物1	药物2	关联系数
9	藿香	紫苏梗	0.01344424	30	苦杏仁	五灵脂	0.01132337
10	藿香	五灵脂	0.01344424	31	苦杏仁	煅石膏	0.01132337
11	藿香	葱白	0.01344424	32	珍珠母	牡丹皮	0.01132337
12	枳壳	佛手	0.01319537	33	丹皮	薏苡仁	0.01132067
13	枳壳	郁金	0.01292375	34	法半夏	白蒺藜	0.01130697
14	珍珠母	陈皮	0.01276244	35	枳壳	旋复花	0.01126198
15	细辛	五味子	0.01230457	36	天麻	瓜蒌	0.01118723
16	陈皮	栀子	0.01223335	37	半夏	茺蔚子	0.01115109
17	桃仁	炙甘草	0.01223016	38	枳壳	石菖蒲	0.01107121
18	细辛	泽泻	0.01217717	39	柴胡	海浮石	0.01105862
19	蔓荆子	茺蔚子	0.01196837	40	柴胡	小蓟	0.01105862
20	枳壳	陈皮	0.01193312	41	川芎	泽泻	0.0110178
21	升麻	柴胡	0.0118231				

⑥基于复杂系统熵聚类的核心组合：以改进的互信息法分析结果为依据，选择相关系数为8，惩罚系数为2，基于复杂系统熵聚类，得出3~5味药的核心组合共计26个（表5-49）。以网络展示的形式呈现出来（图5-26）。

表5-49 用于新方聚类的核心组合

序号	核心组合	序号	核心组合
1	生薏苡仁、丹皮、白术	7	泽兰、丹皮、五灵脂
2	全蝎、僵蚕、茯神	8	僵蚕、红花、白附子
3	薄荷、荷叶、煅石膏	9	薄荷、荷叶、焦山楂
4	牡蛎、牛膝、防己	10	车前子、夏枯草、牛膝、香附
5	石膏、玄参、夜交藤	11	石膏、玄参、云母
6	石膏、桑寄生、茯苓	12	槐花、车前草、杜仲
13	菊花、白蒺藜、厚朴	20	藿香、白蔻、厚朴
14	黄芩、橘红、茯苓	21	橘红_陈皮_茯苓
15	黄柏、苍术、蔓荆子	22	蔓荆子、浙贝母、土茯苓
16	猪苓、紫苏子、五味子	23	猪苓、五味子、仙鹤草
17	半夏、川芎、清半夏	24	川芎、桃仁、赤芍、红花
18	枳实、黄连、大黄	25	黄连、大黄、栀子
19	决明子、酒大黄、白术	26	川贝母、白术、龙骨

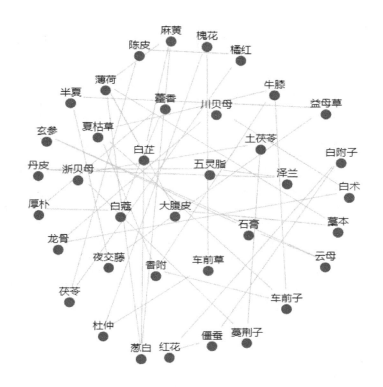

图 5-26　核心药物之间关系网络

　　⑦基于无监督的熵层次聚类的新处方分析：在"中医传承辅助系统"软件提取的核心组合的基础上，"组合提取"按钮单击系统，通过熵的无监督聚类算法，可以得到 12 个新处方（表 5-50）。使用该软件的"网络展示"功能，可直接显示新药物之间的关联展示（图 5-27）。

表 5-50　基于熵层次聚类的高血压病痰湿壅盛证的新处方

序列号	新方组合
1	生薏苡仁、丹皮、白术、泽兰、泽泻
2	全蝎、僵蚕、茯神、红花、白附子
3	牡蛎、牛膝、防己、车前子、夏枯草、香附
4	石膏、玄参、夜交藤、白术
5	石膏、桑寄生、杜仲、槐花、车前草
6	菊花、白蒺藜、厚朴、藿香、白蔻
7	黄芩、橘红、茯苓、陈皮
8	黄柏、蔓荆子、苍术、浙贝母、土茯苓
9	藁本、酒大黄、大腹皮、薄荷
10	半夏、川芎、陈皮、夜交藤、益母草
11	决明子、酒大黄、白术、川贝母、龙骨
12	荷叶、薄荷、焦山楂、白芷、麻黄、葱白

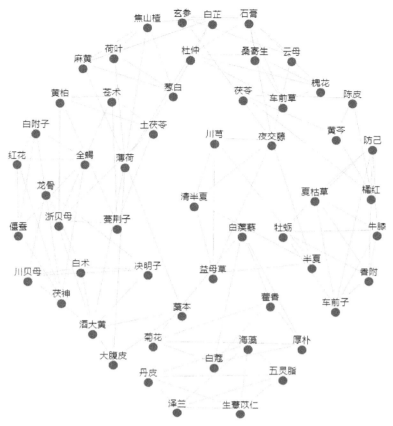

图 5-27　新方药物网络

4. 研究结论　分析筛选出的 252 个治疗高血压病痰湿壅盛证方剂，得到常用药类为化痰止咳平喘药、补虚药、利水渗湿药，多属温性、平味，入脾、胃、肺经；有 43 味药物出现频次在 15 次以上，出现频数最多的前 10 味药物频次从高到低依次为：半夏、茯苓、白术、天麻、陈皮、甘草、泽泻、钩藤、石菖蒲、菊花；支持度在 35 以上的常用药对有 62 个（支持度越高，药对之间的关系越紧密）；得出 26 个核心组合，并在此基础上创立总结出 12 个额外新处方。

第六章 高血压病中医治法方药的系统评价研究

系统评价在中医药研究的重要性辨证论治是中医理论的核心，是中医认识和治疗疾病的基本原则。随着现代科技手段的不断提高，原发性高血压中医证候类的客观化研究在逐渐深入。在回顾近年来原发性高血压中医证类客观化的研究现状及该研究领域所存在的问题的基础上，采用聚类分析、因子分析、决策树、神经网络、贝叶斯网络、支持向量机、文献分析、系统评价、Logistic 回归分析等数据挖掘方法进行进一步探索和挖掘，为原发性高血压中医辨证论治提供客观依据。

一、平肝潜阳法治疗高血压病的系统评价

1. 资料与方法

（1）资料来源与检索策略：研究资料来源于 1989—2010 年国内生物医学期刊发表的有关平肝潜阳法治疗高血压病肝阳上亢证的临床研究文献。选用：①Cochrane 对照试验注册资料库；②Pubmed；③中国生物医学文献数据库（CBM）；④中国期刊网；⑤维普数据库；⑥万方数据库。对上述资料来源进行检索，检索关键词包括高血压病、肝阳上亢和平肝潜阳等。

（2）纳入及排除标准：

纳入标准：①在一个或多个患者中进行的一种研究；②同期比较的干预措施；③将受试者分入不同处理组采用随机或半随机方法；④主要干预措施为平肝潜阳中药复方治疗高血压肝阳上亢证的临床随机对照试验，用药疗程≥1 周；⑤组间均衡性好；⑥疗效指标选用血压、血脂、血液流变学等，且有明确的疗效评价标准。

排除标准：①所有无对照的试验以及非随机临床对照试验，历史性对照；②试验组为非平肝潜阳方药者；③病例/对照（疾病组和非疾病组之间的比较）按患者特点进行分配的试验（性别、年龄、疾病严重程度、不同病因、地区分布情况等）；④对照组为非西医西药治疗的其他临床试验；⑤疗效评定指标不规范或未详细公布治疗结果，无统计所需基本数据的临床试验；⑥对照组采用中药制剂，影响治疗组中医疗效的判定；⑦非临床疗效研究；⑧试验设计有明显错误或缺陷者。

（3）资料提取与评价：由评价员根据纳入标准独立筛选合格的试验并提取资料，对文献纳入和资料提取相互核对，对不确定因素进行讨论。随机对照试验（RCT）的方法学质量采用 CochraneHandbook5 推荐的评价标准：随机分组方法、分配隐藏、盲法、退出失访例数及其原因。此外，根据对象的诊断、纳入、排除标准，组间可比性，样本量，疗程，疗效评价标准，意向性

分析等进行评估。对纳入文献进行 Jadad 质量评分。

（4）统计学方法与分析：采用 Cochrane 协作网提供的 Revman4.2.10 软件进行数据分析。当观察指标为同一单位的连续性变量资料时，选用加权均数差值（weight emean differences，WMD），而小概率事件的计数资料则采用优势比值（odds ratio，OR），非小概率事件的计数资料则采用相对危险度（relative risk，RR），两组率差值较大时选用风险差异（risk difference，RD），上述各值均计算 95% 可信区间。进行异质性检验，当试验结果的异质性无统计学意义时，选用固定效应模型做 Meta 分析；当试验结果的异质性有统计学意义（$P<0.05$）时，则选用随机效应模型进行分析。如果数据存在统计学异质性（$P<0.05$）时，做敏感性分析，通过排除低质或小样本研究，以评估结果的稳定性。纳入研究不少于 5 个，可进行漏斗图分析；以试验的样本量对其 RR 效应量大小作图。若图形呈倒漏斗对称，说明不存在发表偏倚的影响；若图形不对称，提示存在发表偏倚的可能性较大。

2. 结果

（1）文献检索结果：共检索到原始中文文献 299 篇，外文 0 篇。阅读题目、摘要或全文后，排除综述、基础或动物试验、未设对照组等明显不符合要求的文献 291 篇，纳入 8 篇符合条件的文献。

（2）文献概况：8 项研究共纳入患者 944 例，均为门诊和住院患者。患者年龄最小 25 岁，最大 74 岁。总体情况为男性多于女性。8 项研究均有明确的诊断标准。8 项研究均基线平衡。其中 5 项研究治疗组予西医基础治疗加中医平肝潜阳汤剂口服，3 项研究治疗组予单纯中医汤剂口服；对照组均采用西药基础治疗；疗程最短 4 周，最长 12 周。8 项研究均采用《中药新药临床研究指导原则》中的疗效评价标准；3 项研究描述了不良反应。

（3）文献质量评价：有 2 项研究采用随机数字表的随机分组方法，1 项研究采用抽签法，1 项研究采用分层随机、单盲模拟法，4 项研究未说明随机分组的方法，1 项研究进行随访时间 3 个月。纳入的临床随机研究的方法学质量采用标准 Jadad 量表，以及随机化隐藏分级。

（4）Meta 分析结果：

① 治疗后中医症状改善有效率比较的 Meta 分析详见图 6-1。

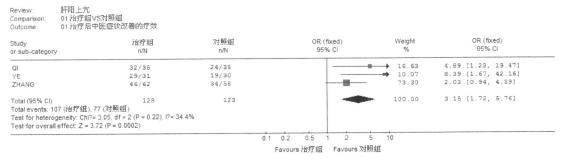

图 6-1　肝阳上亢证治疗后中医症状改善率 Meta 分析

3 项研究观察了治疗后中医症状改善的有效率，异质性检验 $P=0.22$，$I2=34.4\%$，采用固定效应模型。Meta 分析结果显示，差异有统计学意义（总体效应检验 $P=0.0002$，$R2=3.16$，95%CI 1.72~5.76），说明治疗组治疗后中医症状改善有效率优于对照组。

②治疗后的降压总有效率比较的 Meta 分析详见图 6-2、图 6-3。8 项研究观察了降压总有效率，异质性检验 $P=0.14$，$I2=36.4\%$，采用固定效应模型。Meta 分析结果显示，差异有统计学意义（总体效应检验 $P<0.00001$，$R2=2.27$，95% CI 1.60~3.23），说明治疗组降压总有效率优于对照组。倒漏斗图图形存在显著不对称，提示存在发表偏倚。

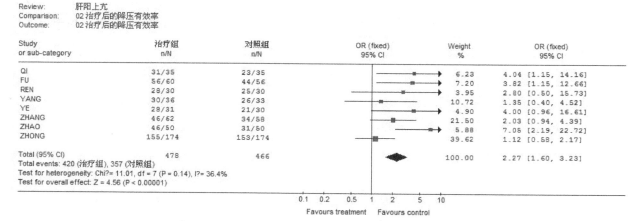

图 6-2　肝阳上亢证治疗后的降压总有效率 Meta 分析

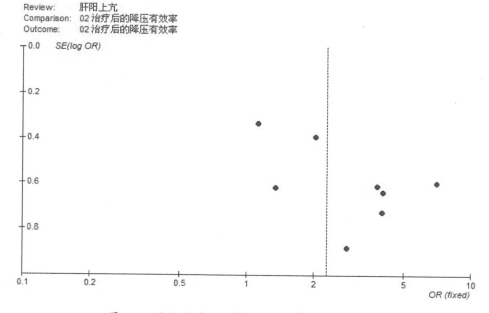

图 6-3　肝阳上亢证治疗后降压总有效率的漏斗图

③计量资料结果分析：计量指标的效应指标本身存在较大变异，同时测定方法、仪器、正常值范围等在不同单位不尽相同，试验方案设计存在差异，故没有进行合并分析。

④安全性比较结果分析：安全性比较结果分析详见图 6-4。纳入文献中发生的不良反应主要为干咳、胃肠道反应等症状，3 项研究描述了不良反应。异质性检验 $P=0.09$，$I_2=57.7\%$，采用固定效应模型。Meta 分析结果显示，差异有统计学意义，总体效应检验 $P=0.006$，$R2=0.32$，95% CI 0.14~0.72，说明治疗组不良反应的发生率低于对照组。上述不良反应轻者未予特殊处理，或于停药后消退。

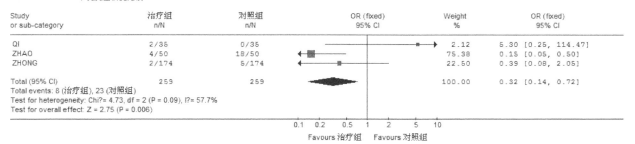

图 6-4　安全性比较的 Meta 分析

3. 讨论

（1）疗效及安全性分析：根据对纳入文献进行系统评价，研究结果中治疗后中医症状改善及降压总有效率比较 R^2 均值大于 1，其 95%CI 不包含 1，表明平肝潜阳法治疗高血压病肝阳上亢证有临床及统计学意义，提示平肝潜阳法治疗高血压病肝阳上亢证有效。安全性分析表明，平肝潜阳法治疗高血压病肝阳上亢证不良反应和危险事件发生少，安全性较高。

（2）影响系统评价结论的可能因素：本系统评价提示平肝潜阳法治疗高血压病肝阳上亢证在临床症状的改善、降压总有效率等方面有一定疗效。但是由于以下 3 个方面的原因，对结果的解释需慎重。

①本系统评价纳入的试验均为低质量文献。多数文献仅叙述采用随机分组，未描述随机化方法及随机分配方案的隐藏，难以判断是否做到了真正的随机。多数没有采用法，使结果发生偏倚。

②纳入试验样本含量偏小，没有多中心、大样本的协作性研究。

③漏斗图分析显示显著不对称，主要解释是方法学质量低下和发表偏倚，后者可能与试验样本量偏小及阴性结果的试验未发表有关。

随着循证医学的发展，近年来国内开展了运用循证医学方法评价中医药疗效的尝试。而本研究为开放性研究，需要不断收集待评价研究，更新系统评价，明确不确定信息，以便得出更为真实可靠的结论。因此，应用国际标准评价中医药疗效及临床研究质量，促进了中医药及其临床研究标准化和国际化。

二、补脾益肾法原发性高血压的系统评价

1. 资料和方法

（1）纳入标准：①试验采用随机对照设计方案；②同期比较的干预措施；③试验选择研究对象依据公认、权威的 EH 诊断标准；④文献研究的中医治法从脾肾虚来论治原发性高血压。

（2）排除标准：①所有无对照的试验；②非随机临床对照试验；③历史性对照（两个不同时期进行的研究结果相比较）；④病例/对照（疾病组和非疾病组之间的比较）；⑤按患者特点进行分配的试验（性别、年龄、疾病严重程度、不同病因、地区分布情况等）；⑥动物实验及细胞、组织研究，但注意有时人的随机对照试验和临床对照试验也加在其中进行报告，应避免遗漏；⑦文献研究的中医治法未从脾肾虚论治原发性高血压；⑧研究对象为继发性高血压。

（3）文献检索：本次研究检索的文献包括：近 20 年发表在国内医学期刊上的从脾肾虚论治

原发性高血压的中医药随机对照临床研究文献。为求全面检索，采用电子和手工相结合的方法进行检索。计算机检索的数据库包括：中国生物医学文献数据库、中国期刊网、维普数据库、万方数据库。手工检索包含中医药相关的 17 种期刊。

（4）文献质量评价与资料提取：由至少 2 名评价员按照预先确立的选择标准独立选择文献并提取资料，不一致处进行讨论或第三方仲裁解决。纳入研究的方法学质量采用 Jadad 质量记分法，RCT 分为 1~5 分（1~2 分为低质量研究，3~5 分为高质量研究）。

（5）数据分析方法：采用 Revman4.2 软件进行数据分析。首先对纳入研究进行异质性检验，采用卡方检验。如 $P>0.05$，认为同质性较好，使用固定效应模型做 Meta 分析；反之，如 $P \leqslant 0.05$，文献存在异质性，则采用随机效应模型做 Meta 分析。计数资料选用相对危险度，计量资料选用加权均数差值，两者均计算 95% 可信区间。

（6）敏感性分析：如果数据存在统计学异质性（$P \leqslant 0.05$），将做敏感性分析，通过排除低质或小样本研究，以评估结果的稳定性。

（7）漏斗图分析：纳入研究不少于 5 个，可进行漏斗图分析。以试验的样本量对其 RR 效应量大小作图，若图形呈倒漏斗对称，说明不存在发表偏倚的影响；若图形不对称，提示存在发表偏倚的可能性较大。

2. 结果

（1）文献检索与选择结果：共检索相关文献 722 篇，通过检索出的引文信息筛除明显不合格文献 619 篇，收集原文献共 103 篇。因设计方案为非随机对照试验、研究对象不符、重复发表等原因，排除文献 88 篇，最终本研究纳入 15 篇文献。

（2）纳入研究概述：15 项研究共纳入患者 1661 例，均为门诊和住院患者，平均样本数为 111 例，患者最小年龄 31 岁，最大 89 岁，总体男性多于女性。8 项研究有明确排除标准，2 项研究有明确病例脱落与剔除标准。所有纳入的患者均有明确疗程，最长半年，最短 28d。1 项研究有日常生活活动能力及患者生存质量评估报道，未见病死率报道。

（3）纳入研究方法学质量：有 4 项研究采用随机数字表的随机分组方法，1 项研究采用抽签法，有 1 项研究采用分层随机、双盲模拟法，2 项研究进行随访时间分别为半年、1 年。采用 Jadad 评分标准对每项研究方法学的质量进行评价，有 3 项研究得分 ≥ 3 分属高质量文献，其余得分均 <3 分属低质量文献。

（4）统计结果：

①临床疗效分析：包括降压疗效和中医症状疗效，降压疗效评价纳入研究中。13 项研究共 1491 名患者以降压疗效为结局（包括显效和有效），计数资料采用相对危险度 RR 统计。Meta 分析结果表明，齐性检验 $P<0.05$ 为存在异质性，选择随机效应模型，合并 RR（Random）及 95% CI 为 1.14（1.0~1.28），菱形符号完全位于 RR=1 中线右侧。Meta 分析结果提示，从脾肾虚来论治原发性高血压的降压疗效优于对照组。中医症状疗效评价（包括显效和有效），9 项研究共 905 名患者以症状疗效为结局，中医症状的计数资料采用相对危险度 RR 统计。Meta 分析结果表明，齐性检验 $P<0.05$，存在异质性，选择随机效应模型，合并 RR 及 95% CI 为 1.34（1.16~1.55），菱形符号完全位于 RR=1 中线右侧。Meta 分析结果提示，从脾肾虚来论治原发性高血压改善症状

的疗效优于对照组。经敏感性分析得出相似的结果，提示结果较稳定。

②计量资料结果分析：计量指标的效应指标本身存在较大变异，同时测定方法、仪器、正常值范围等在不同单位不尽相同，试验方案设计存在差异，故没有进行合并分析。

③发表性偏倚降压疗效的倒漏斗图图形左右不对称，提示存在发表偏倚。

④安全性：纳入文献中发生的不良反应主要为头晕、头痛等症状，治疗组发生率为 6.57%，对照组发生率为 14.80%。Meta 分析结果 RR 及 95% CI 为 0.45（0.27~0.76）。上述不良反应均于停药或对症治疗后消退，有 1 项研究对照组因出现较严重头晕、头痛而退出观察 3 例。

3. 讨论

（1）疗效及安全性分析：根据对纳入文献进行系统评价，研究结果的临床疗效比较 RR 均值 >1，其 95%CI 不包含 1，表明从脾肾虚来论治原发性高血压有临床意义，且有统计学意义，提示从脾肾虚来论治原发性高血压有效。安全性分析表明，从脾肾虚论治原发性高血压的不良反应和危险事件发生少，安全性较高。

（2）影响系统评价结论的可能因素：

①纳入研究的质量：纳入文献多为低质量文献，因此一定程度上影响了评价结论的精确性。研究文献中存在的一些具体问题归纳如下：随机方法不明确，多数研究未详细交代随机具体方法；纳入标准及疗效评价标准不够统一；盲法的应用不够；所有试验均未介绍研究者及患者的依从性情况；多数研究未描述病例失访和退出情况，多数研究无病例脱落及剔除标准；大部分研究随访时间不明确；结局指标报告不一致，治疗时间不统一。

②发表性偏倚：作者、杂志、药厂等不愿发表阴性结果是导致发表性偏倚可能性较大的主要原因。次要的原因是由于纳入研究的资料质量较低、样本量偏小等。纳入文献均经严格筛选，已排除多次发表偏倚。另外，由于本次评价仅检索中文数据库，虽中医药治疗性文献以国内为主，但仍不免造成国外研究的漏检，这极易人为造成语言偏倚。开展中医药的系统评价，是用国际标准评价中医药的疗效及临床研究质量，是促进中医药及其临床研究标准化和国际化的最佳途径。本研究为开放性研究，需不断更新系统评价。进一步收集待评价研究，明确不确定信息，以便得到更为真实可靠的结论。

三、清泻心肝法治疗原发性高血压病的系统评价

1. 研究对象 从心肝火盛、热毒内生论治原发性高血压的中医药随机对照临床研究文献。

2. 研究方法

（1）检索策略：

①电子检索依据：依据《Cochrane 系统评价员手册》制订中医药治疗原发性高血压临床对照研究的检索策略。制订的主要检索词包括高血压、治疗、心肝、火、热、毒等为主题词或关键词，组合不同检式进行检索，例如，高血压 * 火，高血压 * 心肝，高血压 * 热毒等。所有电子检索更新至 2009 年 10 月。检索数据库包括 Cochrane 对照试验注册资料库、Pubmed、中国生物医学文献数据库（CBM）、中国期刊网、维普数据库和万方数据库。

②手工交叉检索以上各库，以免遗漏。各库尚未收录的文献，手工检索 17 种中医药期刊（《中

医杂志》《中国中医基础医学杂志》《北京中医药大学学报》《中国医药学报》《上海中医药杂志》《辽宁中医杂志》《新中医》《时珍国医国药》《陕西中医》《江苏中医药》《四川中医》《中国中西医结合杂志》《中草药》《山东中医药大学学报》《中西医结合心脑血管病杂志》《南京中医药大学学报》《河南中医》）检索从创刊号到 2009 年 10 月的文献。

（2）文献纳入与排除标准：

①文献纳入标准：在一个或多个患者中进行的一种研究，同期比较的干预措施，将受试者分入不同处理组采用随机（随机数字表、计算机随机排序、抛硬币法等）或半随机（根据入院顺序、住院号、生日、星期几等交替分配到试验组和对照组）方法，试验选择研究对象依据公认、权威的原发性高血压诊断标准，文献研究中医治法从心肝火盛、热毒内生论治原发性高血压。

②文献排除标准：所有无对照的试验；非随机临床对照试验；历史性对照（两个不同时期进行的研究结果相比较）；病例/对照（疾病组和非疾病组之间的比较）；按患者特点进行分配的试验（性别、年龄、疾病严重程度、不同病因、地区分布情况等）；对照组采用中药制剂，影响治疗组中医疗效的判定；动物实验及细胞、组织研究，但注意有时人的随机对照试验和临床对照试验也加在其中进行报告，应避免遗漏；文献研究中医治法未从心肝火盛、热毒内生论治原发性高血压；研究对象为继发性高血压。

③文献质量评价与资料提取：由至少两名评价员按照预先确立的选择标准独立选择从心肝火盛、热毒内生论治原发性高血压的文献并提取资料，不一致处讨论或第三方仲裁解决。纳入研究的方法学质量采用 Jadad 质量记分法，RCTs 分为 1~5 分（1~2 分为低质量研究，3~5 分为高质量研究）。

（4）收集数据资料建立 Excel 数据表格，收集整理符合纳入文献的研究数据，包括：纳入文献作者、年代、样本量、Jadad 评分、随机方法、干预措施、随访期限、结局指标等。

（5）统计学分析应用 Reviewmanager4.2.2 软件对入选文献数据进行统计分析。

①异质性检验：首先对纳入研究进行异质性检验，采用卡方检验。如 $P>0.05$，认为同质性较好，使用固定效应模型做 Meta 分析；反之，如 $P<0.05$，文献存在异质性，则采用随机效应模型做 Meta 分析。

②统计方法：计数资料选用相对危险度，计量资料选用加权均数差值，两者均计算 95% 可信区间。

③Meta 分析森林图意义：一条横线代表一个试验结果的可信区间，越短表示结果越精确；反之，则说明样本量小，结论不精确可靠；中线代表 RR=1 或 WMD=0；最下方的菱形符号代表所纳入试验综合结果；短横线/菱形符号与中线接触或相交提示差异无统计学意义。对有利结局短横线/菱形符号在中线右边提示有效，在左边提示无效，对不利结局则相反。

④Meta 分析漏斗图意义：纳入研究不少于 3 个，可进行漏斗图分析。以试验的样本量对其 RR 效应量大小作图，若图形呈倒漏斗对称，说明不存在发表偏倚的影响；若图形不对称，提示存在发表偏倚的可能性较大。

⑤敏感性分析：若 Meta 分析的结果为阳性，纳入研究不少于 3 项，则对统计结果进行敏感性分析。即逐一排除其中一项研究，将剩余研究重新进行 Meta 分析，所得结果与未排除前结果进

行比较，若未从实质上改变结果，说明结果稳定。

另外，由于血液流变学、血生化等实验室检查或影像学检查的效应指标本身存在较大变异，同时测定方法、仪器、正常值范围等在不同单位不尽相同，对这些效应量合并意义不大，因此本研究暂不选取该类效应指标。

3. 研究结果

（1）文献检索与选择结果：共检索相关文献204篇，通过检索出的引文信息筛除明显不合格文献157篇，收集原文献共47篇。因设计方案为非随机对照试验、研究对象不符、试验措施不符、对照用药疗效不确定等原因，筛除不合格文献37篇，最终本研究纳入10项研究。

（2）纳入研究概述：所有纳入研究均在国内进行，无临床多中心协作研究。10项研究共纳入患者496例，均为住院患者，平均样本数为50例，患者最小年龄28岁，最大年龄79岁，总体男性多于女性。所有纳入研究均有明确公认的诊断标准。7项研究有明确排除标准，2项研究有明确病例脱落与剔除标准。所有纳入的研究均有明确疗程，最长为60d，最短为21d。无病死率、日常生活活动能力及生存质量评估报道。

（3）纳入研究方法学质量：有2项试验采用随机数字表的随机分组方法，有1项试验采用双盲模拟法，余均未介绍是否采用盲法，是否进行随访均不详。采用Jadad评分标准对每项研究的方法学质量进行评价。有2项试验得分为3分，属高质量文献；其余得分均<3分，属低质量文献。

（4）统计结果：①临床疗效分析（包括降压疗效和中医症状疗效）总有效率比较的RR均值大于1，其95%CI不包含1，表明清肝宁心、清热解毒方药治疗原发性高血压既有临床意义，又有统计学意义，提示从心肝火盛、热毒内生论治原发性高血压有效。降压疗效评价纳入研究中，共计10篇以近期降压疗效为结局（包括显效和有效例数）的计数资料采用相对危险度RR统计，森林图见图6-5；中药治疗组纳入病例293例，西药对照组纳入206例。10项随机对照试验的分析结果表明，齐性检验$P=0.13>0.05$，无明显异质性，故选择固定效应模型；$RR=1.19$，95%可信区间为$1.10\sim1.29$，菱形符号完全位于$RR=1$中线右侧；对该RR值的解释是，从心肝火盛、热毒内生论治原发性高血压的中药复方近期降压疗效优于西药对照组。中医症状疗效评价（包括显效和有效）纳入研究中，共计7篇以近期改善症状疗效为结局。中医症状的计数资料采用相对危险度RR统计，森林图见图6-6；中药治疗组纳入病例231例，西药对照组纳入196例。7项随机对照试验的分析结果表明，齐性检验$P=0.43>0.05$，无明显异质性，故选择固定效应模型；$RR=1.27$，95%CI为$1.14\sim1.41$，菱形符号完全位于$RR=1$中线右侧；对该RR值的解释是，从心肝火盛、热毒内生论治原发性高血压的中药复方改善症状的疗效优于西药对照组。

②安全性分析：不良反应分析部分原发性高血压患者在使用清肝宁心、清热解毒方药中出现轻微恶心，发生率为2.352%，其RR值<1，95%CI不包含1，其RR值均无统计学意义；且上述不良反应均于停药或对症治疗后消退，无因此而导致的脱落病例。

恶化/病死情况分析原发性高血压患者在使用中药过程中未报道恶化或病死情况，不良反应及恶化/病死情况分析提示中医药治疗原发性高血压具有较高的安全性。

③统计结果稳定性分析：敏感性分析显示Meta分析结果稳定可靠。

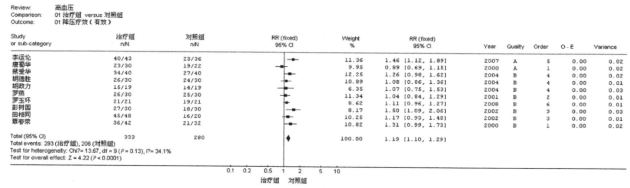

图 6-5　降压疗效 Meta 分析森林图

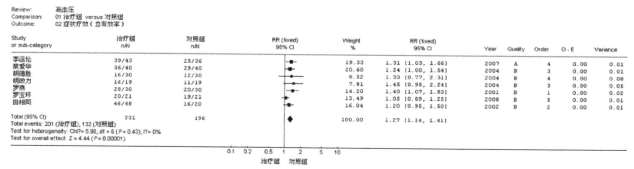

图 6-6　中医症状疗效 Meta 分析森林图

（5）原发性高血压病机假说：上述证据显示，清肝宁心、清热解毒方药治疗原发性高血压均安全有效，且其 Meta 分析结果稳定可靠。按照以方测证原则分析，我们认为原发性高血压心肝火盛、热毒内生的病机学说具有科学性。

（6）影响系统评价结论的可能因素

①纳入研究质量：纳入研究质量较低是影响本研究结论的一个最重要原因，主要包括：多数研究随机分组方法不明确，均不进行随机分组方案隐藏；纳入标准及疗效评价标准不够统一，且多数研究均无病例脱落及剔除标准；多数研究未采用盲法；多数研究未介绍研究者及患者依从性情况；多数研究随访时间不明确；样本数偏低；个别研究的对照设置不合理，对照组和治疗组对照措施不平行，影响中药疗效评价；结局指标报告不一致，治疗时间不统一，有 2 个月、8 周、4 周等，导致合并研究文献的可行性降低。

②发表性偏倚安全性评价所做的倒漏斗图显示图形左右不对称，未呈现倒漏斗分布（图6-7），提示存在偏倚的可能性较大。作者、杂志、药厂等不愿发表阴性结果是导致发表性偏倚可能性较大的主要原因，其他原因包括纳入研究的资料质量较低、样本量偏小等。所有纳入文献均经过严格筛选，无一稿多投现象，可排除多次发表偏倚。

③临床异质性传统假设：临床资料间的变异数相等并不实际，而探讨变异数不相等的问题即所谓的临床异质性。某些因素可能导致临床异质性，主要包括：药物间变异性大，这一点在中药复方表现尤为突出，同一方剂由于药物的用量、药味的加减甚至药物的产地及煎煮方法不同等，均可能造成临床异质性；纳入研究的基本状况不同，包括年龄、性别比例、病程、病情及合并症等；试验设计方案或试验实施质量不同，包括是否真正随机、是否采用盲法等。由于上述因素数据不

全或难以量化，故本研究暂无法定量分析。

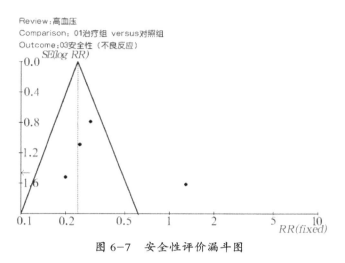

图 6-7　安全性评价漏斗图

4. 讨论　本研究为开放性研究，需动态更新系统评价。进一步收集待评价研究资料，明确不确定信息，并注意评价新出现的相关临床试验，纳入合格研究，更新系统评价，以便得出更为真实可靠结论。另外，清肝宁心、**清热解毒方药**的内在作用机制，心肝火盛、热毒内生病机假说的构建与验证及所获证据的临床再评价均有待于深入探讨。

本研究显示，从心肝火盛、热毒内生论治原发性高血压在降压疗效、改善临床症状方面显示出一定的优势，且不良反应较少。然而，由于现有试验的方法学质量普遍较低，且该类复方使用的变异性大，目前尚无足够证据支持其治疗应用，需更多高质量的随机对照试验。

四、半夏白术天麻汤治疗高血压病的系统评价

1. 资料与方法

（1）纳入标准：

①试验设计：随机对照试验。

②研究对象：高血压病的诊断符合世界卫生组织 / 国际高血压联盟或《中国高血压防治指南》等公认权威的诊断标准；合并高脂血症且对干预前 2 组异常血脂进行统计学分析比较无统计学意义者。

③干预措施：试验组为半夏白术天麻汤联合常规降压西药治疗，对照组为常规降压西药治疗。

④测量指标：至少包括血脂指标 TC、TG、HDL-C 和 LDL-C 中的 1 项。

（2）排除标准：①继发性高血压以及合并严重并发病及合并症患者；②历史性对照；③对照组包含中药制剂，影响治疗组中医疗效的判定；④试验设计有明显错误或缺陷者。

（3）文献检索：系统全面检索半夏白术天麻汤及其加减方治疗高血压病伴血脂异常的随机对照试验。检索范围：TheCochraneLibrary、 PubMed、CNKI 数据库、万方数据知识服务平台、中国生物医学文献数据库、维普数据库，追踪查阅相似文献与参考文献。

以 "BanxiaBaizhuTianmaDecoction" "Hypertension" 和 "BloodLipid" 为英文检索词，以 "半夏白术天麻汤" "高血压" 及 "血脂" 为中文检索词，对各数据库进行检索，获得题目与摘要，并

进行重复文献筛查,检索日期截止至 2013 年 6 月 15 日。

（4）文献筛选：阅读题目及摘要,排除明显不符合纳入标准的研究文献,对可能符合纳入标准的研究文献进行全文阅读及评价,确定纳入研究,完成文献筛选。

（5）资料提取：根据事先设计好的纳入研究资料提取表,提取纳入研究的相关资料。根据 CochraneHandbook5.0 推荐的"偏倚风险评估工具"对纳入研究进行方法学质量评价,包括以下 5 个方面：①随机分配方法；②隐蔽分组；③对研究对象、治疗方案实施者、研究结果测量者和统计人员实施盲法；④结局数据的完整性；⑤选择性报告研究结果。针对每个纳入研究,对上述 5 个方面做出具体描述资料提取及质量评价。

（6）统计学分析：运用国际循证医学协作网提供的统计软件 RevMan5.2 对所收集的数据进行统计。运用 Q 统计量检验法进行异质性检验,用 $I2$ 值估计异质性的大小。Q 统计量检验法 $P>0.1$, $I2 \leq 50\%$,说明多个同类研究具有同质性,指标效应量的合并选用固定效应模型做 Meta 分析；Q 统计量检验法 $P \leq 0.1, I2>50\%$,说明各个研究间具有异质性,指标效应量的合并选用随机效应模型做 Meta 分析。通过统计分析模型进行敏感性分析,以考察结果的稳定性。进行倒漏斗图分析并判断其对称性以检验发表偏倚。

2. 结果

（1）文献检索概况：检索相关数据库,阅读文题和摘要后,14 篇文献符合初选标准。进一步阅读全文,不符合所纳入指标的 5 篇,排除重复发表的文献 2 篇,最终纳入 7 个随机对照试验,均为中文文献。

（2）纳入研究的基本资料及质量评价：纳入的 7 项合格研究中,全部包括半夏白术天麻汤联合常规降压西药治疗与单纯常规降压西药治疗比较,用药疗程为 4~12 周。试验地点均在国内,共纳入 631 例高血压伴高脂血症患者,试验组 345 例,对照组 286 例。所有研究均未提及使用分配隐藏及盲法,6 项研究随机方法不清楚。

（3）Meta 分析结果

① TC 的 Meta 分析：纳入研究对半夏白术天麻汤及其加减方对高血压伴高脂血症患者降低 TC 疗效进行了评价,各个试验组间异质性检验 $P<0.00001$, $I2=95\%$,故采用随机效应模型对效应量进行合并。Meta 分析结果显示半夏白术天麻汤在降低高血压伴高脂血症患者 TC 方面 WMD=0.1, 95%CI 为 –0.53~0.73,可信区间包括 0, $P=0.76$,结果无统计学意义。

② TG 的 Meta 分析：7 项纳入研究对半夏白术天麻汤及其加减方对高血压伴高脂血症患者降低 TG 的疗效进行了评价,各个试验组间异质性检验 $P<0.0001$, $I2=79\%$,故采用随机效应模型对效应量进行合并。Meta 分析结果显示,半夏白术天麻汤在降低高血压伴高脂血症患者 TG 方面试验组优于对照组（WMD=0.35, 95%CI 为 0.12~0.59）。

③ HDL-C 的 Meta 分析：5 项纳入研究对半夏白术天麻汤及其加减方治疗高血压伴高脂血症患者升高 HDL 的疗效进行了评价,各个试验间异质检验 $P=0.69$, $I2=0$,故采用固定效应模型对效应量进行合并。Meta 分析结果显示,半夏白术天麻汤在升高高血压伴高脂血症患者的 HDL 方面,试验组优于对照组（WMD=0.21, 95%CI 为 0.18~0.23, $P<0.00001$）。

④ LDL-C 的 Meta 分析：5 项纳入研究对半夏白术天麻汤及其加减方治疗高血压伴高脂血症

患者降低 LDL-C 的疗效进行了评价，各个试验组间异质性检验 $P=0.003$，$I2=75\%$，故采用随机效应模型对效应量进行合并。Meta 分析结果显示，半夏白术天麻汤在降低高血压伴高脂血症方面，试验组优于对照组（WMD=0.68，95%CI 为 0.35~1.00，$P<0.0001$）。

（4）敏感性分析：采用随机效应模型与固定效应模型进行敏感性分析，结果均未发生统计学意义的改变，提示该结果稳定可靠。

（5）漏斗图分析：对以 TG 测量指标为结局比较半夏白术天麻汤及其加减方联合常规降压西药治疗高血压伴高脂血症的 12 项临床随机对照试验进行漏斗图分析，结果显示漏斗图不对称。提示可能存在一定的发表偏倚。

3. 讨论

（1）疗效分析：本系统评价的结果显示，在常规降压西药治疗的基础上，加用半夏白术天麻汤可明显降低高血压合并高脂血症患者的三酰甘油、低密度脂蛋白胆固醇以及提高高密度脂蛋白胆固醇，对降低总胆固醇方面无明显优势，敏感性分析表明各项结果稳定性较好。

（2）本系统评价的局限性：由于以下几个方面的原因，对上述结果的解读仍应慎重：纳入研究的样本量偏小，7 项试验共纳入 681 例患者，对 HDL-C 及 LDL-C 的评价只纳入 417 例患者。因此研究人群的代表性较差，使系统评价的推广性受到限制。纳入研究的方法学质量较低：研究所能鉴定为随机对照试验的标志仅是文中提及采用随机分组，仅 1 项研究提及采用随机数字表法，其余均未交代随机方法及分配方案的隐藏，均未实施盲法，均未报告受试者的退出和失访情况。临床异质性难以消除：可能原因为中医辨证处方本身造就的随证加减药物种类、数量、用量以及用药疗程等的不同，或者纳入研究质量及研究对象基线状况不完全一致等，使得上述因素难以量化而无法进行定量分析。

（3）对未来研究的启示：本研究为开放性研究，需要不断收集待评价研究，更新系统评价，明确不确定信息。建议应首先提高试验的方法学质量，其次鉴于中医独特的辨证论证原则，对此类研究的纳入与排除标准可具体到中医证候学水平，以减少临床异质性发生。综上所述，现有证据提示半夏白术天麻汤及其加减方对高血压伴高脂血症的血脂水平具有一定改善作用；但由于本研究的局限性，尚需要进一步开展大样本高质量的临床随机对照试验以提供更加真实可靠的证据。但由于纳入研究的数量较少，质量普遍不高，上述结论尚需要开展样本量充足、设计合理、执行严格的临床试验加以验证。

五、养血清脑颗粒治疗高血压病的系统评价

1. 资料与方法

（1）文献检索范围：近 15 年发表在国内医学期刊上的养血清脑颗粒治疗原发性高血压的随机对照临床研究文献。采用电子和手工相结合的方法进行检索。计算机检索的数据库包括：中国生物医学文献数据库、中国期刊网、维普数据库、万方数据库等，手工检索 17 种医学期刊。以"养血清脑颗粒""高血压"为检索词。

（2）选择标准：

纳入标准：①临床随机对照试验，无论是否使用随机隐藏或盲法；②研究对象依据公认、权

威的原发性高血压诊断标准；③同期比较的干预措施；④观察指标为临床疗效分析、不良反应发生率等，且有明确的疗效评价标准。

排除标准：①非随机临床对照试验；②历史性对照；③疾病组和非疾病组之间的比较；④按患者特点进行分配的试验，如性别、年龄、疾病严重程度等；⑤综述、动物实验、专门的不良反应报道及细胞、组织研究等非临床疗效研究；⑥文献研究未用养血清脑颗粒治疗原发性高血压；⑦研究对象为继发性高血压。

（3）文献质量评价与资料提取：由至少2名评价员按照预先确立的选择标准独立选择文献并提取资料，不一致处讨论或第三方仲裁解决。纳入研究的方法学质量采用Jadad质量记分法，RCT分为1~5分（1~2分为低质量研究，3~5分为高质量研究）。评估包括随机分组方法，分配隐藏，盲法，退出失访例数及其原因以及对象的诊断、纳入、排除标准，组间可比性，样本量，疗程，疗效评价标准，意向性分析等。

（4）统计方法与分析：采用Cochrane协作网提供的RevMan4.2软件进行数据分析。当观察指标为同一单位的连续性变量资料时，选用加权均数差值（WMD）；计数资料则采用比值比（OR），均计算95%的可信区间。进行异质性检验，当试验结果的异质性无统计学意义（$P>0.05$）时，选用固定效应模型做Meta分析；当试验结果的异质性有统计学意义（$P<0.05$）时，则选用随机效应模型进行分析。如果数据存在统计学异质性（$P \leqslant 0.05$），做敏感性分析，通过排除低质或小样本研究，以评估结果的稳定性。

2. 结果

（1）文献检索结果及概况：共检索到原始中文文献704篇，外文0篇。阅读题目、摘要或全文后，排除综述、基础或动物实验、未设对照组等明显不符合要求的文献672篇，纳入32篇文献。因设计方案为非随机对照试验、研究对象不符、重复发表等原因，排除17篇文献，最终本研究纳入15篇文献。合计纳入患者1461例，其中养血清脑颗粒组732例，常规降压药组729例。两组在性别、年龄等方面无显著性差异，具有可比性。所有纳入试验疗程均明确，最长1年，最短2周。其中8项有不良反应的报道，未见病死率报道。

（2）纳入研究方法学质量：所有文献均在文中提及"随机"，其中1篇提及为随机数字表法；所有文献均未报道分配隐藏情况；所有文献均未报道盲法；其中3篇文章有失访报道；2篇研究随访时间为1年。采用Jadad评分标准对每项研究方法学的质量进行评价，有4篇研究得分≥3分，属于高质量文献；其余得分均<3分，属低质量文献。

（3）统计结果：

①养血清脑颗粒降压疗效比较的Meta分析：纳入文献中3项研究以降压疗效为结局，异质性检验$P=0.84>0.05$，采用固定效应模型；Meta分析结果显示，两组有显著性差异（总体效应检验$P=0.005<0.05$，OR=3.99，95%CI为1.52~10.48），说明养血清脑颗粒组降压疗效优于常规降压药组（图6-8）。

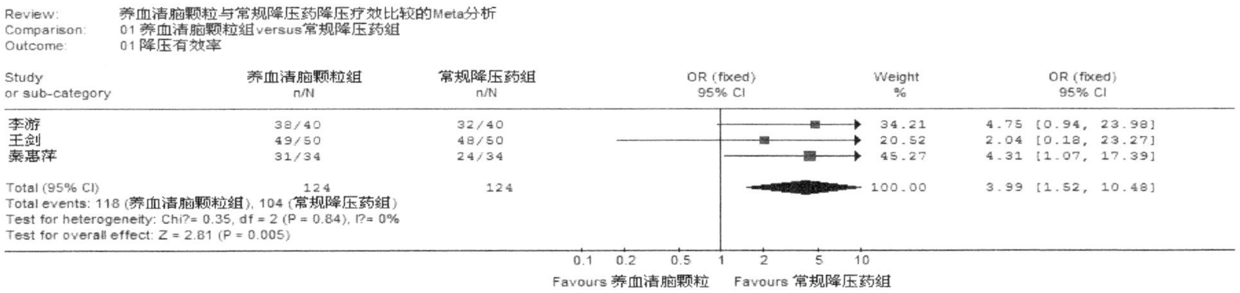

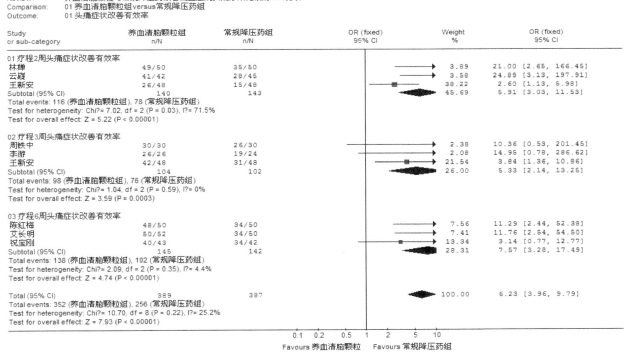

图 6-8 降压疗效比较的 Meta 分析森林图

②临床症状疗效比较的 Meta 分析：

头痛：纳入文献中 9 项研究以头痛治疗有效率为结局，其中 3 篇文献为疗程 2 周，3 篇文献为疗程 3 周，3 篇文献为疗程 6 周，符合 Meta 分析数据合并标准。疗程 2 周的异质性检验 $P=0.03<0.05$，采用随机效应模型；疗程 3 周、6 周的异质性检验 $P>0.05$，均采用固定效应模型。Meta 分析结果显示，2 周（$P<0.00001$，OR=5.91，95%CI 为 3.03~11.53），3 周（$P=0.0003<0.05$，OR=5.33，95% CI 为 2.14~13.26），6 周（$P<0.00001$，OR=6.23，95% CI 为 3.96~9.79），各组间有显著性差异，说明养血清脑颗粒组头痛治疗有效率优于常规降压药组（图 6-9）。

图 6-9 头痛治疗有效率的 Meta 分析森林图

头晕：纳入文献中 3 项研究以头晕治疗有效率为结局，疗程均为 4 周，符合 Meta 分析数据合并标准。异质性检验 $P=0.35>0.05$，采用固定效应模型。Meta 分析结果显示，两组有显著性差异（总体效应检验 $P=<0.00001$，OR=12.36，95%CI 为 5.85~26.09），说明养血清脑颗粒组头晕治疗有效率优于常规降压药组（图 6-10）。

失眠：纳入文献中 4 项研究以失眠治疗有效率为结局，疗程均为 4 周，符合 Meta 分析数据合并标准。异质性检验 $P=0.04<0.05$，采用随机效应模型。Meta 分析结果显示，两组有显著性差异（总体效应检验 $P<0.00001$，$OR=5.21$，95%CI 为 2.90~9.35），说明养血清脑颗粒组失眠治疗有效率优于常规降压药组（图 6-11）。

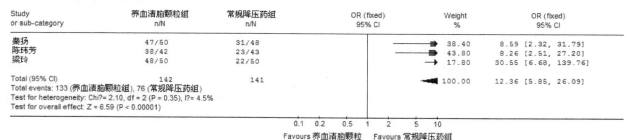

图 6-10　头晕治疗有效率的 Meta 分析森林图

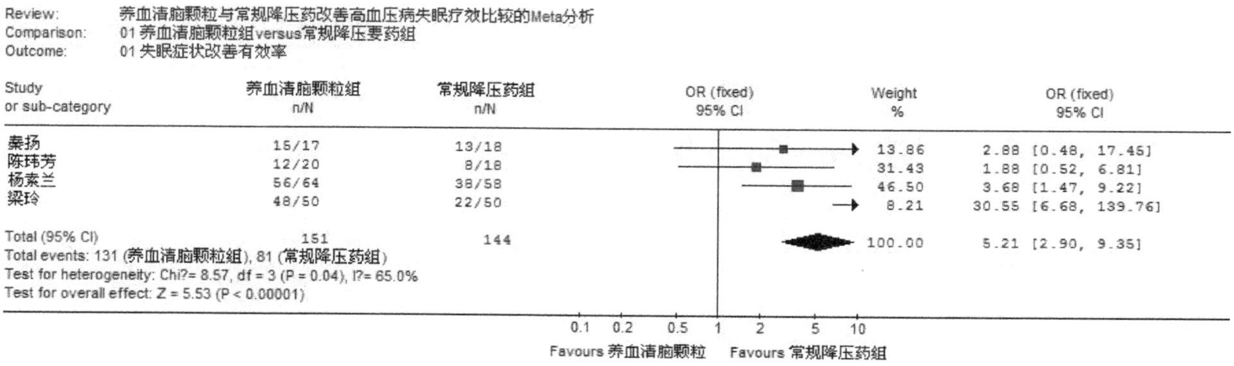

图 6-11　失眠治疗有效率的 Meta 分析森林图

③不良反应情况比较的 Meta 分析：纳入文献中有 6 篇报道了不良反应，主要为消化道反应、头晕、干咳等症状。Meta 分析结果显示，两组有显著性差异（总体效应检验 $P=0.02<0.05$，$OR=0.36$，95%CI 为 0.16~0.85），说明养血清脑颗粒组不良反应发生率低于常规降压药组（图 6-12）。

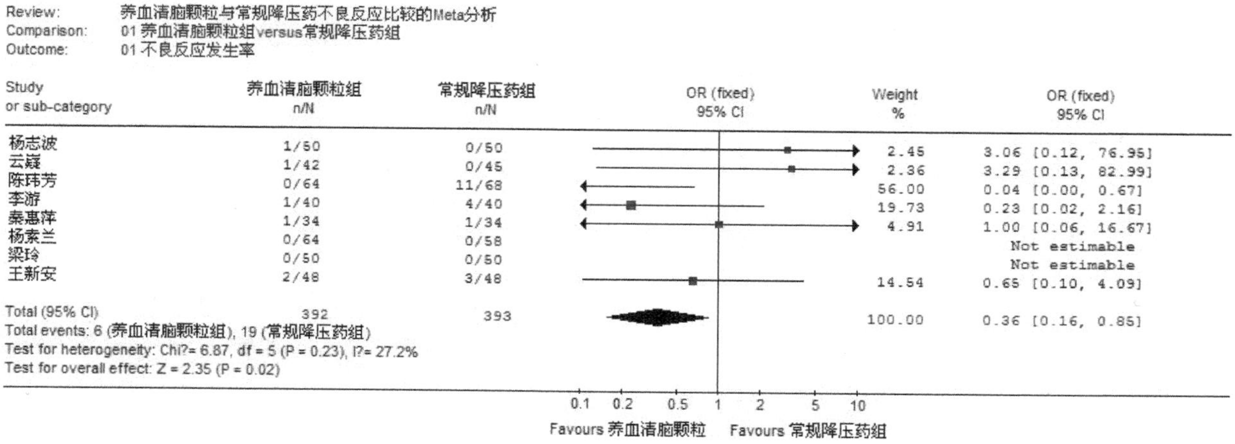

图 6-12　不良反应情况比较的 Meta 分析森林图

降压疗效和改善头痛、头晕、失眠症状等方面的有效率养血清脑颗粒组均优于常规降压药组；

纳入 15 篇文献中有 8 篇报道了不良反应，结果显示养血清脑颗粒组和常规降压药组在药物相关性不良反应上比较有显著性差异（$P<0.05$），提示养血清脑颗粒治疗原发性高血压的不良反应和危险事件发生少，安全性较高。多数文献报道这些不良反应患者能够耐受，通过对症治疗后，症状消失，不影响治疗。由于以下几方面的原因，本系统评价存在一定局限性：①本系统评价纳入的试验多数文献仅叙述采用随机分组，未描述随机方法及分配隐藏；②均未描述是否采用盲法，使结果发生偏倚；③纳入标准、疗效评价标准、结局指标和治疗时间不够统一；④纳入研究的资料质量较低，样本量偏小。本研究为开放性研究，需不断更新并收集待评价研究，明确不确定信息，以便得出更为真实可靠的结论。

六、杞菊地黄丸治疗高血压病的系统评价

1. 材料与方法　根据国际循证医学 Cochrane 协作网的工作手册标准，制订杞菊地黄丸治疗原发性高血压临床随机对照试验的纳入标准和排除标准。

（1）纳入标准：①研究类型：随机对照试验；②研究对象：试验对象符合世界卫生组织 / 国际高血压联盟或《中国高血压防治指南》等制订的诊断标准；③干预措施：试验组干预措施包含杞菊地黄丸（汤），对照组为西药常规治疗；④测量指标：至少包括降压总有效率、中医证候改善总有效率、不良反应发生率中的一项，且结局判定标准公认明确。

（2）排除标准：随机方法不恰当的研究；研究对象诊断标准不明确或包含继发性高血压患者的研究；试验设计不严谨、统计方法不恰当的研究；对照组为相互对照的研究；测量指标结局判定标准不明确的研究。

（3）文献检索：①检索范围：清华同方系列数据库（CNKI）之中国期刊全文数据库；万方期刊全文数据库；万方学位论文数据库；万方会议论文数据库；维普数据库；中国生物医学文献数据库（CBM）；追踪查阅相似文献与参考文献。检索日期截止 2012 年 11 月 31 日。②检索策略：以"杞菊地黄"与"高血压"为检索词，对各数据库进行检索，获得题目与摘要，并进行重复文献筛查。③文献筛选：阅读文题及摘要，排除明显不符合纳入标准的研究文献；初步筛选可能符合纳入标准的研究文献，进行全文阅读及评价，确定纳入研究，完成文献筛选。

（4）资料提取及质量评价：根据事先设计好的纳入研究资料提取表，提取纳入研究进行方法学质量评价，包括以下 5 个方面：随机分配方法；隐蔽分组；对研究对象、治疗方案实施者、研究结果测量者和统计人员实施盲法；结局数据的完整性；选择性报告研究结果。针对每个纳入研究，对上述 5 个方面做出具体描述。

（5）统计分析：运用国际循证医学 Cochrane 协作网提供的系统评价专用软件 RevMan5.1.2，按试验组是否合用西药分亚组并对所收集数据进行异质性检验和 Meta 分析。运用 Q 统计量检验法进行异质性检验，用 $I2$ 值估计异质性的大小：Q 统计量检验法 $P>0.1$，$I2 \leqslant 50\%$，可认为多个同类研究具有同质性，指标效应量的合并选用固定效应模型；Q 统计量检验法 $P \leqslant 0.1$，$I2>50\%$，可认为各个研究间具有异质性，指标效应量的合并选用随机效应模型。本系统评价所选取测量指标均为二分类变量，相对危险度（RR）具有较好的可解释性，故选用相对危险度及其 95% CI 为合并效应量。通过改变效应模型进行敏感性分析，以考察结果的稳定性。

2.结果

（1）文献检索结果及质量评价：一般资料：检索相关数据库，阅读全文，根据纳入和排除标准，最终纳入10项合格研究，其中6项研究试验组单纯使用杞菊地黄丸或合用中药加减治疗，4项研究试验组合用西药治疗；共计1033例患者，试验组560例，对照组473例（表6-1）。

表6-1　纳入研究的基本资料

研究者	年份	病例数	干预措施		疗程
		试验组/对照组	试验组	对照组	
朱成英	2002	50/42	杞菊地黄丸10粒，每日3次 川芎嗪注射液40mg，每日1次	硝苯砒啶20mg，每日3次	20天
周玉凤	2002	40/40	杞菊地黄丸6g，每日2次	硝苯地平缓释片10mg，每日2次	4周
陆新	2004	40/40	杞菊地黄汤加减，每日1剂	卡托普利25mg，每日3次	4周
杨森	2005	40/40	杞菊地黄丸9g，每日1次 美托洛尔（30±5）mg，每日1次	美托洛尔（41±7）mg，每日1次	8周
罗德海	2008	60/60	杞菊地黄汤，每日1剂	尼群地平片10mg，每日3次	8周
王儒平	2009	55/55	天麻钩藤饮合杞菊地黄汤加减，每日1剂；西医常规降压治疗	西医常规降压治疗	1个月
孙伟斌	2011	32/31	杞菊地黄胶囊5粒，每日3次 替米沙坦40mg，每日1次	替米沙坦40mg，每日1次	4周
李伟	2012	60/60	杞菊地黄汤加味，每日1剂	卡托普利25mg，每日3次	8周
朱春秋	2012	46/46	杞菊地黄丸9g，每日2次 硝苯地平控释片30mg，每日1次	硝苯地平控释片30mg，每日1次	8周
高寒琦	2012	137/59	天麻钩藤饮合杞菊地黄丸加减，每日1剂	硝苯地平片10mg，每日3次	40天

（2）纳入研究的质量评价（表6-2）：

表6-2　纳入研究的质量评价

研究者	随机分配方法	隐蔽分组	盲法	结局数据完整性	选择性报告研究结果
朱成英	不清楚	未提及	未提及	完整	无
周玉凤	不清楚	未提及	未提及	完整	无
陆新	随机数字表法	未提及	未提及	完整	无
杨森	不清楚	未提及	未提及	完整	有
罗德海	随机数字表法	未提及	未提及	完整	无
王儒平	不清楚	未提及	未提及	完整	无
孙伟斌	随机数字表法	未提及	未提及	完整	无
李伟	不清楚	未提及	不清楚	完整	无
朱春秋	不清楚	未提及	未提及	完整	无
高寒琦	不清楚	未提及	未提及	完整	无

（3）降压总有效率的 Meta 分析：9 项研究对降压疗效进行了评价，根据试验组是否合用西药将其分为 2 个亚组，各研究间及试验组未合用西药亚组内均有统计学异质性，故选用随机效应模型进行统计分析。结果显示，杞菊地黄丸在提高降压疗效方面合并效应量 RR=1.09，95% CI 1.00~1.18，可信区间包含 1，$P=0.05$，结果无统计学意义；试验组未合用西药亚组合并效应量 RR=1.08，95% CI 0.93~1.26，$P=0.32$，结果亦无统计学意义；试验组合并应用西药亚组合并效应量 RR=1.09，95% CI 1.02~1.07，$P=0.009$，结果有统计学意义（表 6-3）。

表 6-3　杞菊地黄丸治疗原发性高血压降压总有效率比较的 Meta 分析

纳入研究	试验组（n/N）	对照组（n/N）	权重	RR（95%CI）
亚组 1: 试验组未合用西药				
朱成英，2002	44/50	39/42	12.5%	0.95（0.83~1.08）
陆新，2004	34/40	25/40	6.1%	1.36（1.04~1.79）
罗德海，2008	50/60	51/60	11.1%	0.98（0.84~1.15）
李伟，2012	53/60	55/60	13.3%	0.96（0.86~1.09）
高寒琦，2012	135/137	44/59	11.4%	1.32（1.14~1.54）
亚组 1 合并效应量（随机效应模型）	316/347	214/261	54.4%	1.08（0.93~1.26）
				$\chi^2=19.75$
异质性检验				$df=4$（$P=0.0006$）
				$I2=80\%$
亚组 1 合并效应量检验				$Z=0.99$，（$P=0.32$）
亚组 2: 试验组合并西药				
杨森，2005	39/40	37/40	14.4%	1.05（0.95~1.17）
王儒平，2009	53/55	48/55	13.7%	1.10（0.99~1.24）
孙伟斌，2011	27/32	25/31	7.7%	1.05（0.83~1.31）
朱春秋，2012	43/46	35/46	9.9%	1.23（1.03~1.47）
亚组 2 合并效应量（随机效应模型）	162/173	145/172	45.6%	1.09（1.02~1.17）
				$\chi^2=2.53$
异质性检验				$df=3$（$P=0.47$）
				$I2=0\%$
亚组 2 合并效应量检验				$Z=2.63$，（$P=0.009$）
总体合并效应量（随机效应模型）	478/520	359/433	100%	1.09（1.00~1.18）
				$\chi^2=22.49$
总体异质性检验				$df=8$（$P=0.004$）
				$I2=64\%$
总体合并效应量检验				$Z=1.93$（$P=0.05$）
				$\chi^2=0.02$
两亚组间异质性检验				$df=1$（$P=0.89$）
				$I2=0$

（4）中医证候改善总有效率的 Meta 分析：5 项研究对中医证候改善进行了评价，根据试验组是否合用西药将其分为 2 个亚组，各研究间及两亚组间均有统计学异质性，故选用随机效应模型进行统计分析。结果显示，杞菊地黄丸在改善中医证候方面合并效应量 RR=1.51，95%CI 为 1.15~1.98，可信区间下限大于 1，$P=0.003$，结果有显著性差异；试验组未合用西药亚组合并效应量 RR=1.41，95%CI 为 1.08~1.83，$P=0.01$，结果有显著性差异；试验组合用西药亚组进一步提高了合并效应量的点估计值，RR=2.20，95%CI 为 1.32~3.66，$P=0.002$，结果有显著性差异（表 6-4）。

表 6-4　杞菊地黄丸治疗原发性高血压中医证候改善总有效率比较的 Meta 分析结果

纳入研究	试验组（n/N）	对照组（n/N）	权重	RR（95%CI）
亚组 1: 试验组未合用西药				
朱成英，2002	46/50	22/42	20.2%	1.76（1.30~2.37）
罗玉凤，2002	32/40	17/40	17.2%	1.88（1.27~2.79）
罗德海，2008	52/60	49/60	24.6%	1.06（0.91~1.24）
李伟，2012	56/60	43/60	24.2%	1.30（1.10~1.55）
亚组 1 合并效应量（随机效应模型）	186/210	131/202	86.2%	1.41（1.08~1.83）
				$\chi^2=15.80$
异质性检验				$df=3$（$P=0.001$）
				$I2=81\%$
亚组 1 合并效应量检验				$Z=2.54$,（$P=0.01$）
亚组 2: 试验组合并西药				
孙伟斌 2011	25/32	11/31	13.8%	2.20（1.32~3.66）
亚组 2 合并效应量（随机效应模型）	25/32	11/31	13.8%	2.20（1.32~3.66）
异质性检验				不适用
亚组 2 合并效应量检验				$Z=3.04$,（$P=0.002$）
总体合并效应量（随机效应模型）	211/242	142/233	100%	1.51（1.15~1.98）
				$\chi^2=21.89$
总体异质性检验				$df=4$（$P=0.0002$）
				$I2=82\%$
总体合并效应量检验				$Z=2.96$（$P=0.003$）
				$\chi^2=2.33$
两亚组间异质性检验				$df=1$（$P=0.13$）
				$I2=57.1\%$

（5）敏感性分析：为考察上述结果的稳定性，通过改变合并效应量的统计分析模型进行敏感性分析。运用固定效应模型对以降压总有效率为结局的 9 项研究进行合并分析，结果显示，杞菊地黄丸在提高降压疗效方面合并效应量 RR=1.10，95% CI 为 1.05~1.16，$P=0.0002$，结果有统计学意义；说明改用固定效应模型使随机效应模型合并结果的意义发生逆转，提示其结果不稳定。运用固定效应模型对以中医证候改善总有效率为结局的 5 项研究进行合并分析，结果显示，杞菊

地黄丸在改善中医证候方面合并效应量 RR=1.43，95% CI 为 1.28~1.61，P=0.0002，结果有统计学意义，说明改用固定效应模型未使随机效应模型合并结果的意义发生改变，提示其结果稳定可靠。

（6）漏斗图分析：对以降压总有效率为结局比较杞菊地黄丸与西药治疗原发性高血压的 9 项随机对照试验进行漏斗图分析，结果显示漏斗图不对称（图 6-13）。这种图形不对称可能与发表偏倚、小样本试验、低质量研究和机遇等因素有关。

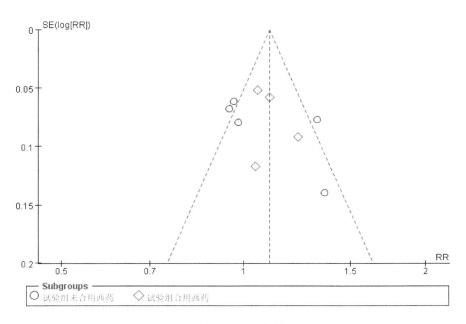

图 6-13　漏斗图

（7）不良反应：一项研究报道对照组服用美托洛尔出现眩晕、抑郁、头痛、心动过缓等不良反应，无具体数据；一项研究报道对照组服用卡托普利出现 3 例干咳，但患者可耐受。未见杞菊地黄丸不良反应的报道。

3. 讨论

（1）临床疗效及安全性分析与评价：单独服用或加服杞菊地黄丸与单纯西药治疗相比较的 Meta 分析显示，在提高降压临床疗效方面结果无统计学意义，尚不能认为杞菊地黄丸可提高降压疗效。在改善原发性高血压患者的中医证候方面结果既有统计学意义，又有临床意义，且结果稳定性较好；亚组分析提示，即使单独应用杞菊地黄丸亦可显著改善高血压患者的中医证候表现。不良反应评价显示杞菊地黄丸较西药更为安全。

（2）本研究的局限性：纳入的 10 项研究方法学质量普遍较低，内部真实性均较差。仅有 3 项研究提及采用随机数字表法分组，但并未具体描述随机序列的产生；其余研究所能鉴定为随机对照试验的标志仅是文中提及采用"随机分组"；10 项研究均未提及如何进行分配方案的隐藏；1 项研究提及采用双盲法，但未具体描述盲法的实施。虽然已根据试验措施的不同分亚组进行 Meta 分析，但各研究间仍然存在较大的临床异质性和统计学异质性，低质量的原始研究和异质性影响了本系统评价的可靠性。

（3）对未来研究的展望：现有证据表明杞菊地黄丸在治疗原发性高血压方面并未提高降压

疗效，但显著改善了患者的中医证候表现和临床症状，有利于提高患者生活质量。今后应当进一步开展高质量、多中心、大样本的随机对照试验，并将生活质量和患者的自我感受纳入疗效评价指标，有利于更科学地评价中医药疗效，以体现中医药治疗疾病的特色和优势。建议临床试验的报告参照CONSORT标准进行，详细报告随机序列的产生和分配方案的隐藏，尽可能采用盲法比较。与西医的对照应采用国际公认的标准方案，详细报告试验组病例的退出及脱落，为中医药治疗原发性高血压的循证医学研究提供更加真实、可靠的证据。

七、珍菊降压片治疗高血压病的系统评价

1. 资料与方法

（1）纳入及排除标准：

①纳入标准：

设计类型：纳入临床随机对照试验，无论是否使用随机隐藏或盲法。

研究对象：原发性高血压患者，其诊断标准符合WHO/ISH高血压指南诊断标准或中国高血压防治指南的标准。

干预措施：珍菊降压片和常用降压西药比较。

观察指标：降压总有效率及不良反应发生率等，且有明确的疗效评价标准。

②排除标准：所有无对照的试验以及非随机临床对照试验；历史性对照（两个不同时期进行的研究结果相比较）；疾病组和非疾病组之间的比较按患者特点进行分配的试验（性别、年龄、疾病严重程度、不同病因、地区分布情况等）；对照组为非西医西药治疗的其他临床试验，如安慰剂对照或其他类型中药或中成药对照；疗效评定指标不规范或未详细公布治疗结果，无统计所需基本数据的临床试验；综述、动物实验、专门的不良反应报道及药理学、药代动力学等非临床疗效研究；试验设计有明显错误或缺陷者。

（2）资料来源与检索方法：研究资料来源于1998—2010年国内生物医学期刊发表的有关珍菊降压片治疗原发性高血压的临床研究文献。选用：①中国期刊全文数据库；②中国科技期刊全文数据库；③中国生物医学文献数据库（CBM）；④中国期刊网；⑤维普数据库；⑥万方数据库等进行检索。以"珍菊降压片""高血压"为检索词。

（3）资料提取与评价：由评价员根据纳入标准独立筛选合格的试验并提取资料，对文献纳入和资料提取相互核对，对不确定因素进行讨论。临床随机对照试验的方法学质量采用CochraneHandbook5推荐的评价标准：随机分组方法，分配隐藏，盲法，退出失访例数及其原因以及对象的诊断、纳入、排除标准，组间可比性，样本量，疗程，疗效评价标准，意向性分析等，对纳入文献进行Jadad质量评分。

（4）统计方法与分析：采用Cochrane协作网提供的Revman4.2软件进行数据分析。当观察指标为同一单位的连续性变量资料时选用加权均数差值（WMD），计数资料则采用比值比，均计算95%可信区间。进行异质性检验，当试验结果的异质性无统计学意义（$P>0.05$）时，选用固定效应模型做Meta分析；当试验结果的异质性有统计学意义（$P<0.05$）时，则选用随机效应模型进行分析。如果数据存在统计学异质性（$P \leqslant 0.05$），将做敏感性分析，通过排除低质或小样本

研究以评估结果的稳定性。

2. 结果

（1）文献检索结果：共检索到原始中文文献 103 篇，外文 0 篇。排除综述、基础或动物实验、未设对照组等明显不符合要求的文献 93 篇，纳入 10 篇符合条件的文献，合计患者 886 例，其中珍菊降压片组 471 例，常用西药组 415 例。两组在性别、年龄等方面无显著性差异（$P>0.05$），有可比性，特征见表 6-5。

表 6-5　纳入研究的基本情况

纳入研究	纳入患者数		观察指标	疗程
	珍菊降压片组	常用西药组		
沈德美，1998	27	25	降压疗效、不良反应等	4 周
陈贤雄，1998	30	15	降压疗效、不良反应等	3 个月
马玉林，1999	29	27	降压疗效、血压比较、不良反应等	4 周
伍三妹，2005	108	108	降压疗效、血压比较、不良反应等	8 周
林毅，2008	80	40	降压疗效、不良反应等	8 周
徐明，2009	30	30	降压疗效、血压比较等	6 个月
王晓红，2010	28	26	降压疗效、血压比较、不良反应等	4 周
侯加洲，2010	42	48	降压疗效、血压比较、不良反应等	8 周
薛河东，2010	29	41	降压疗效、血压比较、不良反应等	8 周
黄涛，2011	68	45	降压疗效、血压比较等	4 周

（2）文献质量评价：本研究纳入的 10 项临床随机对照试验中，所有文献均在文中提及"随机"，其中 1 篇为随机数字表法，1 篇为随机平行对照法，其他均未进行详细描述；所有文献均未报道分配隐藏情况；所有文献均未报道盲法；其中 5 篇文章有失访报道。纳入临床随机的方法学质量采用 Jadad 量表评分，以及随机化隐藏分级（表 6-6）。

表 6-6　纳入文献质量评分

纳入研究	常用西药组	Jadad 评分 + 隐藏评级
沈德美，1998	卡托普利	3+C 级
陈贤雄，1998	复方降压片	2+C 级
马玉林，1999	卡托普利	3+C 级
伍三妹，2005	硝苯地平	3+C 级
林毅，2008	复方降压片	3+C 级
徐明，2009	替米沙坦	2+C 级
王晓红，2010	氨氯地平	2+C 级
侯加洲，2010	复方利血平	3+C 级
薛河东，2010	缬沙坦	2+C 级
黄涛，2011	氢氯噻嗪	2+C 级

（3）疗效及安全性分析：

①治疗后的降压总有效率：纳入的 10 篇文献均报道了降压总有效率，但由于各研究疗程不同，其中 4 篇文献疗程为 4 周，4 篇文献疗程为 8 周，符合 Meta 分析数据合并标准。治疗 4 周后的降压总有效率 Meta 分析显示，异质性检验 $P=0.29>0.05$，采用固定效应模型；Meta 分析结果显示，两组差异无统计学意义（总体效应检验 $P=0.13$，$OR=1.55$，95% CI 为 0.88~2.73；图 6-14）。

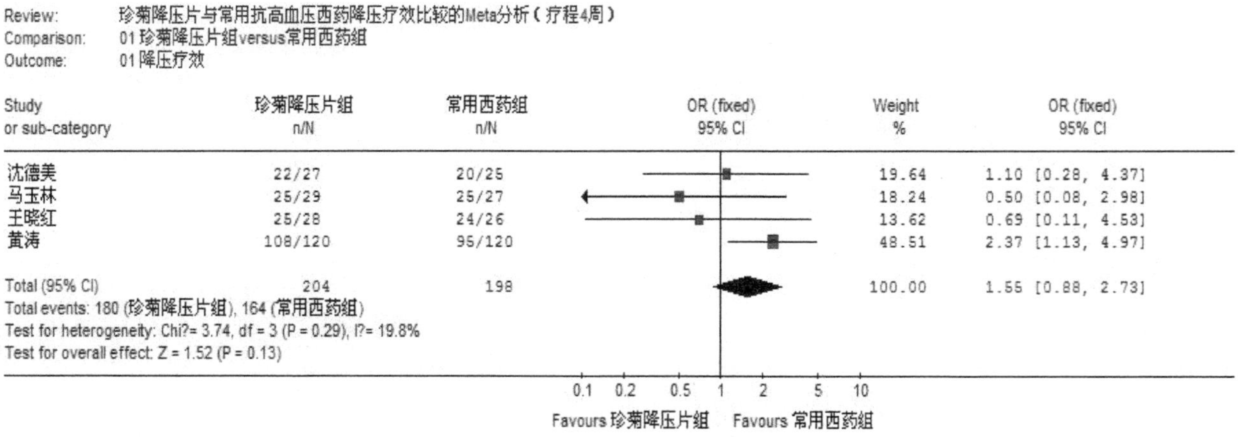

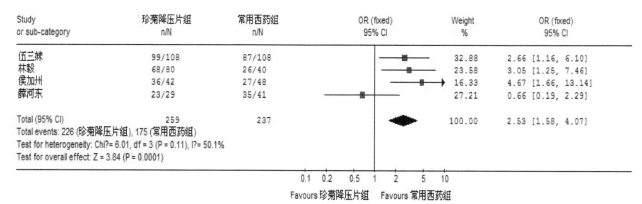

图 6-14　治疗 4 周后降压总有效率的 Meta 分析森林图

治疗 8 周后的降压总有效率 Meta 分析，异质性检验 $P=0.11>0.05$，采用固定效应模型；Meta 分析结果显示，两组统计学检验有显著性差异（总体效应检验 $P=0.0001<0.05$，$OR=2.53$，95%CI 为 1.58~4.07），说明珍菊降压片组降压疗效优于常用西药（图 6-15）。

图 6-15　治疗 8 周后降压总有效率的 Meta 分析森林图

②计量资料结果：分析计量指标的效应指标本身存在较大变异，同时测定方法、仪器、正常值范围等在不同单位不尽相同，试验方案设计存在差异。如治疗前后血压的比较，由于各研究治疗前血压存在差异，未描述降压幅度，故没有进行合并分析。

③安全性分析：纳入文献中有 8 篇报道了不良反应，主要症状为消化道反应、头晕、干咳等。根据不良反应进行亚组分析。Meta 分析结果显示，消化道反应 $P=0.35>0.05$，$OR=1.58$，95% CI 为 0.61~4.14，头晕 $P=0.84>0.05$，$OR=0.90$，95% CI 为 0.32~2.48，其他反应 $P=0.10>0.05$，

OR=0.42，95%CI 为 0.22~0.78，各组间差异无统计学意义（图 6-16）。

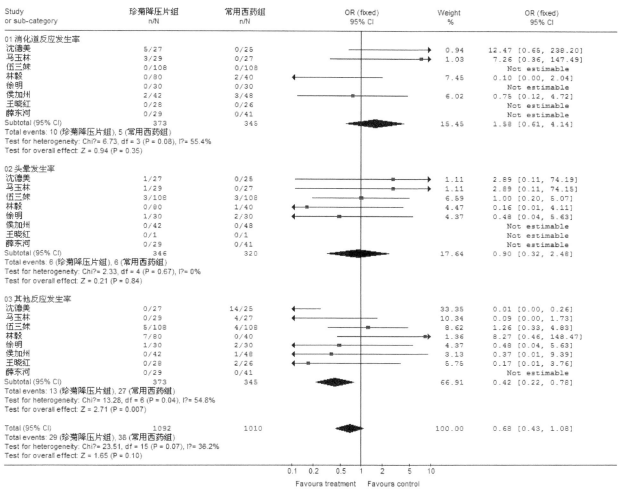

Review:　　珍菊降压片与常用抗高血压西药不良反应比较的Meta分析
Comparison:　01 珍菊降压片组versus常用西药组
Outcome:　　01 不良反应发生率

图 6-16　不良反应情况比较的 Meta 分析森林图

3. 讨论　珍菊降压片是由中药野菊花、珍珠层粉、芦丁三味中药和可乐定、氢氯噻嗪组成的中西药复方制剂。野菊花疏风热、清头目，珍珠层粉平肝潜阳、安神定惊，芦丁清热、凉血、止血。盐酸可乐定为中枢性交感神经抑制药，有较好的降压和降脂作用；氢氯噻嗪为噻嗪类利尿剂，小剂量治疗原发性高血压的不良反应少。这五种药物成分小剂量配伍可以起到利尿、抑制交感神经活性、扩张血管、改善心肌供血、镇静等作用，且降压效果互相协同，不良反应相互抵消。本研究遵循 Cochrane 系统评价原则，采用 Meta 分析对珍菊降压片和常用降压西药治疗原发性高血压随机对照试验的疗效及安全性进行合并分析。结果显示，珍菊降压片和常用降压西药在 4 周时降压总有效率无显著性差异，在 8 周时珍菊降压片降压总有效率优于常用降压西药（$P<0.05$）。部分文献由于疗程不同，无法将其数据合并分析，因此在一定程度上降低了其论证作用。纳入 10 篇文献中有 8 篇报道了不良反应，结果提示珍菊降压片和常用降压西药比较药物相关性不良反应无显著性差异。多数文献报道这些不良反应患者能够耐受，通过对症治疗后症状消失，不影响治疗。本系统评价由于以下几方面的原因，存在一定局限性：①本系统评价纳入的试验文献多数仅叙述

采用随机分组，未描述随机方法及分配隐藏，难以判断是否做到了真正的随机。②均未描述是否采用盲法，使结果发生偏倚。③由于高血压病的诊断标准在不断修改，所以存在参考标准的偏倚。

综上所述，珍菊降压片和常用降压西药（卡托普利、硝苯地平、复方降压片等）治疗4周的降压疗效以及不良反应发生率均无明显差异，而治疗8周的降压疗效优于常用降压西药。鉴于纳入各研究的质量差异性，建议今后的研究采用国际通用的随机对照试验报告标准，详尽描述研究的设计和实施过程，并采用国际通用的疗效量表和终点测量指标，严格随机方法及分配隐藏，保证组间的可比性，减少偏倚，为二次评估提供高质量的研究证据。

第七章 基于多组学方法的高血压病肝阳上亢证证候实质的研究

　　高血压病临床常见证型为肝阳上亢证。为研究高血压病的内在机制，本研究应用代谢组学和蛋白质组学方法，从代谢组学和蛋白组学层面揭示高血压病肝阳上亢证的内在特征，发现高血压病肝阳上亢证的潜在代谢标志物及蛋白标志物；并进一步发现高血压病肝阳上亢证的差异性代谢通路及相关蛋白标志物在高血压病肝阳上亢证的病理进程扮演的重要角色。

　　同时，本研究还应用临床经验方中药藤菔降压片进行临床及体内实验干预，评价治疗高血压病（1级）肝阳上亢证的临床疗效和安全性，揭示该制剂治疗高血压病肝阳上亢证在代谢组学和蛋白质组学层面的机制，寻找可能的血清靶蛋白和特征代谢物，从血清代谢组学和蛋白质组学层面阐释其作用机制，寻找代谢和蛋白标志物，为藤菔降压片治疗本病证提供科学依据。应用脂质组学方法，观察钩藤治疗后大鼠肝脏标志物相对含量的差异，从脂质组学角度研究钩藤对自发性高血压大鼠肝脏代谢的干预作用，揭示钩藤调节高血压大鼠脂质代谢紊乱的过程。

第一节　基于代谢组学及蛋白质组学的证候实质研究

一、研究方法

　　1. 证候代谢组学　采用超高效液相色谱 – 四极杆 – 静电场轨道阱高分辨质谱联用仪，分离、分析高血压病肝阳上亢证患者与高血压病阴阳两虚证患者、健康志愿者血液中的内源性代谢物，采用高效液相色谱 – 飞行时间质谱技术（ HPLC-TOFMS ），分离、分析高血压病肝阳上亢证患者与与高血压病阴阳两虚证患者、健康志愿者的尿液，寻找并鉴定尿液内的差异代谢物，寻找高血压病肝阳上亢证潜在的代谢标志物。

　　2. 证候蛋白组学　采用相对和绝对定量的等量异位标签结合二维液相色谱串联高分辨率质谱鉴定、生物信息学功能筛选联合分子生物学验证的策略，通过与健康志愿者、高血压病阴阳两虚证患者对比，发现高血压病肝阳上亢证的蛋白标志物。

二、研究结果

1. 证候的血清代谢组学特征

（1）血清总离子流图：采用 UPLC-Q-Exactive MS/MS 方法进行样品检测，正、负离子模式下 3 组样品的总离子流色谱图见图 7-1 和图 7-2。

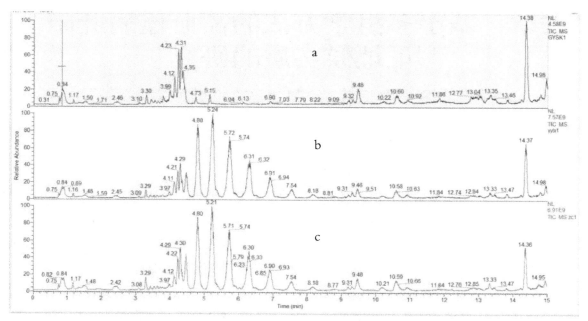

图 7-1　UPLC-Q-Exactive MS/MS 总离子流图（正离子模式）

a: 健康对照组； b: 肝阳上亢证组； c: 阴阳两虚证组

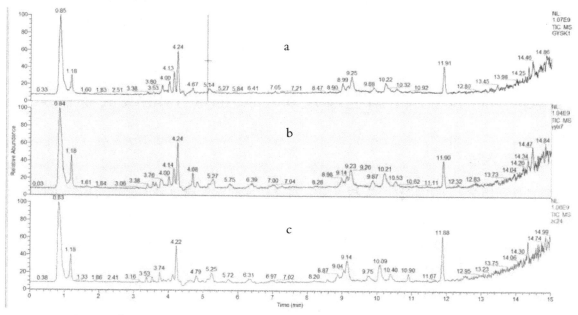

图 7-2　UPLC-Q-Exactive MS/MS 总离子流图（负离子模式）

a: 健康对照组； b: 肝阳上亢证组； c: 阴阳两虚证组

（2）数据质量评估：正、负离子两种检测模式下，QC 样品明显的聚在一起，且集中分布于 95% 可信区间内，说明数据具有的良好稳定性及重复性。

（3）数据处理和模式识别：

①标准化处理：使用 MetaboAnalyst3.0 的数据标准化（Data normalization）模块进行标准化处理。

②主成分分析：正、负离子模式的 PCA 结果显示，模型解释能力较好，3 组样本 PCA 二维及三维得分图呈现出分组趋势。

③偏最小二乘判别分析：质谱检测结果提示正、负离子检测模式的 PLS-DA 二维及三维得分图 3 组样本呈现明显的分类效果，模型的拟合能力和预测能力良好。提取 PLS-DA 模型中 VIP>1 的变量，并通过单因素方差分析，保留 $P<0.05$ 的变量作为潜在生物标志物，正、负离子两种检测模式下共获得差异变量 953 个。

④潜在生物标志物鉴定：根据潜在标志物的精确分子量在 HMDB、METLIN、KEGG 等公共数据库中进行检索；同时参照文献解析化合物质谱，结合二级质谱进行确证，最终鉴定出差异标志物 67 个。

分析各代谢标志物在 3 组样本之间的变化趋势，发现在肝阳上亢证组表达上调的代谢物有：Arachidonic acid、Leukotriene A4、12-Keto-tetrahydro-leukotriene B4、Prostaglandin E1、Prostaglandin B2、6-Keto-prostaglandin F1a、Thromboxane B2 等 17 种，可作为体现高血压病肝阳上亢证的潜在生物标志物。

在阴阳两虚证组表达上调的代谢物有：Androstenedione、Cortisol、17-Hydroxyprogesterone、Pregnenolone、Dehydroepiandrosterone sulfate、5b-Dihydrotestosterone、2-Hydroxyestrone、Tetrahydrocortisol、11-Dehydrocorticosterone、21-Deoxycortisol、testosterone 等，可作为体现高血压病阴阳两虚证的潜在生物标志物。

⑤代谢通路分析：利用通路分析模块，绘制代谢通路汇总图，生成代谢通路汇总表（表 7-1），以拓扑分析影响值大于 0.1 的通路作为潜在差异性代谢通路。根据各代谢通路中相关标志物在 3 组样本之间的变化趋势，结合相关代谢通路的生物学意义，发现高血压病肝阳上亢证和高血压病阴阳两虚证共有的代谢通路即高血压病相关代谢通路，包括精氨酸代谢、亚油酸代谢、甘油磷脂代谢和 α-亚麻酸代谢等；高血压病肝阳上亢证差异代谢通路为花生四烯酸代谢上调；高血压病阴阳两虚证差异代谢通路为甾体类激素生物合成下调。

表 7-1 代谢通路分析结果

序号	Pathway	代谢通路	Total	Expected	Hits	Impact
1	Linoleic acid metabolism	亚油酸代谢	15	0.33029	7	0.99999
2	Arachidonic acid metabolism	花生四烯酸代谢	62	1.3652	12	0.37805
3	Steroid hormone biosynthesis	甾体激素生物合成	99	2.1799	12	0.32988
4	Glycerophospholipid metabolism	甘油磷脂代谢	39	0.85875	4	0.24764
5	Alanine, aspartate and glutamate metabolism	丙氨酸-天门冬氨酸和谷氨酸的代谢	24	0.52846	2	0.23362
6	alpha-Linolenic acid metabolism	α-亚麻酸的代谢	29	0.63855	2	0.20335
7	Arginine and proline metabolism	精氨酸和脯氨酸代谢	77	1.6955	2	0.16214
8	Histidine metabolism	组氨酸代谢	44	0.96884	2	0.14039
9	D-Glutamine and D-glutamate metabolism	D-谷氨酰胺和谷氨酸代谢	11	0.24221	1	0.1123

Total：通路中化合物的总数；Hits：上传的标志物数据中精确匹配的个数；Impact：通过拓扑分析得出的通路影响值

2. 证候蛋白质组学结果

（1）蛋白鉴定：质谱数据使用 Mascot 软件，搜索数据库 uniprot_homo，鉴定基本信息为 Totalspectra 二级谱图总数为 317683，spectra 匹配到的谱图数量共 49227，uniquespectra 匹配到特有肽段的谱图数量共 35365，peptide 鉴定到的肽段的数量为 2757，unique 鉴定到特有肽段序列的数量为 2301，protein 鉴定到的蛋白数量为 634 个。

（2）蛋白定量：本研究共设健康对照、高血压病肝阳上亢证、高血压病阴阳两虚证 3 组。对样品进行混样处理，同时将每个大组随机分为两个亚组，得到 HC1、HC2、GYSK1、GYSK2、YYLX1、YYLX2 六个亚组。

① 差异蛋白相对定量统计：将差异蛋白判定的差异倍数设定为 >1.2 或 <0.83。在相对定量结果中对比组间差异蛋白的覆盖的情况，共找出差异蛋白 201 个。

② 生物学重复分析结果：组内重复性分析中，高血压病肝阳上亢证组变异程度不及 10% 的蛋白占总蛋白比例的 67.3%，变异程度在 30% 以下的蛋白占总蛋白比例的 91.2%，表示同组蛋白定量结果相对稳定；健康组和高血压病阴阳两虚证组同理。组间重复性分析中，肝阳上亢证/阴阳两虚证组变异程度不及 10% 的蛋白占总蛋白比例的 78.0%，变异程度在 30% 以下的蛋白占总蛋白比例的 96.8%，证实本研究相对定量结果可信度高；健康组/高血压病肝阳上亢证组和健康组/高血压病阴阳两虚证组同理。

（3）蛋白功能分析：

① 蛋白 GO 功能分析：对 634 个鉴定蛋白和 201 个差异蛋白进行 GO 功能注释。结果显示 44.01% 的蛋白处于细胞外，其余分布于细胞内各细胞器或细胞膜。分析细胞外蛋白分布情况，可知蛋白在细胞内合成后大多都是分泌至细胞外发挥生物功能。分析差异蛋白的 biological process 及 molecular function 分布，可见大多数差异蛋白通过连接、催化、酶类调节、转运活性等分子功能达到调节代谢、免疫、信号传导、物质生成与分解等作用。

② KEGG 通路、文献检索及 string 网络分析：通过查看 201 个差异蛋白在 KEGG 数据库中列出的所涉及的相关疾病、涉及通路以及与其通路相关的蛋白，检索相关文献，初步筛选出 24 个蛋白作为高血压病肝阳上亢证证候形成的关键蛋白。

最终，结合 GO 功能注释和 KEGG pathway 分析中差异蛋白与高血压患者发病的相关性、差异蛋白组间变化的显著程度，选取蛋白 Hyal1、CTSG、TGF-β1 和 KNG1 作为高血压病肝阳上亢证特征性蛋白进行分子生物学验证。

（4）差异蛋白的验证：

① ELISA 验证差异蛋白：采用 ELISA 酶联免疫吸附试剂盒验证蛋白 Hyal1、CTSG、TGF-β1 和 KNG1 在健康组（$n=27$），高血压病肝阳上亢证组（$n=27$），高血压病阴阳两虚证组（$n=20$）的血清水平，并进行统计分析和趋势判断。测定结果显示蛋白 CTSG 在 3 组之间水平呈逐渐上升的趋势，蛋白 KNG1 在 3 组之间水平呈逐渐下降的趋势，3 组之间差异显著（$P<0.01$）；蛋白 Hyal1 在 HC 和 GYSK 组间具有显著差异（$P=0.102$），GYSK 组中的水平明显升高，YYLX 组较 GYSK 组有上升的趋势，但无统计学差异（$P=0.620$）；蛋白 TGF-β1 在 HC 和 GYSK 组中分布无显著改变，仅在 GYSK 组中略微升高，而在 YYLX 组中的水平较前两组显著上升（$P=0.000$）。

以上差异蛋白采用 ELISA 验证的结果与蛋白定量的结果一致，详细结果见表 7-2，变化趋势见图7-3。

表 7-2　血清差异蛋白和 BK 的 ELISA 验证（$\bar{x} \pm s$）

Proteins	HC（n=27）	GYSK（n=27）	YYLX（n=20）	P
Hyal1（μg/mL）	1.75 ± 0.57	2.59 ± 0.62	2.90 ± 0.72	0.102*,0.620 ▲,0.05 △
CTSG（pg/mL）	347.58 ± 76.87	629.22 ± 169.80	1146.28 ± 133.63	<0.01
TGF-β1（μg/mL）	0.58 ± 0.13	0.59 ± 0.16	0.94 ± 0.31	1*, 0.000 ▲△
KNG1（μg/mL）	34.79 ± 7.89	24.78 ± 7.06	15.29 ± 3.34	<0.01
BK（pg/mL）	4966.59 ± 1382.45	1567.10 ± 520.26	1238.69 ± 399.77	<0.01

注：蛋白 CTSG 与 KNG1 在 3 组之间分布具有显著差异，蛋白 Hyal1 和 TGF-β1 在 3 组之间分布差异不显著，进而进行两两之间的 StudentsT 检验。*：HC 与 GYSK 比较 $P<0.05$；▲：GYSK 与 YYLX 比较 $P<0.05$；△：HC 与 YYLX 比较 $P<0.05$

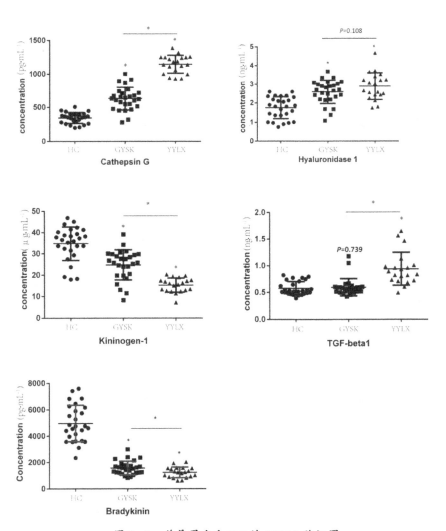

图 7-3　差异蛋白和 BK 的 ELISA 验证图

选取 KNG1 的下游物质 BK 作为指标进行了 3 组血清水平的验证。血清 BK 的 ELISA 验证结果如表 7-2 所示，BK 在 3 组之间的分布（图 7-5）呈下降趋势，且组间差异显著，其水平分布和上游物质 KNG1 在 3 组间的分布一致。

② Western blot 验证：采用 Western blot 方法对 3 组样品血清中蛋白 KNG1 和 CTSG 的水平进行检测，Western blot 的结果与蛋白质组学部分的定量结果相一致（图 7-4），证实了血清 KNG1 和 CTSG 可以作为高血压病肝阳上亢证的特征性蛋白。

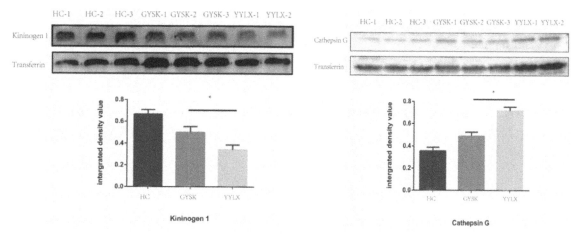

图 7-4 差异蛋白的 Western blot 验证图

（5）差异蛋白的关系：结合文献检索及 KEGG pathway 的信号通路基础，string 网络的蛋白互作基础，发现蛋白 CTSG，TGF-β 1 主要参与了 RAAS 的 AngII 形成，蛋白 KNG1 参与了 KKS 的缓激肽生成，蛋白 Hyal1 参与了血液中 NO 生成环节。

四、主要学术观点

基于以上研究结果，建立高血压病肝阳上亢证的量化诊断标准，该标准表现为症状、体征及舌脉象的有机组合，既有必要条件，又有充分条件；同时还提出了肝阳上亢证的证候诊断阈值。研究发现高血压病肝阳上亢证的 17 种潜在代谢标志物，高血压病肝阳上亢证差异性代谢通路为花生四烯酸代谢上调。研究还证实了血清蛋白 Kininogen 1、Hyaluronidase 1、Cathepsin G 和 TGF-β 1 为高血压病肝阳上亢证的蛋白标志物，通过影响 RAAS、KKS 和血管内皮 NO 的生成参与了高血压病肝阳上亢证的病理进程。

第二节 藤菔降压方治疗高血压病肝阳上亢证的临床疗效、代谢组学及蛋白质组学层面的机制研究

一、研究方法

1. 临床疗效评价 采用随机单盲安慰剂对照的临床研究方法，使用藤菔降压片干预原发性高血压（1 级）肝阳上亢证患者 90 例。将患者随机分为 2 组，在生活方式干预的基础上分别给予藤

蒴降压片和安慰剂，治疗 4 周，观察两组证候积分、血压及血管内皮功能等疗效性指标，同时对安全性指标进行检测。

2. 代谢组学机制　同第七章第一节证候代谢组学研究方法。

3. 蛋白质组机制　同第七章第一节证候代谢组学研究方法。

二、研究结果

1. 临床疗效评价

（1）降压疗效：试验组受试者的收缩压、舒张压和平均动脉压均有明显降低，与试验前相比具有显著性差异（$P<0.05$；表 7-3）；安慰剂组受试者收缩压、舒张压和平均动脉压略有下降，但差异不具备统计学意义（$P>0.05$；表 7-4）。

表 7-3　试验组受试者治疗前后收缩压、舒张压和平均动脉压情况（$\bar{x} \pm s$）

观察指标	干预前		干预后		统计结果	
	n	$\bar{x} \pm s$	n	$\bar{x} \pm s$	t	P
收缩压（mmHg）	45	152.20 ± 4.45	45	125.76 ± 9.16▲	26.371	0.000
舒张压（mmHg）	45	92.42 ± 4.04	45	80.44 ± 4.53▲	24.664	0.000
平均压（mmHg）	45	112.35 ± 2.99	45	95.55 ± 4.81▲	29.977	0.000

▲：与治疗前相比 $P<0.05$

表 7-4　安慰剂组患者治疗前后收缩压、舒张压和平均动脉压情况（$\bar{x} \pm s$）

观察指标	干预前		干预后		统计结果	
	n	$\bar{x} \pm s$	n	$\bar{x} \pm s$	t	P
收缩压（mmHg）	45	151.38 ± 4.65	45	150.02 ± 4.62★	1.778	0.082
舒张压（mmHg）	45	90.98 ± 4.64	45	89.40 ± 3.98★	2.663	0.114
平均压（mmHg）	45	111.11 ± 4.41	45	109.61 ± 3.48★	2.362	0.103

★：与治疗前相比 $P>0.05$

（2）中医证候积分改善情况：经四周试验周期，试验药物组受试者的肝阳上亢证证候积分明显降低，与 4 周前相比有显著性差异（$P<0.05$）；安慰剂组肝阳上亢证证候积分与 4 周前相比略有降低，但没有统计学意义（$P>0.05$；表 7-5）。

表 7-5　两组患者治疗前后中医证候积分改善情况（$\bar{x} \pm s$）

组别	干预前		干预后		统计结果	
	n	$\bar{x} \pm s$	n	$\bar{x} \pm s$	t	P
试验组	45	33.27 ± 4.24※	45	16.29 ± 4.19▲*	17.382	0.000
安慰剂组	45	32.51 ± 4.98	45	30.80 ± 6.90★	1.494	0.142

※：与安慰剂组相比 $P>0.05$；*：与安慰剂组相比 $P<0.05$；▲：与治疗前比较 $P<0.05$；★：与治疗前比较 $P>0.05$

（3）不良反应等安全性评价：临床试验期间，受试者均未有严重不良反应上报，也未出现过敏反应，实验室生化指标未见异常，因此无中止试验病例。

轻度不良反应事件总结结果显示，安慰剂组上报 3 例患者出现腹泻，无其他不良反应。

（4）血清 NO、ET-1 情况：研究结果提示，临床治疗后试验药物组受试者血管内皮功能有一定的改善，藤菔降压片具有一定改善高血压血管内皮功能的作用（表 7-6）。

表 7-6　两组患者治疗前后血清 NO、ET-1 检测情况（$\bar{x} \pm s$）

组别	例数	观察指标	治疗前 $\bar{x} \pm s$	治疗后 $\bar{x} \pm s$
试验药物组	45	NO（μmol/L）	55.91 ± 10.16[※]	88.06 ± 14.43[*▲]
		ET-1（ng/L）	71.21 ± 13.41[※]	56.34 ± 10.69[*▲]
安慰剂组	45	NO（μmol/L）	57.76 ± 12.41	56.88 ± 13.50[★]
		ET-1（ng/L）	68.44 ± 15.02	65.24 ± 12.97[★]

※：与安慰剂组相比 $P>0.05$，*：与安慰剂组相比 $P<0.05$；▲：与治疗前比较 $P<0.05$；★：与治疗前比较 $P>0.05$

2. 代谢组学研究结果

（1）总离子流图：采用 UPLC-Q-Exactive MS/MS 进行样品检测，正、负离子模式下 3 组样品的总离子流图见图 7-5 和图 7-6。

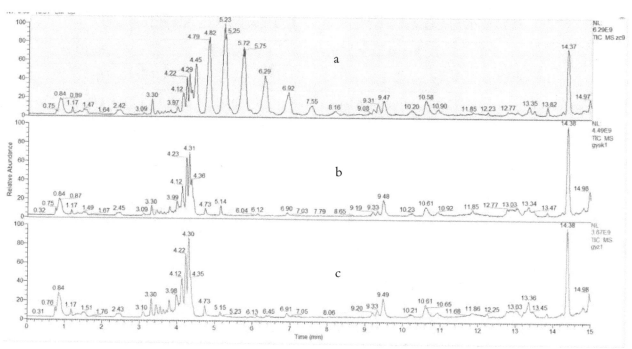

图 7-5　UPLC-Q-Exactive MS/MS 总离子流图（正离子模式）

a: 健康对照组 ; b: 干预前 ; c: 干预后

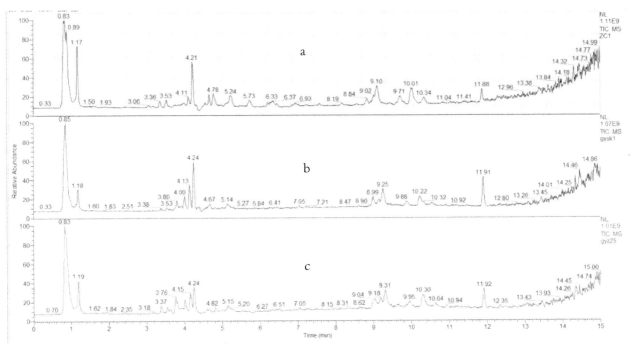

图7-6　UPLC-Q-Exactive MS/MS 总离子流图（负离子模式）

a: 健康对照组；　b: 干预前；　c: 干预后

（2）数据质量评估：在正、负离子两种检测模式下，QC样品能明显的聚集在一起，且集中分布于95% CI 内，说明数据质量可靠，检测方法的稳定性及重复性良好。

（3）数据处理和模式识别：

①标准化处理：使用 MetaboAnalyst 3.0 的数据标准化模块对原始数据进行标准化处理，使数据呈对称正态分布。

②主成分分析：正、负离子模式 PCA 分析结果显示，模型解释能力较好，PCA 二维及三维得分图显示，3组样本呈现出明显的分类效果；且治疗后样本和健康对照组样本的距离更近，说明治疗后的患者有向健康状态回归的趋势。

③偏最小二乘判别分析：质谱检测结果提示正、负离子检测模式的 PLS-DA 二维及三维得分图 3 组样本呈现明显的分类效果，模型的拟合能力和预测能力良好。提取 PLS-DA 模型中 VIP>1 的变量，并通过单因素方差分析，保留 $P<0.05$ 的变量，作为潜在生物标志物，正、负离子两种检测模式下共获得差异变量 1333 个。

④生物标志物鉴定结果：通过潜在生物标志物的精确分子量在 HMDB、METLIN、KEGG 等公共数据库中进行检索，同时参考相关文献解析化合物质谱，并结合二级质谱进行认证，最终鉴定出潜在的差异生物标志物 70 个。发现经藤菔降压片干预后下调的代谢物有：TXA2、TXB2、6-K-PGF1a、20-HETE、LTs 和 LysoPCs 等；上调的代谢物有：L-Arg、L-Pro、L-Glu 等。

⑤代谢通路分析结果：利用通路分析模块，生成代谢通路分析汇总表（表7-7），以拓扑分析影响值大于 0.1 的通路作为潜在差异性代谢通路。结合藤菔降压片的药理作用及主要代谢通路的生物学意义发现，藤菔降压片主要通过下调花生四烯酸代谢、亚油酸代谢、甘油磷脂代谢通路，及上调精氨酸代谢通路发挥降压作用。

表 7-7　代谢通路分析结果

序号	Pathway	代谢通路	Total	Expected	Hits	Impact
1	Linoleic acid metabolism	亚油酸代谢	15	0.30536	3	0.65625
2	Arachidonic acid metabolism	花生四烯酸代谢	62	1.2622	18	0.60509
3	Arginine and proline metabolism	精氨酸和脯氨酸代谢	77	1.5675	5	0.40059
4	Phenylalanine metabolism	苯丙氨酸代谢	45	0.91608	3	0.27966
5	Alanine, aspartate and glutamate metabolism	丙氨酸，天门冬氨酸和谷氨酸代谢	24	0.48857	2	0.23362
6	Glycerophospholipid metabolism	甘油磷脂代谢	39	0.79393	3	0.23123
7	alpha-Linolenic acid metabolism	α-亚麻酸代谢	29	0.59036	2	0.20335
8	D-Glutamine and D-glutamate metabolism	D-谷氨酰胺和谷氨酸代谢	11	0.22393	1	0.1123
9	Tryptophan metabolism	色氨酸代谢	79	1.6082	1	0.10853

Total：通路中化合物的总数；Hits：上传的标志物数据中精确匹配的个数；Impact：通过拓扑分析得出的通路影响值

3. 蛋白质组学结果

（1）蛋白鉴定：

质谱数据使用 Mascot 软件 2.3.02 对数据库 uniprothomo 搜索，得到蛋白基本鉴定信息为 Total spectra 二级谱图总数为 314503 张，spectra 匹配到的谱图数量共 20049 个，unique spectra 匹配到特有肽段的谱图数量共 13849 个，peptide 鉴定到的肽段的数量为 2305 个，unique 鉴定到特有肽段序列的数量为 1864 个，protein 鉴定到的蛋白数量为 391 个。

（2）蛋白定量：实验设服药前（EH，$n=20$）和服药后（TJT，$n=20$）两组，对每组样品随机分为两个亚组，混样处理，得到 EH1、EH2、TJT1、TJT2 四个亚组。

①差异蛋白相对定量统计：将差异蛋白判定的差异倍数设定为 >1.2 或 <0.83，服药前后差异蛋白共 70 个，其中服药前比服药后水平高的蛋白 31 个，水平低的蛋白 39 个。

②生物学重复分析：服药前组内蛋白定量变异程度不及 10% 的蛋白占总蛋白比例的 72.4%，变异程度在 30% 以内的蛋白占总蛋白比例的 95.5%，表明同组蛋白定量结果稳定，服药后组同理；服药前组/服药后组蛋白定量变异程度不及 10% 的蛋白占总蛋白比例的 87.3%，变异程度在 30% 以内的蛋白占总蛋白比例的 99.5%，组间蛋白定量结果稳定，可信度高。

（3）蛋白功能分析：

①蛋白 GO 功能分析：本次实验的 391 个鉴定蛋白均进行了 GO 功能注释。其中，70 个差异蛋白是 GO 功能分析的重点。图 7-9 显示了 GO 注释的分布比例。图 7-9A 为鉴定蛋白的 cellular component 分布，显示鉴定蛋白在细胞外分布比例为 32.08%；其余由细胞内和细胞膜占

据，可知大部分蛋白由细胞内生成后分泌到细胞外发挥生物功能。图 7-9B 为差异蛋白的 cellular component 分布，显示细胞外分布比例占总差异蛋白的 39.47%，可知差异蛋白更多的是分泌蛋白。图 7-9C 和图 7-9D 显示分别差异蛋白的 biological process 及 molecular function 分布，大多数差异蛋白通过连接、催化、酶类调节、转运活性等分子功能达到调节代谢、免疫、信号传导、物质生成与分解等作用。

② KEGG 通路、文献检索及 String 网络分析：通过查看 70 个差异蛋白在 KEGG 数据库中列出的所涉及的相关疾病、涉及通路及与其通路相关蛋白，检索 Pubmed 数据库中的文献，初步筛选出 20 个血清蛋白作为藤菔降压片治疗高血压病肝阳上亢证的靶蛋白。图 7-10 为 20 个蛋白的 string 网络关系图。

本次实验，结合 GO 功能注释、KEGG pathway 分析中差异蛋白与高血压患者病情转归的相关性、差异蛋白组间变化的显著程度，从 String 网络图中选取血清蛋白 KNG1，KRT1，MPO，RBP4 和 SAA 作为藤菔降压片干预高血压病肝阳上亢证的候选靶蛋白进行分子生物学验证。

（4）差异蛋白的验证：

① ELISA 验证差异蛋白：采用 ELISA 酶联免疫吸附试剂盒验证蛋白 KNG1，KRT1，MPO，RBP4 和 SAA 在服药前组（EH，n=20），服药后组（TJT，n=20）的血清水平，并进行统计分析和趋势判断。服用藤菔降压片后，蛋白 KNG1 和 KRT1 血清水平出现显著升高（P=0.000）；蛋白 MPO，RBP4 和 SAA 的血清水平显著下降（P=0.000）。以上差异蛋白采用 ELISA 验证的结果与蛋白定量的结果一致。

为了证实上述蛋白的改变对高血压证候的发生具有影响，我们选取 KNG1 的下游物质缓激肽 BK 作为指标进行了两组间血清水平的验证。血清 BK 的 ELISA 验证结果如表 7-8 所示，BK 在服药后血清水平明显升高，且组间差异显著，其水平分布和上游物质 KNG1 在 3 组间的分布一致。图 7-7 直观地展示了 5 种差异蛋白和 BK 的 ELISA 验证结果和趋势。

表 7-8 血清差异蛋白和 BK 的 ELISA 验证（$\bar{x} \pm s$）

Protein	EH（n=30）	TJT（n=30）	P
KNG1（μg/mL）	117.43 ± 33.61	208.57 ± 41.19	0.000
KRT1（μg/mL）	0.53 ± 0.13	1.16 ± 0.33	0.000
MPO（μg/mL）	91.91 ± 27.65	35.14 ± 9.33	0.000
RBP4（μg/mL）	18.51 ± 3.60	12.42 ± 1.78	0.000
SAA（μg/mL）	36.38 ± 5.54	28.20 ± 3.97	0.000
BK（pg/mL）	1567.10 ± 520.26	4329.18 ± 635.16	0.000

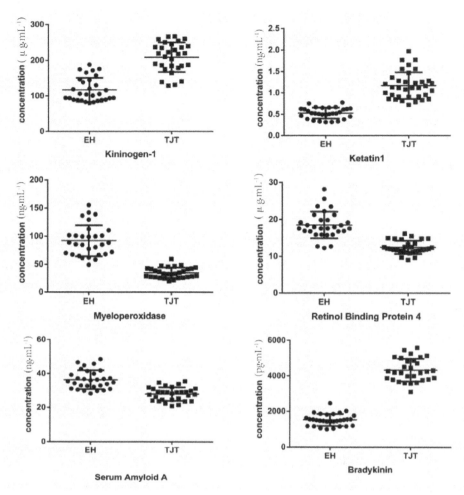

图 7-7　差异蛋白和 BK 的 ELISA 验证图

② Western blot 验证：采用 Western blot 方法对服药前后样品血清中蛋白 KNG1 和 SAA 的水平进行检测（图 7-8）。Western blot 的结果与蛋白质组学部分的定量结果相一致，进一步证实了血清 KNG1 和 SAA 可以作为藤菔降压片干预高血压病肝阳上亢证的血清蛋白标志物。

（5）差异蛋白的关系：通过文献检索、KEGG pathway 信号通路和 string 网络互作图，我们发现差异蛋白 KNG1，KRT1 参与 KKS 系统；蛋白 MPO 参与血管内皮 NO 的分解代谢、抑制 NO 合成，同时 MPO 通过参与生成次氯酸对血管内皮造成氧化损伤；蛋白 RBP4 通过信号通路 NADPH 和 NF-κB 对血管内皮形成损伤；蛋白 SAA 是血管急性炎症等应激反应的标志物。

四、结论

基于以上研究结果，发现藤菔降压片治疗高血压病（1 级）肝阳上亢证疗效确切，无明显不良反应，安全性良好。经藤菔降压片干预后高血压病肝阳上亢证患者花生四烯酸代谢、亚油酸代谢和甘油磷脂代谢下调，精氨酸代谢上调；血清蛋白 Kininogen 1、Keratin 1、Myeloperoxidase、Retinol Binding Protein 4 和 Serum Amyloid A 为藤菔降压片干预高血压病肝阳上亢证的蛋白标志物。

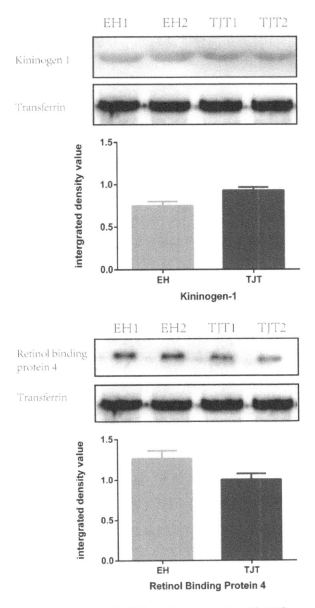

图 7-8　差异蛋白的 Western blot 验证图

第三节　藤菔降压片干预 SHR 实验效应、代谢组学及蛋白质组学层面的机制研究

一、研究方法

1. **分组方法**　将 SHR 随机分为 3 组：模型组、缬沙坦组、藤菔降压片组，并将同周龄的 Wistar 大鼠 10 只作为正常组。

2. **检测指标与检测方法**

（1）大鼠尾动脉血压测定：采用无创性套尾法。

（2）血清代谢组学机制研究：方法同第七章第一节代谢组学研究方法。

（3）血清蛋白组学机制研究：方法同第七章第一节代谢组学研究方法。

二、研究结果

1. 大鼠尾动脉血压的变化

（1）大鼠尾动脉收缩压的变化：与干预前比较，各干预组给予药物 1 周后即有降压效应（$P<0.05$）。随着干预时间的延长，各药物持续发挥其降压效应；干预 4 周后收缩压降至最低，与给药前比具有统计学差异（$P<0.05$）。缬沙坦组与藤菔降压片组相比，降低收缩压的效应无统计学差异（$P>0.05$；表 7-9）。

表 7-9　连续给药 4 周大鼠尾动脉收缩压变化（$\bar{x} \pm s$，mmHg）

组别	n	给药前	给药后 1 周	给药后 2 周	给药后 3 周	给药后 4 周
正常组	10	112.433 ± 2.965	114.5 ± 2.321	117.333 ± 1.670	115.233 ± 1.379	116.733 ± 1.016
模型组	10	175.900 ± 1.618	175.9 ± 1.315	176.833 ± 1.939	177.697 ± 2.063	177.7 ± 1.392
藤菔降压片组	10	176.467 ± 1.758	174.467 ± 1.619*	173.467 ± 2.510**##	166.767 ± 1.866**##	161.367 ± 2.279**##
缬沙坦组	10	174.303 ± 2.163	171.433 ± 2.439**##	172.9 ± 3.752**##	165.933 ± 1.845**##	160.533 ± 1.317**##

*：与给药前相比 $P<0.05$；**：与给药前相比 $P<0.01$；#：与模型组相比 $P<0.05$，##：与模型组相比 $P<0.01$

（2）大鼠尾动脉舒张压的变化：由表 7-10 可以看出，与干预前比较，各干预组给予药物 1 周后即有降压效应（$P<0.05$）。随着干预时间的延长，藤菔降压片与缬沙坦均持续发挥其降压效应；干预 4 周后舒张压降至最低，与给药前相比具有统计学差异（$P<0.05$）。

表 7-10　连续给药 4 周大鼠尾动脉舒张压变化（$\bar{x} \pm s$，mmHg）

组别	n	给药前	给药后 1 周	给药后 2 周	给药后 3 周	给药后 4 周
正常组	10	83.167 ± 1.744	85.5 ± 2.273	85.533 ± 1.672	83.1 ± 1.379	84.4 ± 2.443
模型组	10	138.2 ± 2.607	136.4 ± 2.801	135.533 ± 1.939	136.467 ± 2.256	136.2 ± 1.635
藤菔降压片组	10	139.233 ± 1.112	136.367 ± 2.472**	134.1 ± 1.975***#	127.667 ± 1.648**##	124.8 ± 1.744**##
缬沙坦组	10	136.967 ± 3.589	134.212 ± 2.401*	133.433 ± 2.824***#	124.7 ± 1.242**##	122.133 ± 1.687**##

*：与给药前相比 $P<0.05$；**：与给药前相比 $P<0.01$；#：与模型组相比 $P<0.05$；##：与模型组相比 $P<0.01$

2. 代谢组学结果

（1）血清代谢轮廓分析：经 UHPLC-Q-Exactive 分析得到正、负离子模式下的总离子流图（图 7-9，图 7-10），各组总离子流图直观地展示了 3 组之间的谱峰存在一定差异。

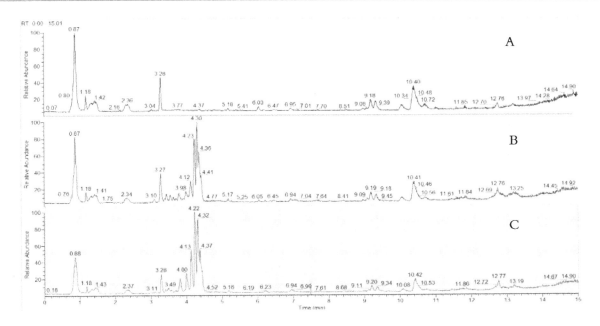

图 7-9　正离子模式下总离子流图（A：正常组；B：模型组；C：藤菔降压片组）

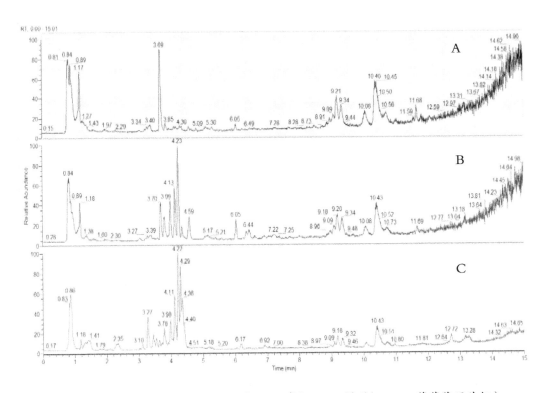

图 7-10　负离子模式下总离子流图（A：正常组；B：模型组；C：藤菔降压片组）

（2）数据处理和模式识别：

①数据标准化：使用 MetaboAnalyst3.0 的数据标准化模块，对原始数据进行标准化处理，使数据呈对称正态分布。

②主成分分析：正、负离子检测模式下 PCA 分析结果显示，模型拟合能力良好，PCA 二维得分图显示，3 组样本呈现出分离趋势，无交叉与重叠。

③偏最小二乘判别分析：质谱检测结果提示正、负离子检测模式的 PLS-DA 二维及三维得分图 3 组样本呈现明显的分类效果，模型的拟合能力和预测能力良好。提取 PLS-DA 模型中 VI$P>1$ 的变量，并通过单因素方差分析，保留 $P<0.05$ 的变量，作为潜在生物标志物，正、负离子两种检测模式下共获得差异变量 425 个。

④差异代谢物筛选及结构鉴定：根据潜在代谢标志物的精确分子量在 HMDB、METLIN、KEGG 等公共数据库中进行检索，确定差异变量 67 个，从中鉴别出 23 个代谢标志物。经过分析各代谢标记物在藤菔降压片组和模型组的变化趋势，发现经藤菔降压片干预后，下调的标志物有：Serotonin、PA（16:0/16:0）、L-Arginine、9-OxoODE、13-OxoODE、9（S）-HPODE、Phytosphingosine、Linoleic acid、Thromboxane、5,6-Dihydroxyprostaglandin F1a、Sphingosine 1-phosphate、LysoPC[22:6（4Z,7Z,10Z,13Z,16Z,19Z）]、LysoPC[22:4（7Z,10Z,13Z,16Z）]、12（S）-HPETE、LysoPC（O-18:0）、Xanthine、LysoPC[22:5（7Z,10Z,13Z,16Z,19Z）] 共 17 个；上调的标志物有：Creatinine、Sphinganine、17a-Hydroxypregnenolone、LPA（0:0/18:0）、L-Tryptophan、9,12,13-TriHOME 共 6 个。

⑤代谢通路分析：利用通路分析模块，绘制代谢通路汇总表，以通路拓扑分析影响值大于 0.1 的通路作为潜在差异性代谢通路（表 7-11）。

表 7-11　代谢通路分析结果

序号	Pathway	代谢通路	Total	Expected	Hits	Impact
1	Linoleic acid metabolism	亚油酸代谢	5	0.10	1	1
2	Tryptophan metabolism	色氨酸代谢	41	0.85	2	0.27
3	Glycerophospholipid metabolism	甘油磷脂代谢	30	0.62	2	0.24
4	Ether lipid metabolism	醚脂代谢	13	0.27	1	0.21
5	Sphingolipid metabolism	鞘脂代谢	21	0.43	2	0.14
6	Arginine and proline metabolism	精氨酸和脯氨酸代谢	44	0.91	2	0.11

Total：通路中化合物的总数；Hits：上传的标志物数据中精确匹配的个数；Impact：通过拓扑分析得出的通路影响值

3. 蛋白组学结果

（1）蛋白鉴定：选取 iTRAQ 技术对模型组大鼠、藤菔降压片组大鼠、正常组大鼠血清进行蛋白质组学定量研究，并进行了一次技术性重复。Total spectra 二级谱图总数为 299027，Spetra 匹配到的谱图数量为 60795，Unique Spectra 匹配到的特有肽段的谱图数量总共 52583，Peptide 鉴定到的肽段数量为 7788，Unique Peptide 鉴定到特有肽段序列的数量为 7139，Protein 鉴定到的蛋白数量为 1649 个。

（2）蛋白定量：本研究设正常组（Z），模型组（M），藤菔降压片组（T）3 个大组，并对样品混样以减轻组内个体差异。为进行一次生物学重复以保证准确度，再分别将 Z 组、T 组、M 组分为 Z1、Z2、T1、T2、M1、M2 共 6 个亚组。将差异蛋白判定的差异倍数设定为 >1.2 或 < 0.83，

且 $P<0.05$ 被认为是差异性表达的蛋白。本次试验共找出差异蛋白 376 个，共同出现在两个不同组间比较的相对差异性的蛋白 164 个。

（3）蛋白功能分析：

①蛋白功能 GO 分析：本研究对 1649 个鉴定蛋白和 376 个差异蛋白进行 GO 功能注释。由图 7-11 可知，844 个蛋白参与生物调节过程，1040 个蛋白参与代谢过程，1229 个蛋白参与细胞功能，781 个蛋白参与生化过程，275 个蛋白参与免疫系统等。就细胞组成来说，932 个蛋白分布在细胞器，587 个蛋白参与细胞器的构成，389 个蛋白在细胞外，543 个蛋白分布在细胞膜，血清差异性蛋白的产生参与了细胞分泌的全过程。就分子功能来说，1175 个蛋白参与了分子连接，699 个蛋白参与了催化活动，146 个蛋白参与了酶类调节，102 个蛋白参与了转运活性等，大部分差异蛋白是通过连接、催化、酶类调节和物质转运来实现其物质代谢、生物调节、生化过程、免疫应答、维持细胞功能等作用的。

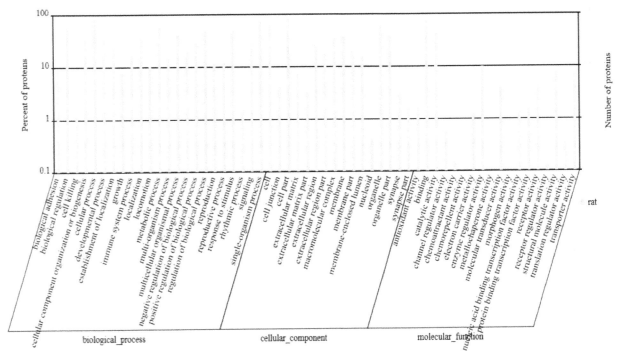

图 7-11　蛋白功能分布图

综上可知，高血压病的形成和发展是通过多种分子功能参与多重生物学进程中引发的，而相应治疗药物的作用也应同样具有多靶点、多通路的特色。

② KEGG 及文献检索分析：通过查看 376 个差异蛋白在 KEGG 数据库中列出的所涉及的相关疾病、作用通路及通路上的相关蛋白，检索 Pubmed 数据库中的文献，初步筛选出 14 个蛋白作为藤菔降压片治疗高血压病的候选靶蛋白。

最终结合 Uniprot 查找、GO 注释、KEGG 通路、Pathway 分析、文献检索，选取 MPO、Kng1 指标作为藤菔降压片治疗高血压病的特异性靶蛋白进行 ELISA 实验。

④ 蛋白验证结果：连续给药 4 周后，藤菔降压片组的 MPO、Kng1 浓度接近于正常组，不具

有差异性；藤菔降压片组、正常组的 MPO、Kng1 浓度与模型组均有差异，说明藤菔降压片能够影响大鼠血清中 MPO、Kng1 的浓度，抑制体内 MPO 的产生，增加体内 KNG1 的产生，具体见表7-12，变化趋势见图7-12。

表 7-12　给药 4 周后大鼠蛋白浓度比较（$\bar{x} \pm s$，μg/ml）

蛋白	正常组（n=10）	模型组（n=10）	藤菔降压片（n=10）
MPO（μg/mL）	335.765 ± 52.789*	544.920 ± 66.067▲	364.909 ± 31.167#
KNG1（μg/mL）	427.367 ± 60.958*	349.135 ± 74.883▲	415.311 ± 84.274#

#：蛋白 MPO 藤菔降压片组与模型组相比 $P<0.01$；*：正常组与模型组相比 $P<0.01$；▲：藤菔降压片组与正常组相比 $P=0.363$

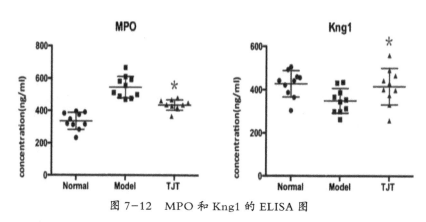

图 7-12　MPO 和 Kng1 的 ELISA 图

4. 整合组学数据、识别关键节点、寻找潜在干预靶点　本研究整合蛋白质组学及代谢组学的数据，探讨经藤菔降压片干预后自发性高血压大鼠血清蛋白、代谢标志物的变化。共挖掘得到14 个代表性蛋白标志物：Kallikrein B、Protein Mpo、Kininogen 1 等；20 个特征性代谢标志物：Serotonin、PA（16:0/16:0）、L-Arginine、9-OxoODE、13-OxoODE 等。主要作用通路包括：Kallikrein-kinin pathway、Lipid metabolism pathway、PPAR signaling pathway。通过对上述标志物分析发现，藤菔降压片主要通过控制炎症、调节 NO、舒张血管、收缩血管等作用环节发挥降压作用，藤菔降压片治疗相关代谢产物、蛋白质和相应的代谢途径如图 7-13。

四、主要学术观点

基于以上研究结果，发现藤菔降压片降低 SHR 尾动脉血压呈时效相关性，与缬沙坦组效应相近；发现血清蛋白 Kininogen 1、Myeloperoxidase 为藤菔降压片干预 SHR 的蛋白标志物；血清代谢物 PA、LPA、LysoPC、TXB2、Sphinganine 是藤菔降压片干预 SHR 的代谢标志物。整合蛋白质组学及代谢组学相关数据，发现藤菔降压片通过 Kallikrein-kinin pathway、Lipid metabolism pathway、PPAR signaling pathway 等代表性通路调控炎症、NO 释放等环节发挥降压作用。

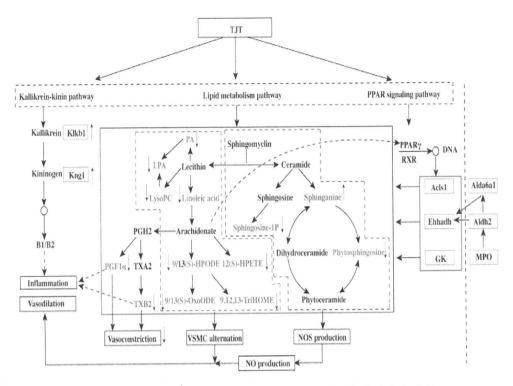

图 7-13　藤菔降压片治疗相关代谢产物、蛋白质和相应的代谢途径

第四节　钩藤干预自发性高血压大鼠肝脏代谢紊乱的脂质组学研究

一、研究方法

1. **分组方法**　将 SHR 随机分为 2 组即模型组、钩藤组，每组 7 只，并将同周龄的 Wistar 大鼠 7 只作为正常组。

2. **检测指标与检测方法**

（1）大鼠尾动脉血压测定：采用无创性套尾法。

（2）血清脂质组学研究：采用甲基叔丁基醚提取法提取大鼠肝脏组织中的脂质成分，采用正、负离子方法进行质谱检测。

3. **数据处理**　采用 MS convert 进行数据转换，质谱分析原始谱图的数据转换为 R 语言可识别（PCA），观察各组分分离趋势。筛选 PLS-DA 模型第一主成分的变量投影重要度（VIP）大于 1 的差异性代谢物。同时，使用 Mass Profiler Professional 软件对 SHR 组与正常组数据进行 t 检验，筛选潜在生物标记物。同时并通过人类代谢组数据库（HMDB），京都基因与基因组百科全书（KEGG）和脂质图谱数据库（lipid maps databases），寻找差异代谢物和映射的代谢通路。

二、研究结果

1. **大鼠动脉血压的变化**　与干预前比较，干预药物给予 2 周后有降压效应。随着干预时间的延长，持续发挥其降压效应；干预4周后，收缩压降至最低，与给药前比有统计学差异（$P<0.05$；图7-14）。

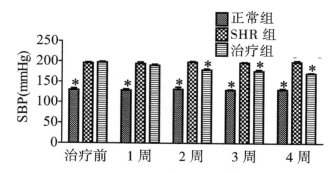

图7-14　连续给药4周后，自发性高血压大鼠（SHR）的血压变化

*：与SHR组相比$P<0.05$；SBP：收缩压

2. **数据质量评估**　QC数据间聚类紧密，并集中分布于95% CI内，表明数据质量可靠。为进一步验证数据质量的可靠性，从QC样本中选取质量数从低到高的10个离子，离子信号用m/z与tR（min）表示，计算各离子相应强度的RSD值<5%（表7-13），说明数据可靠。

3. **数据模式分析**　正、负离子模式下，PCA结果显示正常组与SHR组样本呈现出分离趋势，无交叉与重叠。100次排列置换检验结果显示：R2<0.5，Q2<0模型拟合较好，无过拟合现象（图7-15）。

4. **差异性标志物质谱鉴定**　结合常见代谢物的保留时间和代谢物数据库检索，检测代谢物的结构，最终在肝组织中筛选出45个有差异的脂质代谢物（表7-14）。根据化合物母离子信息初步筛选标志物后，可以根据子离子信息分析脂质化合物的裂解规律，提高脂质成分鉴定的准确性。磷脂类成分以PG1为例，在电喷雾负离子模式测得分子离子峰为[PG1-H]–，其二级碎片离子多为由酯键断裂而来的[lysoPG1-H]⁻或[lysoPG2-H]⁻，而溶血磷脂类成分其二级碎片离子会产生脂肪链[FA-H]⁻，在电喷雾负离子模式中磷脂类成分通常会产生[M+H]⁺。如图7-16所示，lysoPE(0:0/20:4)分子离子峰m/z为501.59310。如图7-16A和B所示，主要碎片离子峰m/z 483.24918为中性丢失（[lysoPE-H₂O+H]⁺），303.23349为[FA-H]⁻，502.32944为[lysoPE+H]⁺，500.27982为[lysoPE-H]⁻。PE(22:4/22:5)分子离子峰m/z为841.56215（图7-16C），840.5766为[PE-H]⁻，主要碎片离子峰m/z为329.26996，331.26474为[FA-H]⁻。PG (16:0/18:1)分子离子峰m/z为769.50299 [M-H]⁻（图7-16D)，主要碎片离子峰m/z为502.26956 [lysoPG1-H]⁻、468.28183 [lysoPG2-H]⁻、303.23322 [FA1-H]⁻。

表7-13　正离子模式和负离子模式下（$n=8$）的10个离子信号的相对标准偏差（RSD）值

Positive mode（m/z）	tR（min）	RSD（%, $n=9$）	Negative mode（m/z）	tR（min）	RSD（%, $n=9$）
437.34473	9.45	4.13	300.26368	7.93	2.67
505.30886	8.57	3.13	350.12724	3.04	7.04

续表

Positive mode （m/z）	tR （min）	RSD （%，n=9）	Negative mode （m/z）	tR （min）	RSD （%，n=9）
585.31227	9.47	4.73	400.18719	9.71	1.55
613.44297	9.25	4.57	426.92411	15.67	4.20
667.52589	13.50	2.88	470.27972	9.70	2.30
685.49881	13.44	2.74	508.34074	8.48	1.35
746.55888	12.01	2.53	550.29213	8.58	0.62
790.62111	12.88	2.53	606.27335	5.71	3.21
818.57122	11.58	2.09	763.51132	11.00	0.74
950.59313	10.74	3.38	910.50795	10.66	2.20

tR：保留时间；m／z：质荷比

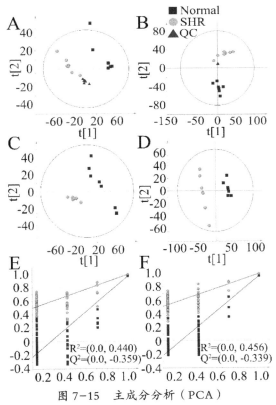

图 7-15　主成分分析（PCA）

在正（A）和负（B）离子模式下对图进行评分，偏最小二乘判别分析（PLS-DA）在正（C）和负（D）模式下对图进行评分，对正（E）和阴性（F）模式，QC：质量控制

表 7-14　SHR 中肝脏的潜在生物标志物

Name	Trend ($P<0.05$ vs SHR)	tR (min)	m/z (measured)	m/z (true)	Deviation (10^{-6})	Production	Chemical formula	Class	Fragments
stearoylglycerophosphoinositol	↑	7.03	601.33370	600.32746	2.83		C27H53O12P	Glycerophospholipids	[M+H]+
methyl-5-pentyl-2-furanundecanoic acid	↑	5.74	337.27286	336.26645	4.55		C21H36O3	Fatty acids and conjugates	[M+H]+
alpha-linoleoylcholine	↑	6.59	367.33942	366.33720	15.61		C23H44NO2	Organonitrogen compounds	[M+H]+
CE (22:4)	↑	15.72	699.62850	700.61583	29.42	331.26508	C49H80O2	Steroid esters	[M-H]+
galabiosylceramide (d18:1/22:0)	↑	16.41	946.69636	946.34140	24.55		C52H99NO13	Sphingolipids	[M+H]+
lysoPC (20:0)	↑	9.22	552.40180	551.39508	2.21	534.42535	C28H58NO7P	Glycerophospholipids	[M+H]+
lysoPE (0:0/18:2)	↓	5.75	476.27889	477.28553	2.72	305.23981	C23H44NO7P	Glycerophospholipids	[M-H]-
lysoPE (0:0/20:3)	↓	5.71	502.28408	503.30119	18.22	305.23978	C25H46NO7P	Glycerophospholipids	[M-H]-
lysoPE (0:0/20:4)	↓ ↓	5.71	500.27910 502.29200	501.28553 501.28553	3.01 2.93	303.23340 483.24918	C25H44NO7P	Glycerophospholipids	[M-H]-, [M+H]+
lysoPE (0:0/22:5)	↓ ↓	6.14	526.29535 528.30780	527.30118 527.30118	4.00 2.50	329.24957	C27H46NO7P	Glycerophospholipids	[M-H]-, [M+H]+
PA (20:4/2:0)	↓	5.70	504.29797	486.27464	16.64	487.37613 [M+H]+	C25H43O7P	Glycerophospholipids	[M+H2O+H]+
PC (22:6/20:0)	↓	12.67	862.63020	861.62475	2.89	844.64337	C50H88NO8P	Glycerophospholipids	[M+H]+
PC (14:0/18:2)	↓	11.61	728.52496	729.53085	2.81		C40H76NO8P	Glycerophospholipids	[M-H]-
PC (14:0/18:4)	↓	10.85	724.49370	725.49955	2.88		C40H72NO8P	Glycerophospholipids	[M-H]-
PC (14:0/20:2)	↓	12.34	756.55610	757.56215	2.49	307.26401	C42H80NO8P	Glycerophospholipids	[M-H]-
PC (20:3/14:0)	↓	11.53	756.54470	755.54650	12.89	307.26401	C42H78NO8P	Glycerophospholipids	[M-H]+

续表

Name	Trend (P<0.05 vs SHR)	tR (min)	m/z (measured)	m/z (true)	Deviation (10−6)	Production	Chemical formula	Class	Fragments
PC（14:0/20:4）	→ →	11.51	752.52450 / 754.53160	753.53085 / 753.53085	2.11 / 9.54	303.23340 / 736.49847	C42H76NO8P	Glycerophospholipids	[M−H]+, [M+H]+
PC（14:1/22:2）	→	12.21	782.56256	783.57780	9.32	335.05990	C44H82NO8P	Glycerophospholipids	[M−H]−
PC（18:4/20:5）	→	10.54	798.53100	799.51520	29.69	301.21753	C46H74NO8P	Glycerophospholipids	[M−H]−
PC（24:0/15:0）	←	14.33	846.68036	845.68735	19.63	828.70331	C48H96NO8P	Sphingolipids	[M+H]+
PE（14:1/24:1）	→	12.77	770.57214	771.57780	2.95	364.96161	C43H82NO8P	Glycerophospholipids	[M−H]−
PE（18:2/24:1）	→	12.37	826.62040	825.62475	14.89	808.58140	C47H88NO8P	Glycerophospholipids	[M+H]+
PE（18:3/24:1）	→	12.37	824.61420	823.60910	3.45	806.56732	C47H86NO8P	Glycerophospholipids	[M+H]+
PE（18:4/24:1）	→	11.58	822.59607	821.59345	6.48	804.55011	C47H84NO8P	Glycerophospholipids	[M+H]+
PE（20:1/20:3）	→	11.58	796.58320	795.57780	6.48	778.56293	C45H82NO8P	Glycerophospholipids	[M+H]+
PE（20:3/22:5）	←	12.62	814.55490	815.54650	3.19	329.27017	C47H78NO8P	Glycerophospholipids	[M−H]−
PE（22:1/22:6）	→	12.59	844.60870	845.59345	20.04	327.23343 / 337.14539	C49H84NO8P	Glycerophospholipids	[M−H]−
PE（22:2/22:6）	→	11.58	842.58340	843.57780	27.42	327.23325 / 335.05228	C49H82NO8P	Glycerophospholipids	[M−H]−
PE（22:4/22:5）	→	11.58	840.57660	841.56215	16.05	329.24915 / 331.26477	C49H80NO8P	Glycerophospholipids	[M−H]−
PG（16:0/20:4）	→	9.80	769.50360	770.50978	26.61	303.23334	C42H75O10P	Glycerophospholipids	[M−H]−
PGP（18:0/22:4）	→	9.67	905.50586	906.53871	2.28	331.26498	C46H84O13P2	Glycerophospholipids	[M−H]−
PI（18:0/20:2）	→	10.13	891.57730	890.58842	27.48		C47H87O13P	Glycerophospholipids	[M+H]+
PS（16:0/22:6）	←	9.96	806.49890	807.50503	21.40	327.23315	C44H74NO10P	Glycerophospholipids	[M−H]−

续表

Name	Trend (P<0.05 vs SHR)	tR (min)	m/z (measured)	m/z (true)	Deviation (10-6)	Production	Chemical formula	Class	Fragments
PS (20:3/22:6)	↑	10.46	856.51210	857.52068	2.24	305.24933 327.23331	C48H76NO10P	Glycerophospholipids	[M-H]-
PS (20:3/22:0)	↑	12.37	868.60790	869.61458	1.45	339.23331 305.24893	C48H89NO13	Sphingolipids	[M-H]-
DAG (22:2/22:6/0:0)	↓	11.46	721.55585	720.56928	0.75		C47H76O5	Glycerolipids	[M+H]+
SM (d18:1/22:1)	↓	13.35	843.66240	784.64582	29.66	825.65381	C45H89N2O6P	Sphingolipids	[M+Hac-H]+
TAG (18:4/20:5/22:6)	↑	16.41	945.69430	944.68939	29.80		C63H92O6	Glycerolipids	[M+H]+
TAG (20:2n6/ 20:3n6/18:4)	↑	16.12	915.72473	914.73634	3.21		C60H98O6	Glycerolipids	[M+H]+
TAG (20:5/16:1/20:5)	↑	16.86	897.69260	896.68939	21.37		C59H92O6	Glycerolipids	[M+H]+
TAG (22:5/15:0/22:5)	↑	16.42	941.74146	940.75199	5.27		C62H100O6	Glycerolipids	[M+H]+
Cer (d18:0/26:0)	↑	14.15	678.60596	679.68425	29.94		C44H89NO3	Sphingolipids	[M-H]-
linoleic acid	↑	7.67	301.21880	280.24023	16.71		C18H32O2	Lineolic acids and derivatives	[M+Na-2H]2-
arachidonic acid	↑	5.74	337.27286	304.24023	24.03		C20H32O2	Sphingolipids	[M+CH$_3$OH+OH]+

注：↑和↓分别代表与正常组相比SHR的高和低水平。tR：保留时间（min）；正离子模式下的产物离子为[M-H2O + H] +，负离子模式下的产物离子为[FA-H]-；PC：磷脂酰胆碱；lysoPC：溶血磷脂酰胆碱；PE：磷脂酰乙醇胺；lysoPE：溶血磷脂酰乙醇胺；PG：磷脂酰甘油；PI：磷脂酰肌醇；PS：磷脂酰丝氨酸；SM：鞘脂；Cer：神经酰胺；CE：胆固醇酯；DAG：二酰基甘油；TAG：甘油三酸酯

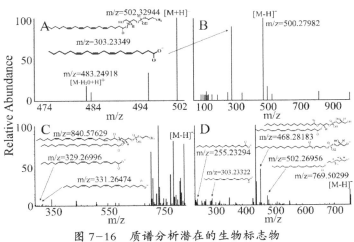

图 7-16　质谱分析潜在的生物标志物

lysoPE（20：4）m／z＝502.32944 正离子模式（A），lysoPE（20：4）m／z＝500.27982 负离子模式（B），PE（22：4/22：5）m／z＝840.57629 负离子模式（C），PG（16：0/20：4）m／z＝769.50299 负离子模式（D）

5. 生物标志物分析　为进一步比较钩藤对生物标志物的干预作用，研究比较了 12 种生物标志物的峰面积（图 7-17）。通过对大鼠肝组织进行分析，与正常组相比，SHR 组肝脏中 Cer，亚油酸（linoleic acid），花生四烯酸（arachidonic acid），溶血磷脂酰胆碱（lysophosphatidylcholine，lysoPC），TAG 的含量升高；同时 SM，PC，磷脂酸（phosphatidic acid，PA），甘油二酯（diacylglycerol，DAG）的含量下降，表明其代谢紊乱主要与鞘脂类代谢、脂肪酸代谢以及甘油磷脂代谢相关。经钩藤干预后不同程度地纠正了脂质代谢的异常，说明钩藤对 SHR 肝脏脂质紊乱有一定的调节作用。

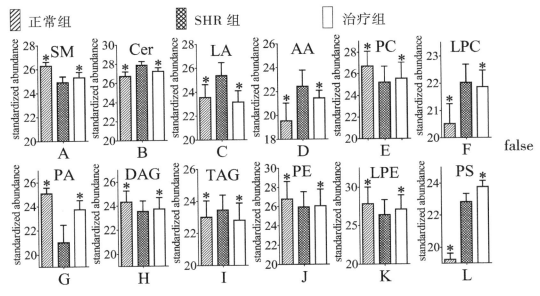

图 7-17　UHPLC-MS 光谱中肝脏潜在生物标志物的相对峰面积

*：与 SHR 相比 $P<0.05$，$n=7$。SM：鞘脂；Cer：神经酰胺；LA：亚油酸；AA：花生四烯酸；PC：磷脂酰胆碱；lysoPC：溶血磷脂酰胆碱；PA：磷脂酸；DAG：二酰基甘油；TAG：甘油三酸酯；PE：磷脂酰乙醇胺

三、脂质组学学术观点

研究表明 SHR 肝脏中鞘脂类成分代谢紊乱，其中 Ceramide（Cer）的升高是高血压产生的重

要标志。本研究发现 TAG（59:10，56:11，60:15）在高血压组中的含量比正常组高，SHR 组的 DAG 与正常组相比明显下调，TAG 上调，说明高血压与甘油三酯在肝脏中的蓄积有关。同时，本研究还发现 SHR 组 DAG 含量的下调与 PA 的减少有关；钩藤调节了高血压大鼠 DAG 和 TAG 代谢的过程。

肝脏中 TAG 的增多与 PC 的减少有关。PC 在肝脏中可以促进肝脏中 TAG 的代谢，减少 TAG 在肝脏中的沉积。同时，PC 的乳化特性可以减少甘油三酯和胆固醇在血管壁上的沉积，从而调节脂质紊乱。Hemant Kulkarni 等人认为不同亚型的 PC 中，PC（34:4）的减少是引起脂质代谢紊乱的重要原因。而本研究发现 SHR 与正常组相比所有亚型的 PC 都呈现下降的趋势。

通过研究，发现了自发性高血压大鼠肝脏脂质代谢紊乱。本实验通过数据统计和分析后，查找出了 45 种显著差异性代谢物和 4 个代谢通路。本研究通过自发性高血压大鼠实验初步猜测，高血压引起了脂质代谢紊乱，经钩藤治疗后，脂质和脂肪酸的含量回调。一方面说明，钩藤调控脂质代谢紊乱，调节高血压；另一方面说明，脂质代谢紊乱可以加重甚至引起高血压。

第八章　血管生物学研究

血管的病变，是高血压靶器官损害的病理基础。血管病变具体涉及血管壁细胞及细胞外基质改变。我们以中医药干预高血压血管重塑为研究切入点，采用分子生物学方法，通过动物体内和体外实验及临床试验相结合，从血管壁内皮细胞、平滑肌细胞、成纤维细胞及细胞基质的视角，探索高血压血管病变的病理机制，以及中药钩藤、莱菔子及其提取物的干预效应、干预靶点等内在机制。

第一节　钩藤及其提取物干预高血压血管重塑的体内、体外研究

一、钩藤及其提取物对血管内皮细胞影响的研究

1. 钩藤提取物对自发性高血压大鼠动脉形态学及血管紧张素Ⅱ的影响

（1）研究方法：①实验材料：实验动物雄性SHR40只，8周龄，体重为196~227g，购自北京市维通实验动物中心。雄性Wistar大鼠8只，8周龄，体重为195~234g，购自山东大学实验动物中心。饲养在恒温、恒湿、人工光照明暗各12h的安静饲养室内，标准饲料和自来水喂养。鼠饲料购自山东省实验动物中心济南康大饲料有限公司。

实验药品钩藤总生物碱、钩藤碱和异钩藤碱由山东中医药大学药学院提供，为白色粉末，纯度分别为80.0%和99.7%、99.7%，用前经0.1mol/LHCl溶解，以生理盐水分别稀释为5mg/mL、0.5mg/mL和0.5mg/mL，调整pH至7.2，置4℃冰箱保存备用。卡托普利由济南东风制药有限公司生产，用生理盐水配制成1.75mg/mL的混悬液，置4℃冰箱保存备用。AngⅡ放射免疫分析测定试剂盒，中国北方原子能研究所产品。HX-Ⅱ型小动物血压计为中南大学湘雅医学院生理教研室产品；BL-420型生物信号功能系统为成都泰盟公司产品；FJ-2021型放射免疫γ-计数器为西安国营二六二厂产品；Beckman-700全自动生化分析仪为美国Beckman公司产品。

②实验方法：分组每天测压训练1次，连续7d。待大鼠适应环境、血压稳定后，将SHR随机分为5组，即模型组、卡托普利组、异钩藤碱组、钩藤碱组和钩藤总生物碱（总生物碱）组，并将同周龄的Wistar大鼠8只作为正常组。

给药方法：卡托普利组给药量为每天17.5mg/kg；异钩藤碱组、钩藤碱组和总生物碱组的给药量分别为每天5mg/kg、5mg/kg和30mg/kg；模型组和正常组给予等量生理盐水，不给任何药物。

各组给药容积为每次 10mL/kg，给药方式为灌胃，每周给药 5d，连续 8 周，并随体质量变化每周按时调整给药量。末次用药后 24h，禁食不禁水 12h，麻醉，取胸主动脉、肾动脉和肠系膜动脉，剥离血管外结缔组织。

尾动脉收缩压检测采用无创性套尾法测定大鼠清醒状态下的尾动脉收缩压（SBP）。

动脉形态学检测：①胸主动脉、肾动脉和肠系膜动脉组织学检测。10% 甲醛溶液固定，乙醇梯度脱水，二甲苯透明，浸蜡包埋，常规切片，HE 染色，光镜观察。②胸主动脉、肾动脉和肠系膜动脉中膜厚度与管腔直径比值检测。在 HE 染色和醛复红染色切片下，用 Image-ProPlus6 图像分析软件测量动脉血管中膜厚度、管腔直径，并计算二者比值。③胸主动脉超微结构的检测。取胸主动脉标本 $1mm^3$，立即置于 4℃ 2.5% 戊二醛固定 1h，透射电镜观察。

胸主动脉 Ang Ⅱ 含量的检测采用放免分析法检测。

统计学分析方法：计量资料数据以 $\bar{x} \pm s$ 表示，数据统计以 SPSS10.0 版单因素方差分析进行处理。

（2）研究结果：

①各组尾动脉收缩压变化比较：详见表 8-1。

表 8-1　各组 SBP 的变化比较（$\bar{x} \pm s$，mmHg）

组别	动物数	给药前	给药后 4 周	给药后 8 周
正常组	8	105 ± 6.46	103.3 ± 9.43	104.2 ± 10.2
模型组	8	175 ± 7.07	173.75 ± 11.09	175 ± 13.23
卡托普利组	8	172.5 ± 8.66	150 ± 10.80※	145 ± 9.13※※
钩藤碱组	8	172.5 ± 13.23	148.75 ± 12.5※	146.3 ± 13.15※
异钩藤碱组	8	176.25 ± 11.09	150 ± 5.77※※	151.3 ± 10.31※
总生物碱组	8	175 ± 9.13	150 ± 9.13※	146.3 ± 6.29※※

※：与模型组相比 $P<0.05$；※※：与模型组相比 $P<0.01$

②对各组大鼠动脉形态学的影响：各组大鼠胸主动脉、肾动脉和肠系膜动脉病理组织学的变化与正常组大鼠比较，模型组大鼠胸主动脉、肾动脉和肠系膜动脉的管壁内膜、中膜和外膜均存在不同程度的增厚现象，其中膜平滑肌细胞肥大、增生、排列紊乱，弹力纤维排列紊乱，胶原纤维增生，可见空泡样结构，管壁变狭窄。各用药组均具有一定程度的抑制效应，管壁增厚减轻，平滑肌细胞减少，血管弹力纤维排列较有序，胶原增生减轻。

各组胸主动脉、肾动脉和肠系膜动脉比较详见表 8-2。

各组胸主动脉超微结构比较正常组胸主动脉结构完整，间质成分无明显增生，细胞形态正常。模型组 SHR 胸主动脉内膜增厚，局部断裂不连续，中膜增厚，胶原纤维成分增多，排列紊乱，细胞结构不完整，细胞浆内质网等细胞器发达。各用药干预组均存在不同程度的改善。

表 8-2　各组 SHR 胸主动脉、肾动脉和肠系膜动脉中膜厚度 / 管腔直径的比较（$\bar{x} \pm s$, 10^{-2}%）

组别	动物数	胸主动脉	肾动脉	肠系膜动脉
正常组	6	8.4 ± 1.3	8.0 ± 0.6	7.7 ± 1.2
模型组	6	13.1 ± 1.5	11.7 ± 1.1	12.2 ± 1.3
卡托普利组	6	9.8 ± 0.8*	8.3 ± 0.7*	8.7 ± 0.6*
钩藤碱组	6	10.1 ± 0.7*	8.6 ± 0.8*	9.2 ± 0.9*
异钩藤碱组	6	9.9 ± 1.1*	8.9 ± 1.2*	8.8 ± 0.9*
总生物碱组	6	9.9 ± 0.7*	8.7 ± 0.7*	8.9 ± 0.9*

*：与模型对照组比较 $P<0.05$

③各组胸主动脉 Ang Ⅱ 含量比较：详见表 8-3。

表 8-3　SHR 胸主动脉血管紧张素Ⅱ浓度的比较（$\bar{x} \pm SD$）

组别	动物数	Ang Ⅱ [pg/（mL·mg）]
正常组	8	3.35 ± 0.42
模型组	8	8.81 ± 0.88
卡托普利组	8	6.49 ± 0.72*
钩藤碱组	8	6.71 ± 0.71*
异构藤碱组	8	7.08 ± 0.53*
钩藤总生物碱	8	7.12 ± 0.63*

*：与模型组比较 $P<0.05$

（3）研究结论：随着对高血压血管形态学变化及其机制研究的深入，人们开始关注重塑血管的功能变化。血管重塑是血管对血流动力学或体液因素等的改变而发生的适应性变化。在高血压的发展中，血管重塑已成为高血压并发症及循环紊乱的重要病理基础。

高血压血管重塑的发生机制复杂，一般认为是循环负荷及血流动力学的变化、血管活性物质、遗传和神经体液等因素综合作用的结果。血管局部的力学态势和血管活性物质的变化在高血压血管重塑中可能起着重要作用，其中尤以血管组织中肾素 – 血管紧张素系统（RAS）活性增高在高血压血管重塑中的作用最为突出。血管紧张素转换酶（ACE）基因转入血管壁以增加局部 ACE 的表达，ACE 又是局部 Ang Ⅱ 产生的限速酶，ACE 可以诱导局部 Ang Ⅱ 的生成增加，从而促进血管细胞生长、血管壁肥厚，但不伴发血压及循环 RAS 的改变。动脉内膜损伤后，局部 ACE 的表达及活性明显增高，导致局部 Ang Ⅱ 生成增多，从而诱导血管局部生长因子如血小板源生长因子、转化生长因子 – β、碱性成纤维细胞生长因子的自分泌增加，促进血管平滑肌细胞的增长及迁移。Ang Ⅱ 可以导致内皮功能障碍，启动凋亡抑制因子，刺激血管细胞黏附分子的表达和白细胞介素 -6、肿瘤坏死因子 – α 等炎症因子的释放，造成血管的炎症反应，参与重塑。Ang Ⅱ 还可促进血管平滑肌细胞产生自由基，使内皮细胞合成的一氧化氮迅速灭活，从而削弱其抑制血管重塑的作用。

因此，观察血管功能和结构状况可作为原发性高血压病情判断依据，而改善血管重塑也成为治疗高血压的正确思路。钩藤提取物不但能够降低 SHR 血压，而且能够改善 SHR 主动脉和肾动脉的病理损害，降低 SHR 胸主动脉、肾动脉中膜厚度 / 管腔内径的比值，逆转高血压血管的不良重塑；其机制与抑制血管壁 RAS 系统活性有关，更深入的机制有待于进一步探讨。

2. 钩藤总生物碱 D- 半乳糖诱导的内皮细胞衰老的干预

（1）研究方法：实验动物 1 周龄以内的雄性 SD 大鼠 20 只，购自山东中医药大学实验动物中心。

实验药品钩藤碱、异钩藤碱和钩藤总生物碱由山东中医药大学药学院周洪雷教授惠赠；卡托普利为济南永宁制药有限公司产品（国药准字 H37022533, 生产批号 090401），实验前先经 DMSO 溶解后，用 DMEM-F12 培养基稀释、过滤除菌,4℃冰箱保存备用。

主要试剂 DMEM-F12 培养基购自 Gibco 公司；胎牛血清（FBS）购自四季青生物工程公司；二甲基亚砜（DM-SO）、明胶（Gelatin）和 D- 半乳糖（D-gal）购自北京索莱宝科技有限公司；鼠抗人血管性假血友病因子（vonWillebrandfactor,vWF）单克隆抗体、辣根过氧化酶标记的羊抗鼠 IgG 二抗及 DAB 显色试剂盒购自北京中山公司；细胞衰老 β- 半乳糖苷酶染色试剂盒购自碧云天生物技术研究所；PCR-ELISA 端粒酶活性试剂盒购自 Roche（德国宝灵曼公司，货号 11854666910）。其余试剂均为国产分析纯。

① RAEC 的分离培养与鉴定：采用组织贴块法培养大鼠胸主动脉内皮细胞（RAEC）。无菌状态下逐层剪开胸腔，分离大鼠胸主动脉降支，剔除血管外附着的脂肪和结缔组织；用眼科剪剪成约 1mm 左右的血管环，将其立置于用 0.2% 明胶预处理的细胞培养瓶瓶底，种植密度约为 1 块 /cm²；置于 CO_2 培养箱中干贴壁 2h，然后加入含 20%FBS 的 DMEM-F12 培养基 3mL, 置于 37℃、5%CO_2、饱和湿度的培养箱中培养。72h 后去除组织块并换液。长至细胞汇合成单层时以 0.25% 胰蛋白酶消化法传代，选第 4~8 代内皮细胞用于实验。选取第 2 代细胞做 vWF 免疫组织化学染色进行细胞鉴定。

②细胞衰老模型的复制：将原代分离的 RAEC 传代，细胞贴壁后改换含 10g/LD-gal 的 DMEM 培养液培养。细胞长成单层后，继续用含 D-gal 的培养液传代 3 次，培养 7 天后终止培养，即为 D-gal 诱导的 RAEC 衰老模型。

③分组与给药：经 24h 无血清培养基预处理后，随机分为 7 组：正常对照组（不加特殊处理因素）、溶媒对照组（1%DMSO/DMEM-F12）、衰老模型组（10g/LD-gal/DMEM-F12）、阳性对照组（10g/LD-gal+400mg/L 卡托普利）及钩藤总生物碱低剂量组（10g/LD-gal+100mg/L 钩藤总生物碱）、中剂量组（10g/LD-gal+200mg/L 钩藤总生物碱）和高剂量组（10g/LD-gal+400mg/L 钩藤总生物碱）。继续培养 48h，进行实验检测。

④ RAEC 形态学：观察细胞爬片，同上培养和分组干预后，采用扫描电镜技术观察细胞形态。2.5% 戊二醛固定 24h; 经 0.1mol/L 磷酸缓冲液清洗 2h 以上，中间换 2~3 次新液；用 1% 锇酸固定 1~1.5h，用双蒸水清洗 2h,中间换 2~3 次新液；梯度酒精脱水（50%、70%、80%、90%、100% 两次），每级 20min; 醋酸异戊酯置换；常规临界点干燥；粘托后用 IB-5 离子溅射仪镀铂；扫描电镜观察。

⑤ β- 半乳糖苷酶测定：同上培养和分组干预后，按照 β- 半乳糖苷酶染色试剂盒说明书进行试剂配制及操作。细胞爬片经 1mL 固定液室温固定 15min;PBS 洗 3min×3 次；加入 1mL 染色工作液;37℃湿盒孵育过夜，在光学显微镜下即可观察到有蓝色表达的细胞即为衰老细胞。计数 10~20 个视野，约 1000 个细胞，衰老细胞率（%）= 衰老细胞数 / 总细胞数 ×100%。

⑥端粒酶活性测定：同上培养和分组干预后，按 PCR-ELISA 端粒酶活性检测试剂盒说明书进

行操作，酶标仪 450nm（参考波长 690nm）处检测吸光度，重复 4 次，取其平均值。

⑦统计学处理方法：数据统计采用 SPSS17.0 版统计软件，计量资料以 $\bar{x} \pm s$ 表示，多组间比较采用单因素方差分析，以 $P<0.05$ 为差异有统计学意义。

（2）研究结果：

① RAEC 的培养与鉴定：原代 RAEC 培养 2~3d 即可由组织块边缘游离出，并逐渐向外延伸，呈扁平梭形或多角形；细胞生长融合形成单层及传代后，呈现内皮细胞典型的鹅卵石或铺路石镶嵌状排列生长；经 vWF 免疫组织化学染色鉴定，所培养细胞的胞质内呈现棕色，95% 以上的细胞均为 RAEC（图 8-1）。

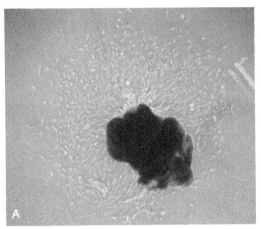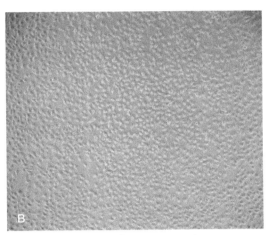

图 8-1　RAEC 的原代、传代培养（A: 原代 RAEC；B: 第三代 RAEC）

②钩藤总生物碱对衰老 RAEC 形态学的影响：正常对照组 RAEC 呈圆形或梭形、多角形，表面微绒毛丰富，排列规则，细胞膜完整，细胞间隙较小，细胞连接可见。与正常对照组相比，衰老模型组细胞体积变大，形态不如前者规则，表面微绒毛僵直断裂，分布不规则，减少甚至消失，细胞膜不如前者完整，细胞间隙增大，细胞明显肿胀，细胞连接断裂甚至消失。与衰老模型组比较，各药物干预组的 RAEC 形态结构如细胞形态、大小及微绒毛数量、分布均有明显改善。其中阳性对照组效果最为明显，其余依次为钩藤总生物碱中剂量组和低剂量组。钩藤总生物碱高剂量组细胞形态与衰老模型组无明显差异。说明 200mg/L 是钩藤总生物碱发挥抗 RAEC 衰老作用的最适浓度（图 8-2）。

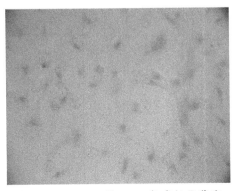

图 8-2　RAEC 的 vWF 免疫组化鉴定

③钩藤总生物碱对衰老的 RAEC β－半乳糖苷酶表达的影响：与正常对照组相比，溶媒对照组细胞衰老率差异无统计学意义（P>0.05），说明 DMSO 作为溶媒对实验结果无明显影响；衰老模型组细胞衰老率显著增加（P<0.05），说明 D-gal 成功诱导了 RAEC 的衰老；各药物干预后，均表现有抑制内皮细胞衰老、降低衰老细胞率的作用，钩藤总生物碱的作用效果为中剂量组＞低剂量组＞高剂量组；阳性对照组与钩藤总生物碱低、中剂组作用相当，差异无统计学意义（P>0.05；表 8-4，图 8-3）。

④钩藤总生物碱对衰老 RAEC 端粒酶活性的影响：溶媒对照组的端粒酶活性与正常对照组相比差异无统计学意义（P>0.05），表明 DMSO 溶媒对实验结果无影响；衰老模型组细胞端粒酶活性显著增加（P<0.05），说明 D-gal 诱导 RAEC 衰老成功；各药物组（除钩藤总生物碱高剂量组外）端粒酶活性表达与衰老模型组比均显著降低（P<0.05），以阳性对照组为最佳，钩藤总生物碱组以中剂量组为最佳，高剂量组最差，说明钩藤总生物碱在高剂量用药时，可能存在一定程度上的细胞毒性作用（表 8-5）。

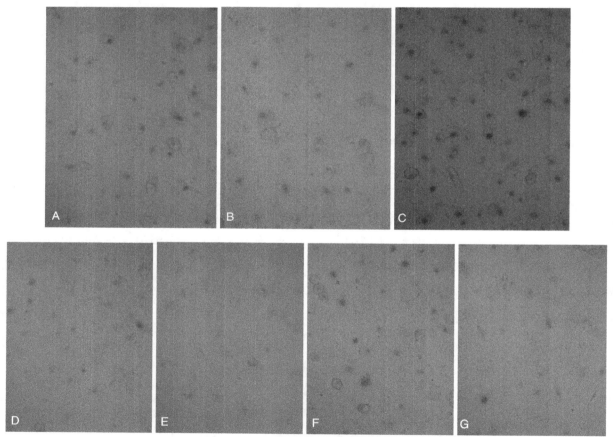

图 8-3　RAEC 的 β－半乳糖苷酶染色（×400）。A：正常对照组；B：溶媒对照组；C：衰老模型组；D：钩藤总生物碱低剂量组；E：钩藤总生物碱中剂量组；F：钩藤总生物碱高剂量组；G：阳性对照组

表 8-4　各组细胞衰老率的比较（ $\bar{x} \pm s$ ）

分组	n	衰老细胞率
正常对照组	7	44.23% ± 5.5060%
溶媒对照组	7	44.03% ± 1.3250%
衰老模型组	7	58.49% ± 0.8707%[a]
钩藤总生物碱低剂量组	7	27.54% ± 0.83%[b]
钩藤总生物碱中剂量组	7	23.61% ± 2.07%[bc]
钩藤总生物碱高剂量组	7	31.66% ± 2.36%[b]
阳性对照组	7	26.14% ± 2.13%[b]

a：与正常对照组比较 $P<0.05$ ；b：与衰老模型组比较 $P<0.05$ ；c：与钩藤总生物碱高剂量组比较 $P<0.05$

表 8-5　各组细胞端粒酶活性的比较（ $\bar{x} \pm s$ ）

分组	n	端粒酶活性
正常对照组	4	1.3075 ± 0.0096
溶媒对照组	4	1.3625 ± 0.0206
衰老模型组	4	1.5200 ± 0.0245[a]
钩藤总生物碱低剂量组	4	1.2480 ± 0.0173[b]
钩藤总生物碱中剂量组	4	1.1175 ± 0.0903[bc]
钩藤总生物碱高剂量组	4	1.4625 ± 0.0275
阳性对照组	4	0.7025 ± 0.1272[bc]

a：与正常对照组比较 $P<0.05$ ；b：与衰老模型组比较 $P<0.05$ ；c：与钩藤总生物碱高剂量组比较 $P<0.05$

（3）研究结论：血管内皮细胞结构和功能的完整性对于维持心血管系统的正常功能至关重要。由于内皮细胞的衰老导致血管内皮的功能逐渐退化，是高血压发生的重要因素；且血压升高对血管壁的剪切力增加，又进一步加剧了血管内皮的损伤，使内皮依赖性血管舒缩功能降低，从而更加剧了血压的升高。D-gal 作为一种致老剂，能诱导细胞及整体动物衰老，其具体机制尚未完全明了。本文用 D-gal 诱导 RAEC 连续传代 3 次及培养 7d 后，成功建立了 RAEC 的衰老模型。扫描电镜下，衰老 RAEC 细胞形态退化，表现出细胞形态不规则、细胞膜不完整、细胞扁平胀大、表面微绒毛僵直断裂、细胞间隙增大等，呈明显的复制性衰老的特征。

β-半乳糖苷酶是一种常用的报告基因分子，是近年公认的细胞衰老的生物学标志物之一。衰老细胞在酸性条件（pH6.0）下，细胞内源性 β-半乳糖苷酶活性增加。本实验采用的试剂盒以 X-Gal 为底物，通过原位染色，在衰老特异性 β-半乳糖苷酶（血清饥饿引发的生长抑制并不能提高 β-半乳糖苷酶的活性）催化下表达深蓝色产物，即为衰老细胞。

端粒是真核生物线性染色体末端的特殊 DNA 序列，用以维护基因信息在复制过程中的准确性。正常情况下，细胞每次分裂都会使端粒变得越来越短；当端粒短到一定程度时，即进入细胞衰老期。端粒酶是由 RNA 和蛋白质亚基组成的核糖核酸蛋白复合物，具有逆转录酶活性，它能以自身的 RNA 组分为模板，在端粒末端添加新的端粒重复序列而使端粒延长，以维持端粒长度的稳定性。端粒酶在多数正常体细胞中呈阴性，而在肿瘤细胞和衰老细胞中表达活跃。

卡托普利是临床防治高血压血管重塑的常用药物，也有体外实验表明卡托普利具有保护血管内皮细胞、抑制血管内皮损伤的作用，故本实验选用卡托普利作为阳性对照药物。本实验中 D-gal 诱导的衰老模型组 RAEC 细胞 β-半乳糖苷酶和端粒酶活性显著增加（$P<0.05$），与衰老细胞的特性一致。经钩藤总生物碱或卡托普利干预处理后的 RAEC 细胞形态明显改善，β-半乳糖苷酶表达和端粒酶活性明显降低（$P<0.05$），显示了卡托普利对 β-半乳糖苷酶和端粒酶活性具有明显抑制作用，钩藤总生物碱中剂量组药效与阳性对照药卡托普利药效接近，提示钩藤总生物碱既具有强大的抑制内皮细胞衰老、保护血管内皮的效用，又可以发挥其作为中药长效固本的功效。钩藤总生物碱各剂量组的作用效果为：中剂量组 > 低剂量组 > 高剂量组，提示钩藤总生物碱在高剂量用药（>400mg/L）时效果不佳，可能存在一定程度上的细胞毒性作用。经量效观察，发现钩藤总生物碱的最佳作用剂量为 200mg/L。

3. 钩藤碱通过增强自噬延缓内皮祖细胞衰老

（1）研究方法：

①钩藤碱的制备：用二甲基亚砜溶解钩藤碱（上海诗丹德生物技术有限公司），DMEM/F12 稀释，4℃保存。

②内皮祖细胞的分离和细胞培养：山东中医药大学伦理委员会批准了本研究的实验方案，所有方法均按照美国国立卫生研究院出版的《实验动物护理和使用指南》进行。4~6 周龄的健康雄性 Wistar 大鼠由山东大学实验动物中心提供。使用淋巴细胞分离液，采用密度梯度离心法分离单个核细胞。加入 EGM-2MV 培养基重悬细胞，接种于预先被 FN 包被过的 $25cm^2$ 培养瓶中。72 h 后更换培养基，去除非贴壁细胞，以后每 48 h 更换一次。倒置相差显微镜下观察细胞状态并拍照。以 2 μmol/L Ang II（Sigma-Aldrich，USA）培养内皮祖细胞（endothelial progenitor cells，EPCs）为对照，除正常对照组（仅用 EGM-2MV 培养）外，其余各组均用药物培养 1 h 后加入 Ang II。根据我们之前的研究，所有细胞在分析前均孵育 24h。

③免疫荧光双重染色法：取生长状态良好的原代 EPCs，胰酶消化并收集细胞，接种于 12 孔板上。细胞在板内贴壁并融合约 80% 后，弃培养基，PBS 缓冲液清洗 2 遍。EGM-2MV 培养基中加入浓度为 3.5mg/mL 的 Dil-Ac-LDL，使其终浓度为 40μg/mL，置于细胞培养箱中避光孵育 4h。去除含 Dil-Ac-LDL 的 EGM-2MV 培养基，培养基清洗细胞 2 次。使用 PBS 缓冲液将 4% 多聚甲醛稀释成 3% 多聚甲醛，并固定细胞 30min。EGM-2MV 培养基中加入浓度为 1mg/mL 的 FITC-UEA-1，使其终浓度为 10μg/mL，置于细胞培养箱中避光孵育 1h。PBS 缓冲液清洗 3 次，每次 5min。使用荧光显微镜观察染色结果，并拍摄照片。

④ β-半乳糖苷酶染色实验：收集生长状态良好的 P3 代 EPCs，铺于 6 孔板上，细胞贴壁并融合 70%~80% 后，分别加药物及 Ang II 干预 24h。取聚丙烯容器，配制 β-半乳糖苷酶染色工作液。去除 6 孔板中培养基，每孔加入 1mL β-半乳糖苷酶染色固定液，室温固定 15min。去除染色固定液，每孔加入 1mL 染色工作液，用保鲜膜将 6 孔板封好，37℃孵育过夜。倒置相差显微镜下观察，每孔随机选取 3 个视野，记录视野内染色细胞数及细胞总数。

⑤端粒酶测定：端粒酶活性的测定采用端粒重复扩增法（TRAP）。根据 TeloTAGGG 端粒酶 PCR ELISA plus 试剂盒（Roche Molecular Biochemicals，Germany）的说明，每个反应收集大约

1×10^6 个细胞，12000g 离心 20 min。扩增后上清产生 TRAP 反应产物，与密封剂 37℃孵育 1 h，加入 Anti-DNP 抗体，避光孵育 30 min。加入 TMB 溶液和终止液后，分别在 450 nm 和 690 nm 处测定吸光度，得到最终产物的吸光度。差值（OD=A450-A690）表示端粒酶活性。

⑥ Western Blot 检测：将 RIPA 与 PMSF 按 100 : 1 的比例混合后，将细胞裂解液加入 EPCs 中，离心后收集上清。蛋白浓度采用 BCA 蛋白测定试剂盒测定。蛋白样品经十二烷基硫酸钠 – 聚丙烯酰胺凝胶电泳（SDS-PAGE）分离，转移到聚偏二氟乙烯（PVDF）膜（Millipore Corporation，USA）上。膜密封在 5% 的脱脂牛奶中封闭 1 h，然后在一抗中孵育过夜：anti-p53，anti-LC3A/B，anti-Beclin-1，anti-phosphor-AMPKα，anti-AMPKα（1 : 1000，Cell Signaling Technology），anti-p21（1 : 1000，Santa Cruz Biotechnology），anti-p62（1 : 1000，Abcam），β-actin（1 : 10000，Proteintech）。第 2 天，二抗（1 : 10000）孵育 1 h，使用 ECL 显影液检测条带，平均密度用 ImageJ 1.8.0 软件分析。

⑦ mRFP-GFP-LC3 免疫荧光：将 EPCs 接种于 24 孔板中，细胞融合率达到 50%~70% 时，转染自噬双标腺病毒 mRFP-GFP-LC3。37℃培养 2 h 后，去除含有腺病毒的培养基，加入正常培养基继续培养 12 h。加入药物和 Ang Ⅱ 干预 24h 后，荧光显微镜下观察，统计至少 3 张不同图像中红点、绿点、黄点和游离红点的数量。

⑧透射电镜：EPCs 分别在 3% 戊二醛溶液和 1% 锇酸溶液中固定 2 h 和 1 h，丙酮溶液脱水，Epon812 包埋。将预埋块切片成半薄切片，甲苯胺蓝染色，使用 LKB-V 超薄切片机在光镜下切成超薄切片，醋酸铀、柠檬酸铅染色，JEOL-1200EX 透射电镜观察细胞中自噬体。

⑨增殖活性测定：将对数生长期的 EPCs 接种于 96 孔板中，培养至正常生长期。加入 EdU 溶液后，37℃培养箱中孵育 4 h。加入 4% 多聚甲醛固定 30min。加入 2 mg/mL 甘氨酸，在脱色摇瓶中洗涤 5min。加入 1 × Apollo® 染色反应液，振荡暗箱孵育 30 min。加入 1 × Hoechst 33342，振荡暗箱孵育 30 min。荧光显微镜下观察染色结果。

⑩黏附实验：EPCs 铺于 6 孔板上，细胞融合约 70%~80% 后，分别加药物及 Ang Ⅱ 干预 24h。FN 中加入 DMEM/F12 稀释，两者比例为 1：9；将稀释后的 FN 铺于 24 孔板上，4℃冰箱过夜。收集 6 孔板中的 EPCs 并接种于 FN 包被的 24 孔板上，置于培养箱中培养 1h。1h 后，使用 PBS 缓冲液清洗以去除未贴壁 EPCs。4% 多聚甲醛固定细胞 10min。使用苏木素染色液及伊红染色液分别染色 30min 及 10min 后，PBS 缓冲液轻轻冲洗细胞 2 次。倒置相差显微镜下观察贴壁细胞并拍照，随机选取 3 个视野，计数贴壁细胞并取平均值。

⑪ Transwell 实验：EPCs 铺于 6 孔板上，细胞融合约 70%~80% 后，分别加药物及 Ang Ⅱ 干预 24h。收集细胞并以无血清 EBM-2 培养基重悬细胞，调整细胞密度为 1×10^5/mL。Transwell 下室中加入 500 μL EGM-2MV 培养基，上室中加入 200 μL 不含血清的细胞悬液，将上室小心放入下室内，细胞培养箱中培养 6h。小心取出上室，吸出培养基，干棉签轻轻擦去上室内表面细胞。4% 多聚甲醛固定 30min，苏木素染色液及伊红染色液分别染色 30min 及 10min，超纯水漂洗后晾干。倒置相差显微镜下观察并拍照，每孔随机选择 3 个视野，计数从上室迁移到下室的 EPCs 数量。

⑫ Tube formation 实验：EPCs 铺于 6 孔板上，细胞贴壁并融合约 70%~80% 后，分别加药物及 Ang Ⅱ 干预 24h。在 96 孔板中，每孔加入 50 μL BME（冰上操作），细胞培养箱中孵育 1h。消化收集 6 孔板中细胞，EBM-2 培养基重悬细胞，调整细胞密度为 1×10^5/mL。96 孔板中，每孔

加入100μL细胞悬液,置于细胞培养箱中培养6h。倒置相差显微镜下观察并拍照。每组各设3个孔,每孔随机选取1个视野,分析并记录管状结构数目。

⑬siRNA的转染及实时荧光定量PCR(qRT-PCR):使用100 nM的AMPKα siRNA转染EPCs,其中包含50 nM的AMPKα1 siRNA(sc-270142,Santa Cruz Biotechnology,USA)和50 nM的AMPKα2 siRNA(sc-155985,Santa Cruz Biotechnology,USA),对照组转染100 nM的controlsiRNA(sc-36869,Santa Cruz Biotechnology,USA)。当细胞融合率在60%~80%时,用siRNA转染培养基洗涤细胞。配制siRNA转染混合物,将混合物加入洗净的细胞上,培养箱中孵育6 h。去除转染混合物,用正常培养基替代,再孵育48h。qRT-PCR检测AMPKα mRNA表达,以确定敲除是否成功。

采用TRIzol法提取EPCs总RNA,用PrimeScript RT试剂盒(Takara Biomedical Technology)逆转录成cDNA。与已发表序列匹配的特异正向/反向引物为:AMPKα(5′-CCTTTACCACGGTTGATTTCTC-3′;5′-CAGGCTCTACTTTGATCGCACT-3′);β-actin(5′-CGTTGACATCCGTAAAGA-3′;5′-AGCCACCAATCCACACAG-3′)。qRT-PCR采用LightCycler®480 SYBR Green Ⅰ Master试剂盒进行,反应混合物包含LightCycler®480 SYBR Green Ⅰ Master,正向/反向引物,cDNA和DNase/RNase-free ddH$_2$O。使用Roche LightCycle®480进行检测,每个样品重复检测3次。

⑭统计分析:使用SPSS statistics 22.0软件对至少3次独立实验的数据进行统计分析。所有结果均以均数±标准差表示。两组间的比较采用配对t检验。$P<0.05$为差异有统计学意义。

(2)研究结果:

①大鼠骨髓源性EPCs的特性:大鼠骨髓源性EPCs具有典型的梭形和铺路石样形态,并可形成管状结构(图8-4A),与文献报道的EPCs形态一致。免疫荧光双重染色法是EPCs的一种功能性鉴定方法,也是EPCs最常用的鉴定方法之一。结果显示,经Dil-Ac-LDL和FITC-UEA-1染色后,双阳性细胞为分化的EPCs,呈橙色或黄色(图8-4B)。如图8-4C所示,培养5d后,双阳性细胞比例达到69%;在14d时,双阳性细胞比例达到92%。结果显示,提取培养的EPCs可内吞Ac-LDL并与UEA-1结合,说明EPCs具有向内皮细胞分化的能力。

②Ang Ⅱ触发EPCs衰老,抑制EPCs自噬:Ang Ⅱ是RAAS的重要成分,是目前已知的最强的血管收缩活性物质之一。已有研究发现Ang Ⅱ可致血管损伤,但其对EPCs的影响研究甚少。在此基础上,我们首先考察了Ang Ⅱ对EPCs衰老的影响。β-半乳糖苷酶染色实验结果显示,衰老EPCs体积增加,细胞边缘模糊,胞浆染色。Ang Ⅱ干预后,衰老EPCs比例增加($P<0.001$,图8-5A)。端粒严重缩短是细胞衰老的信号,Ang Ⅱ抑制端粒酶活性($P<0.001$,图8-5B),表明Ang Ⅱ缩短了EPCs端粒长度。此外,Ang Ⅱ增加了p53和p21的水平,而两者均为细胞衰老的重要分子标记物($P=0.003$,$P<0.001$,图8-5C)。随后,我们检测了Ang Ⅱ干预后EPCs自噬的变化。结果显示,Ang Ⅱ能够降低LC3-Ⅱ和beclin-1水平,升高p62水平($P<0.001$,$P=0.002$,$P=0.0015$,图8-5D),说明Ang Ⅱ抑制EPCs自噬。mRFP-GFP-LC3免疫荧光染色检测细胞内自噬体和自噬溶酶体的数量,以确定自噬体的形成和自噬通量水平。Ang Ⅱ干预后,绿点、红点、黄点(自噬体)、游离红点(自噬溶酶体)数量均减少($P=0.002$、0.0008、0.002、

0.009，图 8-5E）。结果表明，Ang Ⅱ抑制自噬体的形成和自噬通量。以上研究结果说明 Ang Ⅱ可诱导 EPCs 衰老，并抑制 EPCs 自噬。

③ 增强自噬可减轻 Ang Ⅱ诱导的 EPCs 衰老：通过前期实验，我们发现 Ang Ⅱ可以同时影响 EPCs 的衰老和自噬，因此我们质疑 EPCs 的衰老和自噬之间是否存在联系。为了进一步验证自噬与细胞衰老的关系，我们使用雷帕霉素（rapamycin，Rap，一种 mTOR 抑制剂）和 3-甲基腺嘌呤（3-methyladenine，3-MA，一种自噬抑制剂）激发或抑制自噬，观察 EPCs 衰老程度的变化。如图 8-6A 所示，Rap 干预后，EPCs 中 LC3-Ⅱ和 beclin-1 的水平显著增加（P=0.005，P<0.001），但 3-MA 会降低 LC3-Ⅱ和 beclin-1 的表达水平（P=0.005，0.013），反映了 Rap 对 Ang Ⅱ诱导的 EPCs 自噬损伤具有改善作用，而 3-MA 会加重损伤，导致自噬水平进一步降低。进一步研究发现，Rap 的干预降低了衰老 EPCs 的比例（P=0.001，图 8-6B），并增加了端粒酶活性（P=0.006，图 8-6C）；而 3-MA 的作用则相反。Rap 抑制 Ang Ⅱ诱导的 EPCs 衰老，3-MA 在 Ang Ⅱ的基础上进一步加速衰老。综上所述，我们认为 Rap 通过增强自噬来减弱 Ang Ⅱ诱导的 EPCs 衰老，而 3-MA 则相反，通过抑制自噬来加速衰老。

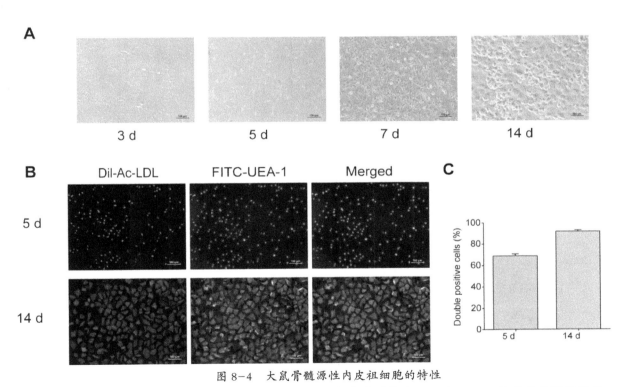

图 8-4　大鼠骨髓源性内皮祖细胞的特性
A：培养第 3、5、7、14 天大鼠骨髓源性 EPCs 的代表性图像（×100）；B：免疫荧光图像显示 EPCs 结合 Dil-Ac-LDL 和 FITC-UEA-1（×100）；C：双阳性细胞定量分析

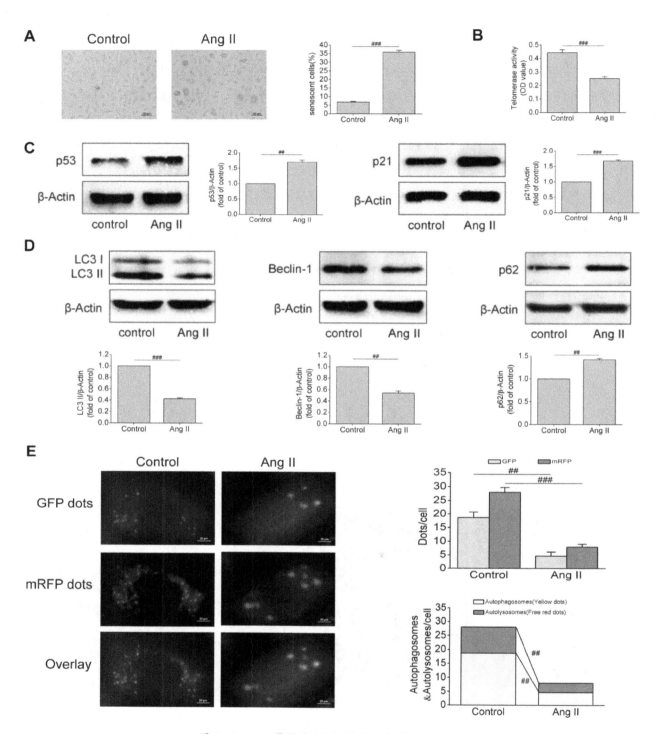

图 8-5　Ang Ⅱ 触发 EPCs 衰老，抑制 EPCs 自噬

A：β-半乳糖苷酶染色实验的代表性图像和定量分析（×100）；B：端粒酶活性采用端粒重复扩增法测定，以差异值表示（OD=A450-A690）；C：Western blot 分析 Ang Ⅱ 缺失或存在时 EPCs 中 p53 和 p21 的表达；D：Western blot 分析 Ang Ⅱ 缺失或存在时 EPCs 中 LC3-Ⅱ、beclin-1 和 p62 的表达；E：mRFP-GFP-LC3 免疫荧光的代表性图像及定量分析（×400）。#：$P<0.05$；##：$P<0.01$；###：$P<0.001$

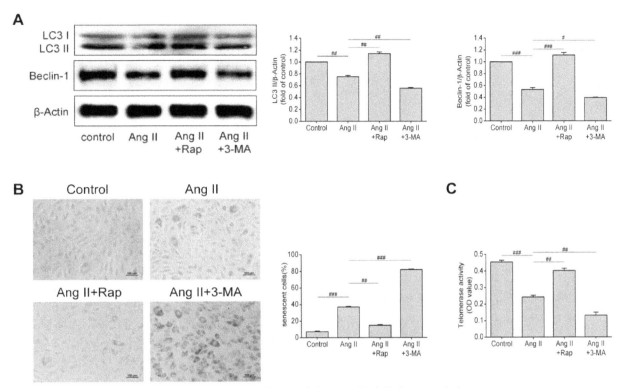

图 8-6　增强自噬可减轻 Ang Ⅱ诱导的 EPCs 衰老

A：Western blot 检测各组 EPCs 中 LC3-Ⅱ和 beclin-1 水平；　B：β-半乳糖苷酶染色实验的代表性图像及定量分析（×100）；　C：端粒酶活性采用端粒重复扩增法测定，以差异值表示（OD=A450-A690）。#：$P<0.05$；##：$P<0.01$；###：$P<0.001$

④钩藤碱增强细胞自噬，减轻 Ang Ⅱ诱导的 EPCs 衰老：钩藤碱的分子式为 $C_{22}H_{28}N_2O_4$，其化学结构如图 8-7A 所示。我们前期的研究已经证实了钩藤碱对自发性高血压大鼠血管内皮细胞的保护作用，因此，为了进一步观察钩藤碱对 EPCs 自噬和衰老的影响，我们在 Ang Ⅱ处理的 EPCs 中加入钩藤碱进行干预。钩藤碱能够改善 EPCs 自噬，表现为 LC3-Ⅱ含量增加（$P=0.005$），beclin-1 含量增加（$P=0.002$），p62 水平降低（$P=0.009$），但 3-MA 逆转了钩藤碱的作用（图 8-7B）。mRFP-GFP-LC3 免疫荧光染色结果显示，钩藤碱干预后，Ang Ⅱ导致降低的红点、绿点、黄点、游离红点数目均增加，说明钩藤碱促进了自噬体的形成和自噬通量的水平，而钩藤碱对自噬的促进作用会被 3-MA 抵消（图 8-7C）。用透射电镜观察自噬体也得到了相同的结论。Ang Ⅱ干预后，EPCs 中自噬体减少，脂滴增多，钩藤碱抑制了这一现象，而 3-MA 起到相反的作用（图 8-7D）。通过进一步检测细胞衰老相关指标，发现钩藤碱降低了衰老细胞比例（$P<0.001$，图 8-7E），提高了端粒酶活性（$P=0.011$，图 8-7F），降低了 p53 和 p21 水平（$P=0.003$，0.001，图 8-7G）。钩藤碱的抗衰老作用可被自噬抑制剂 3-MA 破坏，说明抑制自噬阻止了钩藤碱对细胞衰老的改善作用。这些数据均表明，钩藤碱通过增强自噬来减弱 Ang Ⅱ诱导的 EPCs 衰老。

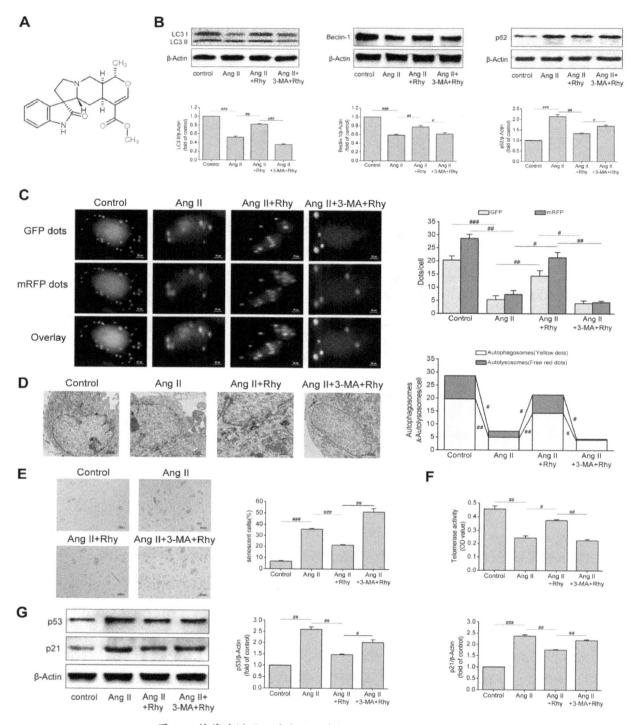

图 8-7 钩藤碱增强细胞自噬，减轻 Ang Ⅱ 诱导的 EPCs 衰老

A：钩藤碱的化学结构；B：Western blot 检测各组 EPCs 中 LC3- Ⅱ 、beclin-1 和 p62 的表达； C：mRFP-GFP-LC3 免疫荧光的代表性图像及定量分析（×400）； D：透射电镜观察自噬体； E：β - 半乳糖苷酶染色实验的代表性图像和定量分析（×100）；F：端粒酶活性采用端粒重复扩增法测定，以差异值表示（OD=A450-A690）；

G：Western blot 分析各组 EPCs 中 p53 和 p21 的表达。#：$P<0.05$；##：$P<0.01$；###：$P<0.001$

⑤ 钩藤碱改善 EPCs 功能：EPCs 修复血管的功能与其数量、迁移、黏附和血管生成能力密切相关，因此我们研究了钩藤碱对 EPCs 细胞功能的影响（图8-8）。结果显示，Ang Ⅱ 抑制 DNA 复制，减少迁移细胞、黏附细胞数量，减少 EPCs 管状结构形成。钩藤碱增强了 DNA 复制活性，提高了

迁移和黏附能力，并促进了 EPCs 管状结构的形成。但钩藤碱 +3-MA 组的细胞功能改善效果不明显。上述结果提示钩藤碱可改善 Ang Ⅱ 损伤的细胞功能，这与钩藤碱增加细胞自噬的作用有关。

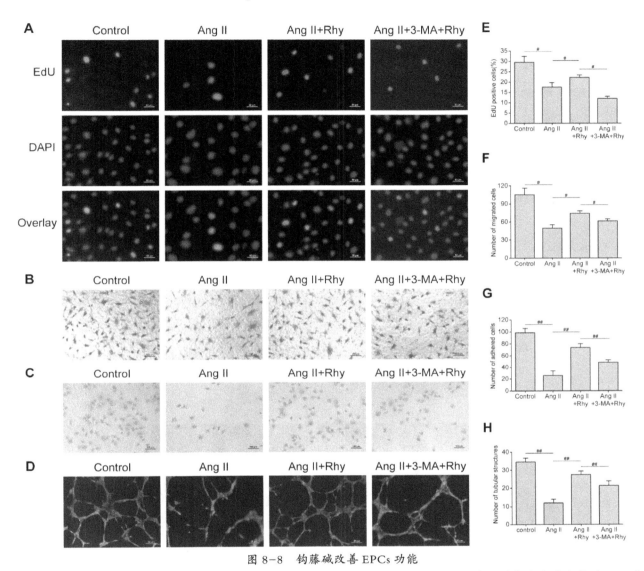

图 8-8　钩藤碱改善 EPCs 功能

A、E：增殖活性测定的代表性图像和定量分析（×200）；B、F：迁移实验的代表性图像和定量分析（H&E 染色，×100）；C、G：黏附实验的代表性图像和定量分析（H&E 染色，×100）；D、H：体外成管实验的代表性图像和定量分析（×200），视野中管状结构的数量代表了 EPCs 血管生成能力。#：$P<0.05$；##：$P<0.01$；###：$P<0.001$

⑥钩藤碱通过激活 AMPK 信号通路增强自噬水平：通过以上实验，我们知道钩藤碱能延缓 EPCs 衰老，改善细胞功能，这与其增强自噬有关。为了进一步阐明钩藤碱调控自噬的机制，我们检测了 AMPK 信号通路的激活状态。钩藤碱增加了 Ang Ⅱ 处理的 EPCs 中 p-AMPKα 的水平（$P<0.001$，图 8-9A），说明钩藤碱通过调节 AMPK 信号通路促进了自噬的发生。为了获得更有说服力的结果，我们使用 AMPKα siRNA 敲除 AMPKα。qRT-PCR 结果显示，siRNA 转染后 AMPKα 已被敲除（图 8-9B）。如图 8-9C 和图 8-9D 所示，AMPK 通路被部分阻断后，EPCs 中 LC3-Ⅱ 和 beclin-1 表达降低，自噬体的形成受到抑制。通过比较 Ang Ⅱ +Rhy 组及 AMPKα siRNA+Ang Ⅱ+Rhy 组，我们可以推断 AMPK 通路的阻断极大地影响了钩藤碱促进自噬的作用，也就是说，钩藤碱促进自噬功能与 AMPK 通路有关。以上结果表明钩藤碱通过激活 AMPK 信号通路增强自噬。

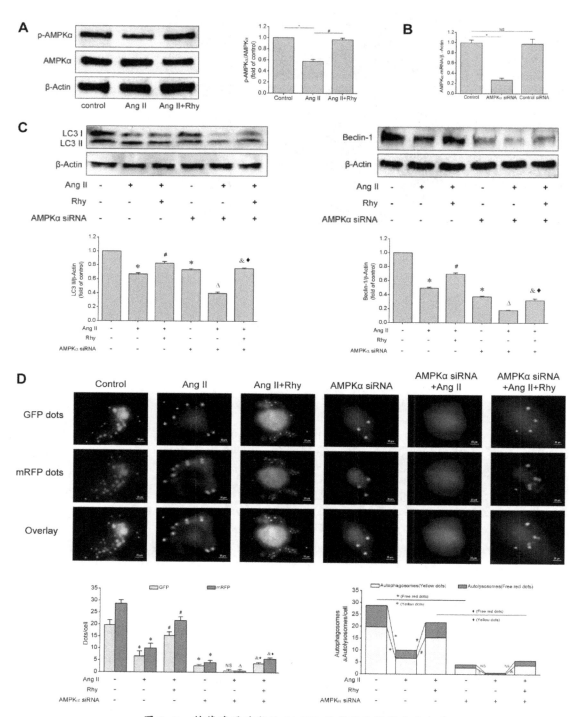

图 8-9　钩藤碱通过激活 AMPK 信号通路增强自噬水平

A：Western blot 检测各组 EPCs 中 p-AMPKα 和 AMPKα 的表达；B：qRT-PCR 检测各组 AMPKα mRNA 表达；C：Western blot 检测各组 EPCs 中 LC3-Ⅱ和 beclin-1 的表达；D：mRFP-GFP-LC3 免疫荧光的代表性图像和定量分析（×400）。*：与对照组相比 $P<0.05$；# 与 Ang Ⅱ组相比 $P<0.05$；Δ：与敲除 AMPKα 组相比 $P<0.05$；&：与敲除 AMPKα +Ang Ⅱ组相比 $P<0.05$；◆与 Ang Ⅱ +Rhy 组相比 $P<0.05$

（3）研究结论：血管内皮具有调节血管舒缩和血管重构的作用，内皮功能障碍是引发血压升高及靶器官损害的重要原因；而血压升高又会进一步加重内皮细胞和血管的损伤。内皮祖细胞（Endothelial progenitor cells，EPCs）是内皮细胞的前体细胞，主要存在于骨髓、脐带血和外周血中，具有修复受损血管内皮和再生血管的作用。当EPCs数量减少或功能受损时，EPCs分化为成熟内皮细胞、促进血管生成的能力减弱，内源性修复功能无法正常发挥，从而加重血管内皮损伤。研究表明，高血压患者外周血中EPCs数量显著减少，衰老EPCs的比例增加。且高血压病理机制的各方面，包括肾素-血管紧张素-醛固酮系统（renin-angiotensin-aldosterone system，RAAS）、自主神经系统、炎症和免疫系统异常等，都可导致EPCs受损，其中血管紧张素Ⅱ（AngⅡ）是主要因素。

自噬对血管内皮具有保护作用，其调控衰老的作用近年来已得到证实，但自噬对高血压所致EPCs衰老的影响尚不清楚。本研究证实了EPCs衰老与自噬之间的潜在联系，揭示了钩藤碱对EPCs的保护作用。Rap增强自噬可抑制AngⅡ诱导的EPCs衰老，而3-MA抑制自噬会进一步加重细胞衰老。钩藤碱具有促进自噬、延缓EPCs衰老的作用，与Rap类似。同时，我们发现钩藤碱抗衰老、改善细胞功能的作用被3-MA明显抑制，反映其作用与促进自噬有关。且钩藤碱增强自噬作用与其激活AMPK信号通路有关。EPCs对修复内皮和改善缺血有积极作用，因此，拮抗EPCs损伤，维持EPCs的功能和数量，不仅可以有效修复血管、保护靶器官，还可以通过改善内皮功能，进一步协助调控血压。我们的研究结果为高血压的治疗提供了新的思路。下一步，我们将进一步研究钩藤碱对体内自噬和衰老的影响，探讨其对高血压患者EPCs损伤的影响。

4. 钩藤碱增强自噬改善 TNF-α 介导的血管内皮细胞血栓前状态的研究

（1）材料：

① 细胞：HUVECs由山东大学齐鲁医院心血管实验室赠送。

② 药物与试剂：钩藤碱购于上海诗丹德生物技术有限公司（批号76-66-4，质量分数≥98.0%）；ECM培基购于美国ScienCell公司；3-甲基腺嘌呤（3-MA）购于美国Sigma公司；雷帕霉素（Rap）购于美国Gene公司；Beclin-1、人微管相关蛋白轻链3II（LC3II）/LC3I、NF-κB抗体购于美国Cell Signaling Technology公司；p62、PAI-1、vWF抗体及ET-1 ELISA试剂盒购于美国Abcam公司；PGI2 ELISA试剂盒购于上海酶联生物科技有限公司；辣根酶标记山羊抗兔IgG购于北京中杉金桥生物技术有限公司；β-actin抗体购于南京建成生物科技有限公司。腺病毒转染试剂盒购于汉恒生物科技有限公司。

③ 仪器：CO_2孵箱（Heraeus公司）；超净工作台（广州龙弘自动化设备有限公司）；荧光倒置显微镜（Zeiss公司）；电泳仪、半干转电转仪（美国Bio-Rad公司）；全波长酶标仪（美国Thermo Fisher Scientific公司）。

（2）方法：

① 模型制备及给药：HUVECs用ECM培养基（含有5%胎牛血清、1%内皮细胞生长因子和1%青霉素/链霉素）于37℃、5% CO_2培养箱中培养。隔天换液1次，镜下观察细胞融合至80%时传代培养。参照文献方法，选用质量浓度为10 μg/L的TNF-α与细胞共同孵育6 h制备HUVECs损伤模型。将细胞随机分为6组，即对照组（加入完全培养基）、模型组（TNF-α 10 μg/L）、

DMSO溶剂对照组（TNF-α 10 μg/L + 0.4%DMSO）、Rap组（TNF-α 10 μg/L + Rap 100 μmol/L）、钩藤碱组（TNF-α 10 μg/L + 钩藤碱 12 mg/L）、钩藤碱 + 3-MA组（TNF-α 10 μg/L + 钩藤碱 12mg/L + 3-MA 5 mmol/L）。模型制备完成后细胞继续培养 24 h 进行指标检测。

②指标检测：透射电镜观察自噬小体：药物作用结束后，去除培养基并加入磷酸盐缓冲液（PBS）洗涤细胞 2 次，然后用细胞刮刀轻轻刮下，并吹打使其形成单细胞悬液，加入离心管中以 1 000 r/min 离心 10min，小心去除上清液，向底部细胞团块中缓缓加入 1.5 mL 3% 戊二醛固定液进行固定，后送至济南微亚生物科技有限公司进行双固定、脱水等后续工作。

免疫荧光技术观察：绿色荧光蛋白－人微管相关蛋白轻链 3（GFP-LC3）表达调整细胞密度为 $1×10^5$/mL，24 孔板中每孔加入 500 μL 细胞悬液，37 ℃培养过夜，待细胞密度 40%~60% 时进行病毒转染。将腺病毒取出并在冰上缓慢融化，按照说明书采用 1/2 体积感染法。吸去原有培养基，加入 1/2 体积新鲜培养基，加入终质量浓度为 6 μg/mL 的凝胺，选定 MOI = 100 计算病毒总量，换算病毒原液体积。温箱孵育转染 6 h 后换用完全培养基培养 24 h，然后进行药物干预（步骤同上）。干预结束后用 4% 多聚甲醛室温固定 10 min，加入抗荧光淬灭剂封片，于激光共聚焦显微镜下拍照并采集图像。

Western blotting 检测：LC3II/LC3I、Beclin-1、p62、NF-κB、vWF、PAI-1 蛋白的表达取药物作用后的细胞，冰上操作，加入 200 μLRIPA 裂解液（含 20% PMSF）并用无菌细胞刮刀轻轻刮取细胞，冰浴 30 min，4 ℃、12 000 r/min 离心 15 min，取上清液，BCA 法测定蛋白浓度。以 1：4 将 5×SDS 与蛋白质样品振荡混匀，100 ℃水浴 3min 变性，冰浴冷却，制得样品。按照预先测定的蛋白浓度计算上样量，进行 SDS-PAGE 凝胶电泳，转膜至 PVDF 膜，将膜放入 5% 的脱脂奶粉中室温摇床封闭 1 h 后加入一抗（1：1 000），4 ℃孵育过夜。TBST 洗涤 3 次，每次 5 min，加入二抗室温摇床孵育 1 h，配置 ECL 显色液并进行显色曝光，以 β-actin 为内参进行灰度值分析。

细胞培养：上清液中 ET-1、PGI2 量的检测取细胞上清液，1 000 r/min 离心 5min，-80 ℃保存以备检测。采用 ELISA 试剂盒行检测，依据说明书要求配制相关试剂并进行操作，用酶标仪在 450 nm 的波长下测定各孔吸光度（A）值。

③统计学分析：采用 SPSS 19.0 软件对数据进行统计学分析。数据均用 $\bar{x} ± s$ 表示，在满足正态性检验和方差齐性的前提下，进行单因素方差分析，采用 LSD-t 检验进行组间比较。

④ 结果：透射电镜观察各组 HUVECs 自噬小体产生情与对照组 HUVECs 比较，模型组细胞内出现了含有胞浆成分的液泡状双层膜或新月状双层膜结构（图 8-10）。DMSO 组与模型组细胞没有明显的差异，Rap 组和钩藤碱组细胞内的双层膜结构明显增多，而 3-MA 能够显著削弱钩藤碱的作用效果。

钩藤碱对 TNF-α 诱导的 HUVECs 中 GFP-LC 表达的影响（图 8-11）结果表明，与对照组比较，TNF-α 干预后，HUVECs 中绿色荧光点明显增多，Rap 和钩藤碱能够显著增加细胞内 GFP-LC3 的表达水平，而 3-MA 能够显著抑制钩藤碱上调 GFP-LC3 表达水平的作用。提示 TNF-α 干预 6 h 后能够诱导细胞发生自噬现象，而钩藤碱进一步促进了自噬以达到保护细胞的作用。

钩藤碱对 TNF-α 诱导的 HUVECs 中自噬标记蛋白 LC3II/ LC3I、Beclin-1、p62 蛋白表达的影响由图 8-12 结果可知，与对照组比较，TNF-α 能够上调 HUVECs 中 LC3II/LC3I 和

Beclin-1 蛋白的表达水平，降低 p62 蛋白的表达水平（$P<0.05$）。与模型组比较，自噬激活剂 Rap 和钩藤碱均能够明显增强这一效应，并且自噬抑制剂 3-MA 能够显著抑制钩藤碱的作用效果（$P<0.05$）。DMSO 组与模型组比较各蛋白表达水平无明显差异。

钩藤碱对 TNF-α 诱导的 HUVECs 中凝血相关因子 NF-κB、vWF、PAI-1 蛋白表达的影响 由图 8-13 结果可知，与对照组比较，TNF-α 能够明显上调 HUVECs 中 NF-κB、vWF、PAI-1 蛋白的表达水平（$P<0.05$）；与模型组比较，Rap 和钩藤碱均能够不同程度地下调 HUVECs 中 NF-κB、vWF、PAI-1 蛋白的表达水平（$P<0.05$）。3-MA 能够显著抑制钩藤碱的作用效果（$P<0.05$）。DMSO 组与模型组比较各蛋白表达水平无明显差异。

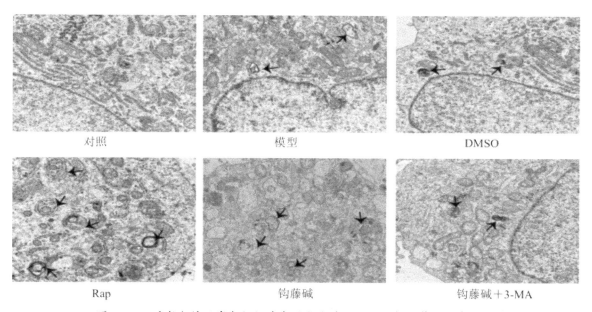

图 8-10　透射电镜观察各组细胞自噬小体（×10 000）。箭头：自噬小体

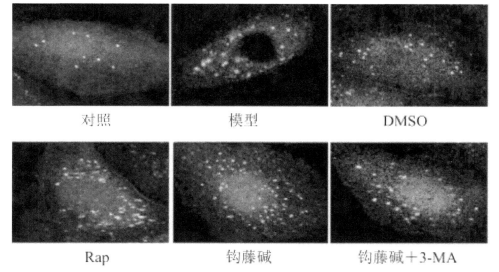

图 8-11 钩藤碱对 TNF-α 诱导的 HUVECs 细胞中 GFP-LC3 表达的影响（×1 000）

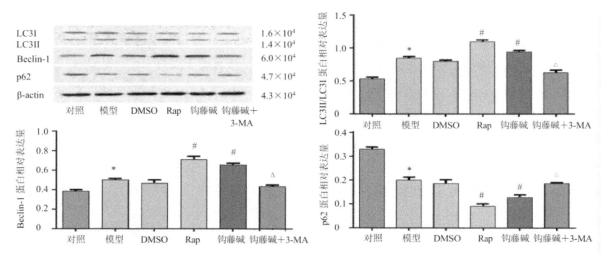

图 8-12 钩藤碱对 TNF-α 诱导的 HUVECs 中 LC3II/LC3I 、Beclin-1 、p62 蛋白表达的影响

*：与对照组比较 $P<0.05$；#：与 TNF-α 组比较 $P<0.05$；△：与钩藤碱组比较 $P<0.05$

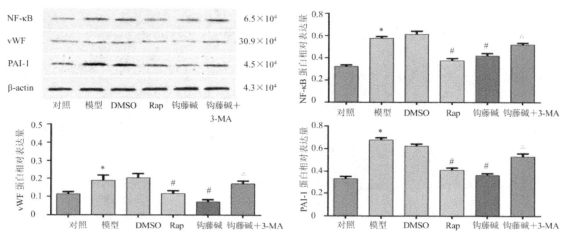

图 8-13 钩藤碱对 TNF-α 诱导的 HUVECs 细胞中 NF-κB 、vWF 、PAI-1 蛋白表达的影响

*：与对照组比较 $P<0.05$；#：与 TNF-α 组比较 $P<0.05$；△：与钩藤碱组比较 $P<0.05$

钩藤碱对 TNF-α 诱导的 HUVECs 中 ET-1 和 PGI2 量的影响与对照组比较，模型组细胞上清液中 ET-1 和 PGI2 的量显著降低（$P<0.05$）。与模型组比较，Rap 和钩藤碱能够明显促进细胞分泌释放 ET-1 和 PGI2，（$P<0.05$）。3-MA 能够抑制钩藤碱的作用效果（$P<0.05$）。DMSO 组与模型组 ET-1 和 PGI2 比较无明差异（表 8-6）。

表 8-6 钩藤碱对 TNF-α 诱导的 HUVECs 细胞中 ET-1 和 PGI2 量的影响（$\bar{x} \pm s$，$n = 5$）

组别	ET-1/（pg/mL）	PGI2/（pg/mL）
对照	14.79 ± 2.31	36.85 ± 6.33
模型	8.77 ± 3.13*	14.21 ± 4.99*
DMSO	8.43 ± 3.69	15.88 ± 7.44
Rap	11.73 ± 2.95#	28.19 ± 8.53#
钩藤	13.77 ± 3.02#	31.61 ± 7.74#
钩藤碱 + 3-MA	9.82 ± 2.43△	22.84 ± 8.45△

*：与对照组比较 $P<0.05$；#：与 TNF-α 组比较 $P<0.05$；△：与钩藤碱组比较 $P<0.05$

（3）讨论：本研究以炎性介导的血栓前状态为切入点，从细胞自噬的角度揭示抗高血压中药有效成分钩藤碱的血管保护效应。研究发现，钩藤碱通过上调自噬降低 TNF-α 介导的血管内皮细胞凝血相关因子 NF-κB、vWF、PAI-1 蛋白的表达，促进了 ET-1 和 PGI2 的分泌释放，抑制 TNF-α 介导的血栓前状态。本研究仅通过体外细胞实验揭示钩藤碱对 TNF-α 介导的血管内皮细胞血栓前状态的作用及机制，在接下来的研究中，将进一步通过动物实验从整体深入验证。

二 、钩藤及其提取物对血管平滑肌细胞影响的研究

1. 高血压病患者大网膜小动脉重塑的观测及相关蛋白表达探讨

（1）材料：

① 研究对象：以高血压病患者和非高血压病对照者大网膜中的小动脉为研究标本。标本采集方法：取外科急腹症手术切除、废弃的大网膜组织，取其中的小动脉，固定备用。

② 主要试剂：即用型 SABC 免疫组化检测试剂盒、亲和纯化 Bax 鼠单抗 IgG、亲和纯化 Bcl-2 鼠单抗 IgG、亲和纯化 c-Myc 鼠单抗 IgG、亲和纯化 c-Fos 兔多抗 IgG 均购自武汉博士德生物工程有限公司；MMP-9 鼠单抗 IgG 和 TIMP-2 鼠单抗 IgG 购自北京中杉金桥生物制品有限公司；生物素化山羊抗兔 IgG 和 DAB 显色剂购自武汉博士德生物工程有限公司。

（2）方法：

① 分组：将患者分为高血压病组和非高血压病组。高血压病组患者符合 WHO/ISH 的高血压诊断及分级标准，不伴有冠心病、糖尿病、高脂血症等，长期或间断服用降压药物。

②观测指标及检测方法：

血压测量：参照 2003 年《中国高血压防治指南》的测量方法。

血液流变学参数检测：采用锥板式稳态测量方法，观察全血黏度低切（whole blood viscosity low cut，WBV-LC）、全血黏度中切（whole blood viscosity cut，WBV-MC）、全血黏度高切（whole blood viscosity high cut，WBV-HC）、毛细管血浆黏度（capillaryplasma viscosity，CPV）、血细胞比容（hematocrit，HCT）、血沉（erythrocyte sedimentation rate，ESR）、全血还原黏度低切（whole blood reduction viscosity lowcut，WBRV-LC）、全血还原黏度中切（whole bloodreduction viscosity middle cut，WBRV-MC）、全血还原黏度高切（whole blood reduction viscosity high cut，WBRV-HC）和纤维蛋白降解产物（fibrin degradationproduct，FDP）等参数。

大网膜小动脉形态学检测：将摘取的大网膜的小动脉用 10% 甲醛溶液固定，常规石蜡包埋。将血管横切成厚度 7 μm 的薄片，HE 染色，用光学显微镜观察；并用 HPIAS-1000 高清晰度彩色病理图文分析系统测量、计算大网膜小动脉中膜厚度与管腔直径的比值。

大网膜小动脉 Bcl-2、Bax、c-Myc、c-Fos、MMP-9、TIMP-2 蛋白表达的检测：采用免疫组织化学 SABC 法，结果以 HPIAS-1000 高清晰度彩色病理图文分析系统进行分析；每张切片任选 5 个视野测量积分吸光度，取均值作为该样本的蛋白相对表达量。

网膜小动脉胶原含量的比较：采用 Masson 染色法。

③统计学处理：采用 SPSS 10.0 进行双样本 t 检验，数据以 $\bar{x} \pm s$ 表示。

（3）结果：

① 两组血压比较：纳入研究的高血压病患者和非高血压病对照者各 12 例，分析比较高血压病患者组和非高血压病对照者组的血压状况，显示 2 组的收缩压和舒张压有显著差异（$P<0.01$），说明纳入研究的对象符合设计要求（表 8-7）。

表 8-7　两组血压比较（mmHg，$\bar{x} \pm s$，n=12）

分组	SBP	DBP
对照组	125.7 ± 12.6	81.2 ± 8.9
高血压病组	162.5 ± 14.0**	97.6 ± 9.3**

**：与对照组相比 $P<0.01$

② 两组血液流变学参数比较：高血压病组患者血液流变学参数较非高血压病组对照者有不同程度的升高，尤以纤维蛋白原升高较为明显，表明高血压病组患者存在血液流变学异常，血液处于浓、黏、聚、凝状态（表 8-8）。

表 8-8　两组血液流变学比较（mmHg，$\bar{x} \pm s$，n=12）

分组	WBV-LC	WBV-MC	WBV-HC	CPV	HCT（%）	ESR（mm/h）	WBRV-LC	WBRV-MC	WBRV-HC	FDP（g/L）
对照组	8.97 ± 1.89	5.83 ± 2.01	5.25 ± 1.17	1.34 ± 0.41	44.34 ± 5.47	15.17 ± 6.64	16.48 ± 4.03	10.91 ± 3.17	8.32 ± 2.17	2.16 ± 0.45
高血压病组	10.49 ± 4.70	6.43 ± 1.37	5.95 ± 2.10	1.39 ± 0.36	43.20 ± 7.87	15.90 ± 7.95	18.90 ± 6.36	13.17 ± 4.06	9.11 ± 2.59	4.97 ± 0.87*

*：与对照组相比 $P<0.05$

③ 两组血管形态学比较：两组血管形态学比较显示，与非高血压病对照者相比，高血压病患者大网膜小动脉管壁有不同程度的增厚，其中膜平滑肌细胞肥大、增生，弹力纤维排列紊乱，胶原纤维增生。可见高血压病患者大网膜组织的小动脉存在血管损害和纤维组织重塑（图 8-14）。

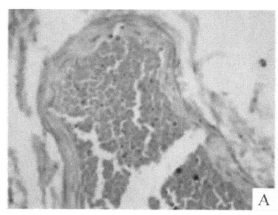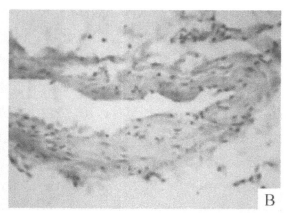

图 8-14　两组血管形态学比较。A: 对照组；B: 高血压病组

④两组体视学比较：高血压病患者组大网膜小动脉中膜厚度/管腔直径的比值较非高血压病对照者显著增大（$P<0.05$），提示高血压病患者大网膜的小动脉存在血管重塑（表 8-9）。

表 8-9　两组大网膜小动脉中膜厚度 / 管腔直径比值比较（$\bar{x} \pm s$, n=12）

组	（介质层厚度 / 亮度计）×10⁻²
对照组	7.58 ± 0.52
高血压病组	13.45 ± 0.60*

*：与对照组相比 P<0.05

⑤两组大网膜小动脉 Bcl-2、Bax、c-Myc、c-Fos、MMP-9 和 TIMP-2 蛋白表达的比较：高血压病组患者大网膜小动脉 Bcl-2、Bax、c-Myc、c-Fos、MMP-9 和 TIMP-2 积分吸光度均较非高血压病组对照者显著升高（P<0.05），表明在高血压病患者大网膜的小动脉 Bcl-2、Bax、c-Myc、c-Fos、MMP-9 和 TIMP-2 蛋白表达上调（表 8-10，图 8-15）。

表 8-10　两组大网膜小动脉 Bcl-2、Bax、c-myc、c-fos、MMP-9 和 TIMP-2 表达的比较（$\bar{x} \pm s$, n=12）

分组	Bcl-2	Bax	c-Myc	c-fos	MMP-9	TIMP-2
对照组	24.6 ± 7.32	18.5 ± 5.71	14.14 ± 5.15	74.4 ± 7.97	289 ± 7.55	58.8 ± 7.98
高血压病组	51.32 ± 8.33*	30.87 ± 6.13*	48.31 ± 9.46*	144.4 ± 10.86*	387.8 ± 12.32*	159.5 ± 12.36*

*：与对照组相比 P<0.05

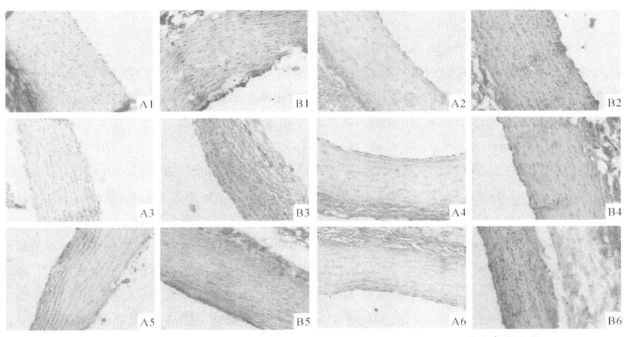

图 8-15　两组 Bcl-2、Bax、c-Myc、c-Fos、MMP-9 及 TIMP-2 蛋白表达比较

高血压病各组大网膜小动脉壁较非高血压病对照者大网膜小动脉壁的胶原纤维表达增加，且高血压病患者大网膜小动脉壁胶原纤维增多，说明在高血压病患者大网膜小动脉壁存在较强的胶原纤维沉积现象（图 8-16）。

（4）讨论：细胞外基质的代谢受基质金属蛋白酶（matrixmetalloproteinases，MMPs）及基质金属蛋白酶抑制剂（tissue inhititor of metalloproteinases，TIMPs）的调控，MMPs/TIMPs 的动态平衡维持着血管的正常功能。MMPs 是降解细胞外基质的关键酶，其中 MMP-9 又称明胶酶 B，主要降解明胶、Ⅳ、Ⅴ、Ⅶ型胶原及层黏连蛋白、蛋白聚糖及弹性蛋白等，能降解完整的基底膜。TIMPs（如 TIMP-1、TIMP-2、TIMP-3、TIMP-4）是 MMPs 的抑制物，能特异性地与 MMPs 催化活性中心的锌离子结合，而封闭其催化活性。本研究发现高血压病患者大网膜小动脉存在 MMP-9 和 TIMP-2 高表达，且 TIMP-2 的增高幅度较 MMP-9 的增高幅度大，提示 MMP-9 和 TIMP-2 表达失衡可能是高血压病患者大网膜小动脉重塑的原因之一。

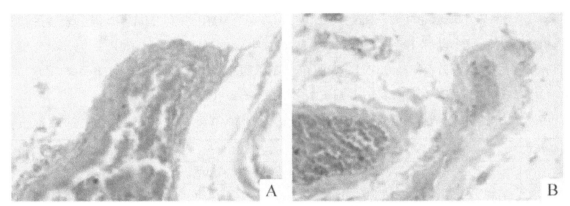

图 8-16　两组小动脉胶原含量的比较

2. 钩藤碱和异钩藤碱对血管紧张素Ⅱ致血管平滑肌细胞凋亡的影响及其机制

（1）材料与方法：

①实验材料：5~6 周龄的雄性 Wistar 大鼠购自山东中医药大学实验动物中心。钩藤碱、异钩藤碱和钩藤总生物碱由山东中医药大学药学院周洪雷教授惠赠，为白色粉末，纯度分别为 99.7%、99.7% 和 80.0%，使用 DMEM/F12 培养基溶解、过滤除菌，4℃冰箱保存备用。卡托普利为济南东风制药有限公司产品，用 DMEM/F12 培养基溶解、过滤除菌，4℃冰箱保存备用。FACS 破膜剂（FACS permealilizing solution，10×）为晶美试剂公司产品。胎牛血清为四季青生物工程公司产品。DMEM/F-12 培养基为 Gibco 公司产品。An-nexin V-FITC apoptosis detection kit 为美国 BD Pharm-ingen 公司产品。Ca^{2+} 荧光指示剂 Fluo-3 AM 为 Molecular Probesinc 产品。FITC anti-mouse rat Bcl-2，为深圳达科为生物技术公司产品。Bax 鼠单抗 IgG、荧光素标记抗体羊抗小鼠 IgG 为中杉金桥生物制品有限公司产品。Bcl-2 和 Bax 引物由上海生工生物工程公司合成，Bcl-2 上游引物 5′-CAC CCC TGG CAT CTT CTCCT-3′，Bcl-2 下游引物 5′-GTT GAC GCT CCC CACACA CA-3′，Bax 上游引物 5′-AGA GAG GAT GGCTGGGGA GA-3′，Bax 下游引物 5′-GGA CTC CAG CCACAA AGA TG-3′。EL340I 全自动酶标仪为美国 Biotok 公司产品。FACSCalibur 流式细胞仪为美国 BD 公司产品。XDS-1B 型倒置显微镜为重庆光电公司产品。PCR 机为德国 Biometra，T-Gradient Thermoblock 公司产品。

②细胞培养与分组干预：采用组织贴块法培养大鼠胸主动脉平滑肌细胞，胰蛋白酶消化法作传代培养，倒置相差显微镜下观察并做平滑肌细胞特异性 α-actin 免疫组织化学染色进行鉴定，选用 4~8 代血管平滑肌细胞用于实验。胰蛋白酶消化制备细胞悬液，调整细胞密度为 1×10^6/L，接种于培养板备用。经 48h 预培养和 24h 无血清培养基预处理后，随机分组。正常组：不加特殊处理因素；Ang Ⅱ组：Ang Ⅱ 10^{-7}mol/L；卡托普利组：Ang Ⅱ 10^{-7}mol/L +160mg/L 卡托普利；钩

藤总生物碱组：Ang Ⅱ 10^{-7}mol/L+80mg/L 钩藤总生物碱；异钩藤碱组：Ang Ⅱ 10^{-7}mol/L +12mg/ L 异钩藤碱；钩藤碱组：Ang Ⅱ 10^{-7}mol/L +12mg/L 钩藤碱 。继续培养24h，胰蛋白酶消化培养细胞。

③细胞形态学的观测：同上培养和分组干预后，采用倒置相差显微镜下观察各组细胞形态，并在 Gimsa 染色法下观察细胞核形态学改变 。

④细胞凋亡率的测定：同上培养和分组干预后，采用 Annexin V-FITC 结合 PI 染色、流式细胞术分析细胞的凋亡率。应用 1 × Annexin V 应用液调整细胞密度为 1×10^9/L 。取 100μL 细胞悬液加入 5mL 的离心管中，加入 5μL Annexin V FITC 和 5μL PI，轻轻摇匀，25℃避光 15min。加入 500μL 1 × Annexin V 应用液重悬细胞，在 1h 内进行流式细胞分析。以右下象限 Anexin V+ PI- 为凋亡细胞。

⑤细胞 Ca^{2+} 浓度的测定：同上培养和分组干预。采用流式细胞术测定细胞 Ca^{2+} 表达。加入 Ca^{2+} 荧光指示剂 Fluo-3/AM 应用液（ 稀释 200 倍）200mL 做 Ca^{2+} 标记，充分混匀，37℃水浴 30min，加入 500μL PBS 缓冲液重悬细胞，上流式细胞仪分析。采用激光共聚焦显微镜技术测定细胞 Ca^{2+} 表达。加入 Ca^{2+} 荧光指示剂 Fluo-3/AM 应用液（ 稀释 200 倍）200μL，37℃水浴 30min；PBS 漂洗，将培养板放到载物台上，37 ℃恒温；时间扫描模式激发光为 488nm，发射波长 526nm, 物镜 × 20，分辨率为 1024 × 1024，激发荧光收集波长 505~530nm，用激光共聚焦显微镜检测。两种方法均以荧光强度的平均光密度值（optical density，OD）为定量参数，前者记为 OD1, 后者记为 OD2。

⑥细胞 Bcl-2 蛋白表达的测定：同上培养和分组干预后，采用荧光标记抗体间接法检测蛋白表达。

⑦细胞 Bax 蛋白的测定：同上培养和分组干预后，采用荧光标记抗体间接法检测蛋白表达。

⑧细胞 Bcl-2 mRNA 和 Bax mRNA 转录的测定：同上培养和分组干预，采用 RT-PCR 方法。

⑨统计学分析方法：数据统计采用 SPSS 13.0 统计软件，组间比较采用单因素方差分析，方差不齐时采用秩和检验 。

（2）结果：

①钩藤碱和异钩藤碱对细胞形态学的影响：发生凋亡的细胞在镜下可见细胞收缩、体积变小、变圆、核边缘，可见核固缩，细胞分裂成大小不同的凋亡体。Gimsa 染色可见核边缘、核碎裂、核浓缩。正常组发生凋亡者较少，Ang Ⅱ组则较正常组多；加药干预后，各组凋亡细胞均比 Ang Ⅱ组多。

②钩藤碱和异钩藤碱对细胞凋亡率的影响：Ang Ⅱ组细胞凋亡率较正常组细胞升高（$P<0.05$）。各用药组凋亡率与 Ang Ⅱ组比较均有不同程度升高，其中钩藤碱组、异钩藤碱组和钩藤总生物碱组差异具有显著性（$P<0.05$，表 8-11）。

表 8-11 各组细胞凋亡率的比较（$\bar{x} \pm s$，$n=6$）

组别	剂量	细胞凋亡率（%）
正常组	—	5.65 ± 0.87
Ang Ⅱ组	107mol/L	8.96 ± 2.18
卡托普利组	160 mg/L	11.42 ± 2.86
钩藤总生物碱组	80 mg/L	23.58 ± 6.42*
异钩藤碱组	12 mg/L	21.22 ± 2.67*
钩藤碱组	12mg/L	16.75 ± 5.82*

*：与 Ang Ⅱ组比 $P<0.05$

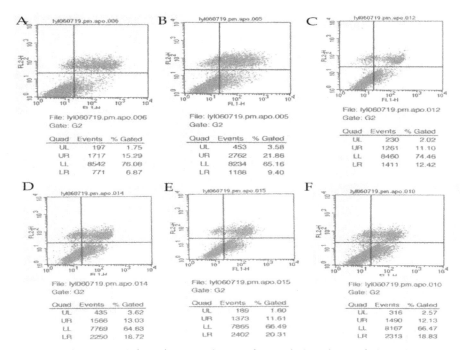

图 8-17　流式细胞仪检测各组平滑肌细胞的细胞凋亡率变化图

③钩藤碱和异钩藤碱对细胞 Ca^{2+} 浓度的影响：正常组细胞 Ca^{2+} 浓度较低，Ang Ⅱ组细胞 Ca^{2+} 浓度增高，组间差异具有显著性（$P<0.01$），表明在 Ang Ⅱ诱导血管平滑肌细胞凋亡过程中细胞 Ca^{2+} 浓度增高。与 Ang Ⅱ组比较，各用药组细胞 Ca^{2+} 浓度均显著降低（$P<0.05$，表 8-12）。

表 8-12　各组细胞 Ca^{2+} 浓度的比较（$\bar{x} \pm s$，$n=4$）

组别	剂量	OD1	OD2
正常组	—	3.36 ± 0.21	1.614 ± 0.170
Ang Ⅱ组	107mol/L	90.86 ± 11.03	3.888 ± 0.355
卡托普利组	160 mg/L	66.87 ± 14.00*	2.463 ± 0.265*
钩藤总生物碱组	80 mg/L	60.05 ± 6.57*	2.153 ± 0.237*
异钩藤碱组	12 mg/L	63.69 ± 6.63*	2.330 ± 0.233*
钩藤碱组	12mg/L	56.25 ± 8.68*	2.098 ± 0.196*

*：与 Ang Ⅱ组比 $P<0.05$

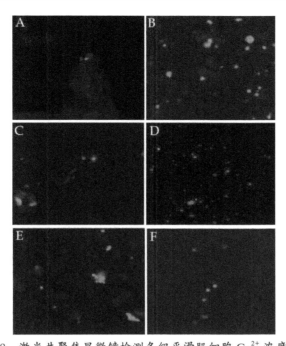

图 8-18　激光共聚焦显微镜检测各组平滑肌细胞 Ca^{2+} 浓度变化图

A：正常组；B：Ang Ⅱ组；C：卡托普利组；D：钩藤总生物碱组；E：异钩藤碱组；F：钩藤碱组

④钩藤碱和异钩藤碱对细胞 Bax、Bcl-2 蛋白表达的影响：正常组 Bax 蛋白表达较低，Ang Ⅱ组 Bax 蛋白表达升高，组间比较差异无显著性，可能与样本含量较小及数据离散度较大有关。与 Ang Ⅱ组比较，总生物碱组、异钩藤碱组和钩藤碱组 Bax 蛋白表达升高，差异具有显著性（$P<0.01$）。正常组 Bcl-2 蛋白表达较低，Ang Ⅱ组 Bcl-2 蛋白表达升高，组间差异具有显著性（$P<0.01$），表明在 Ang Ⅱ诱导血管平滑肌细胞凋亡过程中细胞 Bcl-2 蛋白表达升高。与 Ang Ⅱ组相比，总生物碱组、异钩藤碱组和钩藤碱组 Bcl-2 蛋白表达降低，差异具有显著性（$P<0.01$，表 8-13）。

表 8-13　各组细胞 Bax 和 Bcl-2 蛋白表达的比较（$\bar{x} \pm s$，$n=5$）

组别	剂量	Bax	Bcl-2
正常组	—	47.32 ± 8.33	9.87 ± 1.82
Ang Ⅱ组	107mol/L	52.49 ± 11.41	61.20 ± 4.52
卡托普利组	160 mg/L	58.72 ± 7.94	56.14 ± 8.25
钩藤总生物碱组	80 mg/L	76.68 ± 9.22**	34.57 ± 5.38**
异钩藤碱组	12 mg/L	95.12 ± 8.73**	19.43 ± 2.27**
钩藤碱组	12mg/L	99.12 ± 10.64**	27.76 ± 5.38**

**：与 Ang Ⅱ组相比 $P<0.01$

⑤钩藤碱和异钩藤碱对细胞 Bax mRNA 和 Bcl-2 mRNA 转录的影响：正常组 Bax/beta 和 Bcl-2/beta 均较低，Ang Ⅱ组均升高，组间比较差异具有显著性（$P<0.05$）。与 Ang Ⅱ组比较，各用药组 Bax beta 均有不同程度升高、Bcl-2/beta 均有不同程度降低，但统计学处理差异无显著性；与 Ang Ⅱ组比较，卡托普利组、异钩藤碱组和钩藤碱组 Bax mRN/ Bcl-2 mRNA 比值均升高，差异具有显著性（$P<0.05$，表 8-14）。

表 8-14　各组细胞 bcl-2 mRNA 和 bax mRNA 表达的比较（$\bar{x} \pm s$，n=5）

组别	剂量	beta	bax	bcl-2	bax/beta	bcl-2/ beta	bax/ bcl-2
正常组	—	36574 ± 8875	27226 ± 6578	17655 ± 2206	0.744 ± 0.118	0.483 ± 0.065	1.540 ± 0.246
Ang Ⅱ组	107mol/L	34466 ± 9812	37009 ± 11479	21146 ± 3414	1.084 ± 0.207	0.628 ± 0.089	1.752 ± 0.363
卡托普利组	160 mg/L	39063 ± 8529	42250 ± 7039	18502 ± 2065	1.092 ± 0.068	0.484 ± 0.078	2.284 ± 0.282*
钩藤总生物碱组	80 mg/L	35270 ± 11213	29206 ± 15743	22970 ± 10069	1.040 ± 0.281	0.636 ± 0.172	1.772 ± 0.253
异钩藤碱组	12 mg/L	41545 ± 10146	47944 ± 14433	20110 ± 5928	1.15 ± 0.205	0.486 ± 0.081	2.398 ± 0.289*
钩藤碱组	12mg/L	34780 ± 6898	39279 ± 8705	16780 ± 2566	1.132 ± 0.089	0.496 ± 0.117	2.340 ± 0.234*

＊：与 Ang Ⅱ组比 $P<0.05$

（3）讨论：血管平滑肌细胞发生过度凋亡是其由分化表型向去分化表型转化过程的一个重要病理特征，与血管平滑肌细胞异常增殖及成熟抑制状态相关；进一步的机制与上调 Bax 表达、caspase-3 的激活及下调 Bcl-2 的表达有关。Ang Ⅱ 的异常分泌不仅与 VSMC 增殖相关，而且可引起血管平滑肌细胞凋亡。鉴于卡托普利是临床防治高血压血管重塑的常用药物，亦有体外实验表明卡托普利能加速血管平滑肌细胞凋亡诱导现象，故本研究选择卡托普利作为本研究的阳性对照药物。预实验结果表明钩藤碱、异钩藤碱、钩藤总生物碱和卡托普利分别在 10~14mg/L、10~14mg/L、60~100mg/L 和 100~200mg/L 剂量范围内对血管平滑肌细胞生长有一定的抑制作用，又不至于引起大量细胞死亡，是观察该药作用的合适剂量段。结合培养瓶内细胞贴壁状况、生长速度等，最后分别选择 12 mg/L、12 mg/L、80mg/L 和 160 mg/L 作为药物干预剂量。研究结果显示，经钩藤碱和异钩藤碱干预后，凋亡血管平滑肌细胞和细胞的凋亡率均增多，从而表明钩藤碱和异钩藤碱对 Ang Ⅱ 致血管平滑肌细胞凋亡有诱导作用。

Bax 和 Bcl-2 是一对正负凋亡调节基因，Bax 同源二聚体促进凋亡，Bcl-2 的同源二聚体抑制细胞凋亡，Bax 和 Bcl-2 形成的异源二聚体对凋亡无作用。Bcl-2 的同源二聚体增多，细胞趋于存活；反之，则细胞趋于凋亡。因此，Bcl-2、Bax 是反映细胞凋亡的敏感指标。本研究显示，钩藤碱和异钩藤碱诱导 VSMC 凋亡作用是通过从转录水平和翻译水平调节 Bax 和 Bcl-2 基因表达来实现的。经钩藤碱和异钩藤碱干预后，Bax 蛋白表达上调、Bcl-2 蛋白表达下调和 Bax mRNA Bcl-2 mRNA 比值升高，从而表明钩藤碱和异钩藤碱可通过上调原癌基因 Bax 的蛋白表达和 mRNA 转录、下调原癌基因 Bcl-2 的蛋白表达和 mRNA 转录来发挥诱导 VSMC 的凋亡效应。

近年来研究发现，细胞内钙稳态的失调既能诱导细胞凋亡又能抑制细胞凋亡的发生。Bax 诱导凋亡可能与其破坏了细胞内钙稳态有关，Bcl-2 抑制凋亡可能与其调节细胞内钙进入内质网有关。本研究发现，经钩藤碱和异钩藤碱干预后，细胞 Ca^{2+} 浓度均有不同程度的降低，但更深入的机制有待于进一步探讨。

3. 钩藤碱和异钩藤碱抑制血管紧张素Ⅱ诱导血管平滑肌细胞增殖及相关机制

（1）材料与方法：

① 实验材料：5~6 周龄的雄性 Wistar 大鼠，购自山东中医药大学实验动物中心。钩藤碱、异钩藤碱和钩藤总生物碱由山东中医药大学药学院周洪雷教授惠赠，用 DMEM/F12 培养基溶解、过滤除菌，4℃冰箱保存备用。卡托普利为济南东风制药有限公司产品，用 DMEM/F12 培养基溶

解、过滤除菌，4℃冰箱保存备用。FACS 破膜剂（FACS Permealilizing Solution，10×）为晶美试剂公司产品。胎牛血清为四季青生物工程材料公司产品。DMEM/F-12 培养基为 GIBCO 公司产品。c-Myc 鼠单抗 IgG、c-Fox 兔多抗 IgG、NF-κB 鼠单抗 IgG、Stat3 兔多抗 IgG、AT1R 兔多抗 IgG、荧光素标记抗体羊抗小鼠 IgG、荧光素标记抗体羊抗兔 IgG 为中杉金桥生物制品有限公司产品。Ang Ⅱ、RNA 酶、四甲基偶氮唑盐（MTT）、碘化丙啶（PI）为 Sigma 公司产品。c-Myc 和 c-Fos 引物由上海生工生物工程公司合成，myc 上游引物 5′TgCTgTCCTCCgAgTCCTCC 3′，myc 下游引物 5′CTT gTC gTT TTC CTC ggT gT 3′，fos 上游引物 5′CgT CTT CCT TTg TCT TCA CC 3′，fos 上游引物 5′TgCggT TgC TTT TgA TTT TT 3′。EL340I 全自动酶标仪为美国 Biotok 公司产品。FACSCalibur 流式细胞仪为美国 BD 公司产品。BB16uv/BB5060uv CO_2 培养箱为 Heraeus 公司产品。超净工作台为苏净集团安泰公司产品。XDS-1B 型倒置显微镜为重庆光电公司产品。PCR 机为德国 Biometra，T-Gradient Thermoblock 公司产品。

② 细胞培养与分组干预：采用组织贴块法培养大鼠胸主动脉平滑肌细胞，胰蛋白酶消化法做传代培养，倒置相差显微镜下观察并对平滑肌细胞特异性 α-action 免疫组化染色进行鉴定，选用 4~8 代血管平滑肌细胞用于实验。胰蛋白酶消化制备细胞悬液，调整细胞密度为 1×10^6/L，接种于培养板/瓶备用。经 48 h 预培养和 24 h 无血清培养基预处理后，随机分组。正常组：不加特殊处理因素；Ang Ⅱ组：Ang Ⅱ 10^{-7}mol/L；卡托普利组：Ang Ⅱ 10^{-7}mol/L +160mg/L；钩藤总生物碱组：Ang Ⅱ 10^{-7}mol/L^{-1} +80mg/L 钩藤总生物碱；异钩藤碱组：Ang Ⅱ 10^{-7}mol/L+12mg/L 异钩藤碱；钩藤碱组：Ang Ⅱ 10^{-7}mol/L+12mg/L 钩藤碱。继续培养 24 h，胰蛋白酶消化培养细胞。

③ 实验方法：

细胞增殖活度的测定：将 1×10^6/L 细胞悬液接种于 96 孔培养板，每孔 200μL 细胞悬液。同上培养和分组后，每组设 8 个复孔，继续培养 44h。换无血清培养基，每孔加入 10mL MTT（5g/L），再继续培养 4h，弃去培养液，加入 DMSO 0.15mL，震荡、混匀后于酶标仪 490nm 波长下测吸光度（OD），细胞增殖活性以 OD 值来表示。

细胞周期的测定：同上培养和分组干预后，加入 RNA 酶 25μl，混匀，37℃水浴 30min；加入 4℃ PBS 2mL，1000×g 离心 10min，弃上清；加 PI 染液 0.5mL，室温避光 10min。上流式细胞仪，每个样本检测 10000 个细胞，分析细胞周期各时相所占的比率。

细胞 c-Myc、c-Fos、AT1R、NF-κB、Stat3 蛋白的测定：同上培养和分组干预后，采用荧光标记抗体间接法检测蛋白表达。加入 0.5mL 1×FACS 破膜剂细胞，室温避光反应 10min；分别加入适倍稀释的 c-Myc、NF-κB 鼠单抗 IgG 和 c-Fox、Stat3、AT1 兔多抗 IgG 60μL 做胞内分析物的标记，37℃水浴 30min；分别加入适倍稀释的荧光素标记抗体羊抗小鼠 IgG 或羊抗兔 IgG20μL 做胞内分析物的标记，37℃水浴 30min；加入 500μLPBS 缓冲液重悬细胞，上流式细胞仪分析，以标记上荧光的细胞为阳性细胞，计算阳性细胞标记率，以次反应相应蛋白的表达量。

细胞 c-Myc mRNA 和 c-Fos mRNA 转录的测定：同上培养和分组干预，采用 RT-PCR 方法检测。RNA 提取：样品中加入 500μL GIT 变性液、50μL2M NaAC、500μL 水平衡酚、100μL 氯仿、冰浴 15 min；12600 rpm/min 4℃离心 12min，弃上清，加入 100 mL GIT 变性液，轻轻吹打 10 次；加入 100μL 异丙醇，轻轻翻转混匀，-20℃冻存 1h；14900 rpm/min4℃离心 15min，

弃上清；用加 DEPC 水 75% 乙醇 1000μL 冲洗，14900 rpm/min 4℃离心 3min，弃上清；加无水乙醇 1000μL 冲洗，14900 rpm/min 4℃离心 3min，弃上清。RT（20μL 体系）：无水乙醇冲洗后，标记 0.5ml EP 管，冰浴；每管加入 Oligod T1μL；待无水乙醇挥发干后，视管底 RNA 量加入相应量的 DEPC 水，大约 30~50μL 以溶解 RNA；取 11μL RNA 加入 0.5ml EP 管中；12000 rpm/min 4℃离心 30min；RT：AO1，70℃，5 min；冰浴 3 min，12000 rpm/min 4℃离心 30min；每个 0.5ml EP 管加入 5×buffer 4μL、dNTP 2μL、Rasin 1μL；离心，12000 rpm/min 4℃离心 30min；RT：AO2，37℃，5 min；冰浴 3 min，12000 rpm/min 4℃离心 30min；每管加 M-MLV 1μL；12000 rpm/min 4℃离心 30min；RT：42℃，bomin.PCR（25μL 体系）：取 10×buffer2.5μL、Mgcl2μL、dNTP0.5μL、P10.25μL、P2 0.25μL 配 MIX；标记 0.2 EP 管（β、c-fos、c-myc），每管加入 MIT5.5μL、RT 产物 5μL、DEPC 水 14μL；12000 rpm/min 4℃离心 30min；PCR 1：5~7 min，95℃；取出 EP 管，冰浴 3 min；12000 rpm/min 4℃离心 30min；加 Tag 酶 0.5μL，离心 30min；PCR2：2h 电泳：制作凝胶块；取 PCR 产物 11μL 与 1μL Loading DYE 混匀，注入相应的凝胶块孔中，第一孔中注入 8μL 1 Kb DNA ladder；75V 35 min 电泳；将凝胶块放入凝胶成像分析仪中照相；用 Alphaimager 2200.spsswin 软件分析电泳结果。

统计学分析方法：实验数据以 $\bar{x} \pm s$ 表示，组间比较采用单因素方差分析进行处理，方差不齐时采用秩和检验。

（2）结果：

①大鼠胸主动脉培养平滑肌细胞培养结果：细胞呈梭形或长条形，2~3 极为多，有一个椭圆性的核，胞浆均质。平滑肌细胞互相汇合，可呈现典型的"谷－峰"样生长，峰部位细胞密集，谷部位细胞相对较少。平滑肌细胞特异性 α-action 免疫组化染色，发现胞浆中有棕黄色颗粒而对照细胞胞浆中无棕黄色颗粒。

② 钩藤碱和异钩藤碱对细胞增殖的影响：与正常组比较，Ang Ⅱ组 VSMC 的细胞增殖活度明显升高（$P<0.01$）。与 Ang Ⅱ组比较，12mg/L~60mg/L 各剂量钩藤碱和异钩藤碱组 VSMC 的细胞增殖活度均显著减少（$P<0.05$），说明钩藤碱和异钩藤碱在 12mg/L~60mg/L 剂量范围内能抑制 Ang Ⅱ对 VSMC 的增殖效应，但作用强度有别。60mg/L 组呈色极弱，说明不存在细胞生长，从而表明钩藤碱和异钩藤碱在该剂量下能显著抑制 Ang Ⅱ对 VSMC 的增殖效应；3mg/L 组呈色较强，接近 Ang Ⅱ组，说明细胞生长状况良好，从而表明在该剂量下对 Ang Ⅱ诱导的血管平滑肌细胞增殖无明显的抑制作用；在 12mg/L~30mg/L 呈色接近，OD 值也无明显差异，表明钩藤碱和异钩藤碱在 12 mg/L~30 mg/L 范围内有抑制 Ang Ⅱ诱导的血管平滑肌细胞增殖作用（表 8-15）。

③ 钩藤碱和异钩藤碱对细胞周期的影响：与正常组相比，Ang Ⅱ组 G0/G1 期细胞所占比例降低，G2/M 期细胞无明显改变，而合成增殖的 S 期细胞明显增高，说明 Ang Ⅱ具有明显诱导血管平滑肌细胞分裂、增殖的作用。与 Ang Ⅱ组相比，经过药物干预 24h 后，G0/G1 期增高，G2/M 期无明显改变，S 期明显降低。表明钩藤提取物通过抑制细胞 DNA 合成来抑制细胞增殖（表 8-16）。

表 8-15 不同剂量钩藤碱和异钩藤碱对细胞增殖活性的影响（$\bar{x} \pm s$, $n=8$）

组别	剂量	OD
正常组		0.22 ± 0.047
Ang Ⅱ	10^{-7}mol/L	0.42 ± 0.088
异钩藤碱	60 mg/L	-0.07 ± 0.006**
	30 mg/L	0.21 ± 0.045*
	12 mg/L	0.27 ± 0.067*
	3 mg/L	0.40 ± 0.092
钩藤碱	60 mg/L	0.06 ± 0.093**
	30 mg/L	0.18 ± 0.054*
	12 mg/L	0.21 ± 0.048*
	3 mg/L	0.38 ± 0.055

*：与 Ang Ⅱ 组相比 $P<0.05$；**：与 Ang Ⅱ 组相比 $P<0.01$

表 8-16 细胞周期在不同组中的值（$\bar{x} \pm s$, $n=4$）

组别	n	剂量	G0/G1	G2/M	S
正常组	4	—	78.63 ± 4.00	7.79 ± 0.17	10.30 ± 1.51
Ang Ⅱ	4	10^{-7}mol/L	71.64 ± 2.94	7.79 ± 0.17	17.89 ± 1.69
卡托普利	4	160 mg/L	78.32 ± 1.67**	10.63 ± 0.93	11.05 ± 0.85**
钩藤总生物碱	4	80 mg/L	88.06 ± 0.36**	6.77 ± 0.44	5.17 ± 0.74**
异钩藤碱	4	12 mg/L	87.44 ± 1.90**	7.28 ± 0.50	5.38 ± 0.64**
钩藤碱	4	12mg/L	86.93 ± 1.26**	7.42 ± 0.23	5.65 ± 0.48**

**：与 Ang Ⅱ 组相比 $P<0.01$

④ 钩藤碱和异钩藤碱对细胞 c-Myc、c-Fos、NF-κB、AT1R 和 Stat3 蛋白表达的影响：正常组 c-myc 活性表达较低，Ang Ⅱ 组 c-myc、c-fos、NF-κB、AT1R 和 Stat3 蛋白表达明显增高；与正常组相比，具有显著性的差异（$P<0.01$）。与 Ang Ⅱ 组相比，各药物干预组 c-myc、c-fos、NF-κB、AT1R 和 Stat3 蛋白表达显著降低（$P<0.05$），尤以异钩藤碱组的降低更为显著（$P<0.01$）。

表 8-17 c-myc 蛋白、c-fos 蛋白、NF-KB 蛋白、AT1R 蛋白、
Stat8-17 蛋白在不同组间的表达值（$\bar{x} \pm s$, $n=4$）

组别	n	剂量	c-Myc	c-Fos	NF-κB	AT1R	Stat3
正常组	4	—	3.58 ± 0.19	4.37 ± 0.35	3.59 ± 0.34	6.43 ± 1.72	3.34 ± 0.47
Ang Ⅱ	4	10^{-7}mol/L	69.14 ± 4.18	$67.43 \pm 3..76$	95.54 ± 2.66	43.46 ± 9.42	35.84 ± 7.29
卡托普利	4	160 mg/L	49.48 ± 2.09**	55.59 ± 4.67**	34.99 ± 4.25**	25.67 ± 4.44**	19.31 ± 7.21**
钩藤总生物碱	4	80 mg/L	55.80 ± 8.32**	35.67 ± 5.56**	43.39 ± 8.29**	21.79 ± 5.86**	24.69 ± 1.24**
异钩藤碱	4	12 mg/L	40.68 ± 4.42**	41.78 ± 4.67**	35.09 ± 7.28**	19.09 ± 3.81**	18.05 ± 0.92**
钩藤碱	4	12mg/L	48.35 ± 4.66**	39.56 ± 5.72**	40.74 ± 13.22**	20.21 ± 5.03**	18.36 ± 3.32**

**：与 Ang Ⅱ 组相比 $P<0.01$

⑤钩藤碱和异钩藤碱对细胞 c-myc mRNA 和 c-fos mRNA 转录的影响：与 Ang Ⅱ 组相比较，

各用药细胞株 fos/ beta 均有不同程度降低；其中钩藤碱组、异钩藤碱组和总生物碱组具有显著性降低（$P<0.05$）。与 Ang Ⅱ 组相比较，各用药细胞株 myc/beta 均有不同程度降低，其中卡托普利组、钩藤碱组和总生物碱组具有显著性降低（$P<0.05$；表 8-18）。

表 8-18 c-mycmrna 和 c-fosmrna 在不同组中的表达值（$\bar{x} \pm s$, n=6）

组别	n	剂量	beta	myc	fos	myc/beta	fos/ beta
正常组	6	—	41162 ± 7966	42944 ± 8612	18396 ± 11348	1.005 ± 0.040	0.42 ± 0.10
Ang Ⅱ	6	10^{-7}mol/L	45204 ± 8238	44478 ± 603	23652 ± 13344	1.005 ± 0.067	0.495 ± 0.102
卡托普利	6	160mg/L	44932 ± 2677	35109 ± 6786	18224 ± 10881	0.79 ± 0.096**	0.4 ± 0.119
钩藤总生物碱	6	80mg/L	45563 ± 10580	36910 ± 312	14454 ± 8510	0.845 ± 0.102**	0.295 ± 0.121*
Ⅰ异钩藤碱	6	12mg/L	42388 ± 6295	37097 ± 655	17055 ± 11327	0.895 ± 0.121	0.38 ± 0.078*
钩藤碱	6	12mg/L	43930 ± 10039	36522 ± 207	12086 ± 7263	0.865 ± 0.102*	0.255 ± 0.070*

*：与 Ang Ⅱ 组相比 $P<0.05$；**：与 Ang Ⅱ 组相比 $P<0.01$

（3）讨论：VSMC 增殖是高血压血管重塑的主要病理变化，是在各种外界刺激的作用下，细胞外信号经过细胞内信号传递系统到达核内，诱导一系列与 VSMC 增殖相关的基因表达，启动细胞周期，从而推动 VSMC 分裂、增殖的结果。因此，阻断促分裂信号的传递、控制细胞增殖相关基因的表达不仅是抗 VSMC 增殖的基本策略，同时也是研制新型抗高血压药物的基本目标。

Ang Ⅱ 的异常分泌与 VSMC 增殖相关。Ang Ⅱ 作为一种生长促进因子，在体外有促进培养 VSMC 增殖的作用，故以 Ang Ⅱ 刺激血管平滑肌细胞建立细胞增殖模型，以此为研究平台，探讨钩藤碱和异钩藤碱对 VSMC 增殖的影响，分析细胞增殖动力学特征。MTT 比色法通过细胞线粒体代谢酶活性的高低能够较准确、灵敏地反映细胞的增殖活性。结果表明 Ang Ⅱ 可促进 VSMC 增殖，利用流式细胞仪进行细胞增殖动力学分析也显示可以促进静止期 VSMC 增殖，促进 VSMC 通过 G0/G1 进入 S 期，S 期细胞数量增加。钩藤碱和异钩藤碱可剂量依赖性地抑制 Ang Ⅱ 的促 VSMC 增殖效应，增加 G0/G1 期细胞百分含量，减少 S 期细胞的百分含量，阻断细胞由 G0/G1 期向 S 期转化。

Ang Ⅱ 与靶细胞膜上特异性受体（ATR）结合后，将信号传递到细胞内，启动细胞内一系列的信号传递级联反应，方可实现其生物学效应。血管紧张素 Ⅱ 受体分 AT1R 和 AT2R 两型，AT1R 是一个 7 个跨膜区的 G 蛋白偶联受体，与 Gq/11 蛋白偶联，广泛分布于血管平滑肌细胞，对血管紧张素 Ⅱ 有高度亲和性，介导血管紧张素 Ⅱ 对血管的收缩和血管壁的增殖作用，在高血压血管重塑的发生发展过程中发挥重要作用。有研究显示，AT1R 的表达量与 VSMC 增殖有密切关系，AT1R 表达的增加有利于 Ang Ⅱ 与 VSMC 细胞膜 AT1R 结合。Ang Ⅱ 作用于平滑肌细胞膜上 AT1R 后，引起 AT1R 的继发性变化，从而将胞膜外的增殖信号传递到胞内。本研究结果发现钩藤碱和异钩藤碱能够下调 Ang Ⅱ 诱导的 AT1R 蛋白表达，从而表明钩藤碱和异钩藤碱通过从翻译水平下调 AT1R 表达来阻断 Ang Ⅱ 增殖信号从胞外向胞内的传递，从而阻断 Ang Ⅱ 的促 VSMC 增殖效应。

Ang Ⅱ 促细胞增殖的胞内信号转导机制十分复杂，MAPK 信号转导途径的逐级激活可能是 VSMC 增殖、肥大的主要机制，但不足以完全解释其增殖现象。而转录信号转导子及激活子 3 通路（signal transducers and activators of transcription，STAT3）是一条从膜到核的信号转导系统，是由受体－酪氨酸激酶－信号转导子与转录活化子－靶基因的激活来实现的。目前STAT3信号通路已成为调控细胞增殖新的研究热点，其上游激酶JAK（Just auother kinase，酪氨酸激酶）可以特异方式与不同的生长因子、细胞因子结合，并选择性激活其底物——STAT，使之转位到核，作用于C-myc、C-fos、Bcl-2和Cyclind1等下游靶基因，调节细胞增殖、分化与凋亡。核因子κB（nuclear factor-kappaB,NF-κB）是存在细胞质中调节基因转录的关键因子，由P50和P65两个亚基组成，静止状态下与抑制性蛋白ⅠκB结合，当细胞在受某些刺激后则与IκB分离、发生核易位而进入细胞核与相应序列结合而启动靶基因转录。有研究报道NF-κB及STAT3两种信号转导通路可能参与调控细胞增殖及抗凋亡，也有研究进一步证实NF-κB及STAT3信号途径参与了AngⅡ所致的平滑肌细胞增殖的机制。本实验发现，经钩藤碱和异钩藤碱干预后，其AngⅡ诱导的STAT3和NF-κB蛋白表达明显减弱，从而表明钩藤碱和异钩藤碱通过从翻译水平下调STAT3和NF-κB表达来阻断AngⅡ增殖信号的转导，从而阻断AngⅡ的促VSMC增殖效应。

原癌基因的激活及其表达异常是VSMC增殖的内在基础，其中c-myc和c-fos较受关注。c-myc和c-fos编码产物c-myc蛋白和c-fos蛋白是细胞核内的DNA结合蛋白，与染色质DNA结合，对促进细胞从G0/G1期进入S期、完成DNA复制和转录具有关键意义。c-myc和c-fos基因的激活是VSMC增殖的始动因素，其表达增高与VSMC的增殖密切相关。本实验发现，钩藤碱和异钩藤碱抗VSMC增殖作用是通过从转录水平和翻译水平抑制c-Myc和c-Fos基因表达来实现的。经钩藤碱和异钩藤碱干预后，其AngⅡ诱导的c-Myc和c-Fos基因表达明显减弱，从而表明钩藤碱和异钩藤碱可通过下调原癌基因c-Myc和c-Fos表达来阻断AngⅡ的促VSMC增殖效应。

综上所述，钩藤碱和异钩藤碱对AngⅡ介导的VSMC增殖具有明显的抑制作用，其作用机制是通过多种途径而实现的；部分机制与其阻滞血管平滑肌细胞G0/G1期向S期转化以及下调AT1R、NF-κB、Stat3、c-myc、c-fos蛋白的表达以及c-mycmRNA和c-fos mRNA转录有关，体现出中药多途径、多靶点及整体调节的优势，从而可以推断钩藤碱和异钩藤碱对防治高血压血管重塑的发生发展具有积极的意义。

三、钩藤及其提取物对血管成纤维细胞影响的体内、体外研究

1.钩藤提取物抑制AngⅡ诱导血管成纤维细胞增殖及胶原合成的研究

（1）材料与方法：

①实验材料：5~6周龄的雄性Wistar大鼠，购自山东中医药大学实验动物中心。

钩藤碱、异钩藤碱和钩藤总生物碱由山东中医药大学药学院周洪雷教授惠赠，用DMEM/F12培养基溶解、过滤除菌，4℃冰箱保存备用。卡托普利为济南东风制药有限公司产品，用DMEM/F12培养基溶解、过滤除菌，4℃冰箱保存备用。DMEM/F12培养基为Gibco公司产品。胎牛血清（FBS）为四季青生物工程公司产品。AngⅡ为Sigma公司产品。Annexin V-FITC apoptosis detection kit为美国BD Pharmingen公司产品。碘化丙啶（propidium iodide，PI）为美国Oncogene公司产品。RNA酶为Sigma公司产品。胰蛋白酶粉(Trypsin)、谷氨酰胺(L-Glutamine)、DMSO、MTT为Amresco公司产品。台盼蓝为华美生物工程公司产品。波形蛋白单克隆抗体（Vimentin）、α－肌动蛋白（α-actin）单克隆抗体、即用型SABC免疫组化试剂盒、DAB显

色试剂盒均为武汉博士德生物工程有限公司产品。c-myc 鼠单抗 IgG、荧光素标记抗体羊抗小鼠 IgG SP 检测试剂盒、DAB 显色试剂盒均为北京中杉金桥生物技术有限公司产品。BCA 法蛋白定量试剂盒为北京百泰克生物技术有限公司产品。Ⅰ 型胶原和 Ⅲ 型胶原的引物由上海生工生物工程公司合成。其余常规生化试剂均为国产分析纯。ELx808 全自动酶标仪为美国 Biotek 公司产品。FACSCalibur 流式细胞仪为美国 BD 公司产品。BB16uv/BB5060uv CO2 培养箱为 Heraeus 公司产品。超净工作台为苏净集团安泰公司产品。Axiovert 40 倒置相差显微镜为德国蔡司公司产品。Veriti 96 孔型梯度 PCR 仪为美国 ABI 公司产品。S-570 扫描电镜为日本 Hitachi 公司产品。

②细胞培养与分组：采用组织贴块法培养大鼠胸主动脉成纤维细胞，胰蛋白酶消化法作传代培养，倒置相差显微镜下观察并作成纤维细胞特异性 Vimentin 和 α-actin 免疫组化染色进行鉴定，选用 3~8 代血管成纤维细胞用于实验。调整细胞密度为 1×10^5/ L，接种于培养板 / 瓶备用。细胞贴壁后，以 Ang Ⅱ 模拟高血压状态造模，前期经 MTT 法筛选，Ang Ⅱ 的最佳浓度为 2×10^{-7}mol/L。经 48 h 预培养和 24 h 无血清培养基预处理后，随机分组。正常组：不加特殊处理因素；Ang Ⅱ 诱导增殖组：Ang Ⅱ 2×10^{-7}mol/L；卡托普利组：Ang Ⅱ 2×10^{-7}mol/L + 400μg/mL 卡托普利；钩藤总生物碱组：Ang Ⅱ 2×10^{-7}mol/L + 200mg/L 钩藤总生物碱；异钩藤碱组：Ang Ⅱ 2×10^{-7}mol/L +30mg/L 异钩藤碱；钩藤碱组：$2 \times$ Ang Ⅱ 10^{-7}mol/L+ 30mg/L 钩藤碱。继续培养 24~48h，进行实验检测。

③实验方法：细胞增殖活度的测定：MTT 法。制备 VAF 悬液，以 4×10^4/L 浓度接种于 96 孔培养板，每孔 200μL。同上培养和分组，每组设 6 个复孔，继续培养 44h，每孔加入 20μL MTT（5g/L），再继续培养 4h，弃去培养液，加入 DMSO 150μL，震荡、混匀后于酶标仪 490nm 波长下测吸光度（OD），细胞增殖活性以 OD 值来表示。

细胞超微结构的观察：同上培养和分组干预后，2.5% 戊二醛固定 12~24h；经 0.1mol / L 磷酸缓冲液清洗 2h 以上，中间换 2~3 次新液；用 1% 锇酸固定 1~1.5h，用双蒸水清洗 2h，中间换 2~3 次新液；梯度酒精脱水（50%、70%、80%、90%、100% 两次），每级 20min；醋酸异戊酯置换；常规临界点干燥；粘托后用 IB-5 离子溅射仪镀铂；扫描电镜观察。

细胞周期的测定：同上培养和分组干预后，加入 RNA 酶 25mL，混匀，37℃ 水浴 30min；加入 4℃ PBS 2mL，1000×g 离心 10min，弃上清；加 PI 染液 0.5mL，室温避光 10min，上流式细胞仪，每个样本检测 10000 个细胞，分析细胞周期各时相所占的比率。

细胞 c-myc 蛋白的测定：制备 VAF 悬液，以 5×10^5/L 浓度接种于已置入无菌盖玻片的 6 孔培养板中，每孔 2mL，同上培养和分组，每组设 6 复孔。继续培养 24h 后按 S-P 试剂盒说明书进行操作，并略加修正。其步骤如下：4% 多聚甲醛固定 30min；水洗，3%H_2O_2 去离子水室温孵育 5min，消除内源性过氧化物酶活性；正常羊血清封闭，室温 10min，勿洗；滴加鼠抗人 c-myc 一抗（1：100 稀释），湿盒，4℃ 过夜；玻片复温 1h 至室温，PBS 冲洗；滴加生物素化山羊抗鼠 IgG，37℃ 10min，PBS 冲洗；加入 SP 工作液，37℃ 10min，PBS 冲洗；滴加 DAB 工作液，显微镜下观察，至阳性显色明显时用自来水冲洗，终止显色；逐级脱水、透明，中性树胶封片。结果判断：c-myc 以细胞浆或细胞核呈棕黄色或棕褐色颗粒为阳性。以 PBS 代替一抗作阴性对照。随机选取 5 个高倍视野进行记数，每高倍视野记数 100 个细胞，共 500 个细胞，计算 c-myc 阳性细胞比率。阳性表达率（%）= 阳性细胞总数 / 总细胞数 ×100%。

细胞凋亡率的测定：同上培养和分组干预后，采用 Annexin V-FITC 结合 PI 染色、流式细胞术分析细胞的凋亡率。应用 $1 \times$ Annexin V 应用液调整细胞密度为 1×10^6/mL。取 100μL 细胞悬液加入 5mL 的离心管中，加入 5μL Annexin V-FITC 和 5μL PI，轻轻摇匀，25℃ 避光 15min。加入 500μL $1 \times$ Annexin V 应用液重悬细胞，在 1h 内进行流式细胞分析。以右下象限 Annexin V$^+$/PI$^-$ 为凋亡细胞。

细胞培养上清液胶原蛋白含量的测定：同上培养和分组干预后，采用羟脯氨酸比色法测定细胞培养上清液羟脯氨酸含量，从而间接反映胶原蛋白表达。严格按照试剂盒说明书进行操作，酶标仪测定 562nm 处的吸光度，根据标准曲线分别计算样品中羟脯氨酸和总蛋白的浓度，根据公式计算培养液中羟脯氨酸含量（mg/mL 培养液）。然后换算出 VAF 培养上清中胶原的含量。

细胞间胶原蛋白的测定：采用天狼猩红染色法，同上培养和分组干预后，中性甲醛固定 15min；PBS 冲洗 3 次，加入天狼猩红 – 饱和苦味酸液染 15~30min；伊红复染。逐级脱水、透明，中性树胶封片。光镜观察可见胶原纤维呈猩红色、细胞核呈绿色、其他成分呈黄色。

细胞 Ⅰ 型胶原和 Ⅲ 型胶原 mRNA 的测定：RT-PCR 法测定 VAF 的 Col Ⅰ 和 Col Ⅲ。同上培养和分组干预。Col Ⅰ 的上、下游引物序列分别为 5′TGCCGTGACCTCAAGATGTG-3′，5′CACAAGCGTGCTGTAGGTGA-3′；Col Ⅲ 的上、下游引物序列分别为 5′AGATCATGTCTTCACTCAAGTC-3′，5′TTTACATTGCCATTGGCCTGA-3′。

具体步骤为：TRIzol 法抽提总 RNA；RT（20mL 体系）：65℃ 5min，37℃ 50min 逆转；0℃ 15min 灭活；PCR（25mL 体系）：94℃ 预变性 5min；94℃ 变性 30s，58℃ 退火 30s，72℃ 延伸 30s，共 30 个循环；72℃ 终延伸 7min；电泳：1.2% 琼脂糖凝胶，90V，电泳 30min；凝胶成像分析仪中观察、照相；用 Alphaimager 2200.spsswin 软件分析电泳结果。

④统计学分析方法：数据统计采用 SPSS 13.0 版统计软件，计量资料以 $\bar{x} \pm s$ 表示，组间比较采用单因素方差分析进行处理，方差不齐时采用秩和检验。

（2）结果：

① VAF 原代与传代培养：VAF 为贴壁生长型细胞，细胞呈长梭形或不规则多角形，细胞质透明，向外伸出 2~3 个长短不一的伪足，胞核比较大，细胞界限较清楚，生长排列较规律，多呈放射状、编织状或螺旋状走行。从培养细胞的形态和生长特性来看，符合成纤维细胞的一般特征。VAF 呈 Vimentin 单抗染色阳性，位于胞浆，与细胞长轴方向一致，呈棕黄色丝状网络及颗粒形态，阳性率 90% 以上；而 α-actin 单抗染色表达阴性（图 8-19）。结果表明体外培养的细胞为成纤维细胞，没有平滑肌细胞污染。

② 对细胞增殖活度的影响：与正常对照组相比，Ang Ⅱ 诱导增殖组细胞增殖显著升高（$P<0.01$）；与 Ang Ⅱ 诱导增殖组比较，各用药组细胞增殖明显减弱（$P<0.01$）；与卡托普利对照组相比，各钩藤提取物组细胞增殖与之相近（$P>0.05$）。结果详见表 8-19。

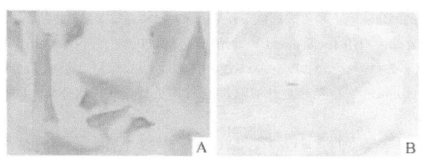

图 8-19　培养细胞经波形蛋白染色和免疫组化染色鉴定 α-肌动蛋白
A: 抗波形蛋白 +；B: 反-α-肌动蛋白

表 8-19　MTT 法观察药物对 VAF 增殖的影响值（OD 值，$\bar{x} \pm s$）

组别	剂量	OD 值
正常对照组	—	0.64 ± 0.09
Ang Ⅱ诱导增殖组	2×10^{-7}mol/L	$1.04 \pm 0.01^{*}$
卡托普利组	400 mg/L	$0.59 \pm 0.08^{**}$
钩藤总生物碱组	200mg/L	$0.61 \pm 0.14^{**}$
钩藤碱组	30 mg/L	$0.56 \pm 0.11^{**}$
异钩藤碱组	30mg/L	$0.54 \pm 0.16^{**}$

*：与正常对照组相比 $P<0.05$；**：与模型组相比 $P<0.01$

③ 对细胞形态学的影响：药物干预 24h 后结果：正常组细胞成条索状，结构完整；诱导增殖组细胞增长旺盛，细胞数目较多，结构完整；各用药干预组相应看到细胞穿孔、皱缩、缩成球状，个别看到凋亡小体。药物干预 48h 后结果：细胞铺开的比例比 24h 明显，相同药物干预后，48h 比 24h 细胞的变化明显，同时细胞数目有所减（图 8-20，图 8-21）。

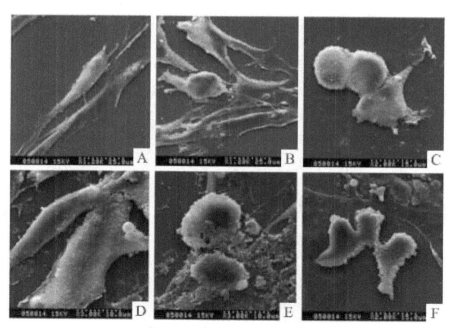

图 8-20　药物处理 24h 的细胞
A：正常细胞；乙：Ang Ⅱ-诱导增殖组；C：卡托普利组；D：钩藤总生物碱组；E：异钩藤碱组；F：钩藤碱组

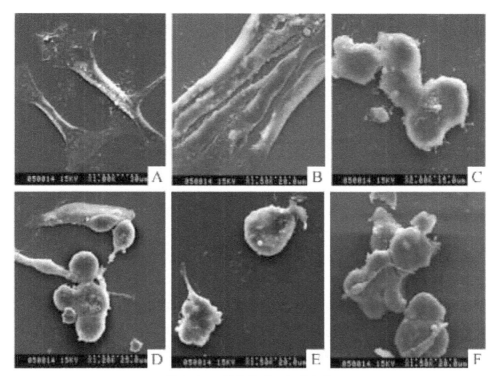

图 8-21 药物治疗 48h 的细胞

A：正常细胞；乙：Ang Ⅱ诱导增殖组；C：卡托普利组；D：钩藤总生物碱组；E：异钩藤碱组；F：钩藤碱组

④ 对细胞周期的影响：与正常组相比，Ang Ⅱ诱导增殖组 G0/G1 期降低（$P<0.05$），S 期显著增高（$P<0.01$）；与 Ang Ⅱ诱导增殖组相比，经过各药物干预 24h 后，G0/G1 期显著增高（$P<0.01$），S 期显著降低（$P<0.01$）；与卡托普利组相比，钩藤总生物碱组、钩藤碱组、异钩藤碱组 G0/G1 期降低，S 期增高，但两者统计无差异（$P>0.05$）。结果详见表 8-20。

表 8-20 VAF 细胞周期

组别	n	剂量	G0/G1	G2/M	S
正常对照组	3	—	74.30 ± 3.09	9.25 ± 0.94	16.46 ± 2.16
Ang Ⅱ诱导增殖组	3	2×10^{-7}mol/L	65.79 ± 7.26▲	11.29 ± 1.01	23.93 ± 2.33▲
卡托普利组	3	400 mg/L	82.21 ± 6.57**	9.78 ± 1.00	8.01 ± 3.57**
钩藤总生物碱组	3	200mg/L	75.89 ± 5.12*	10.15 ± 2.14	14.04 ± 2.76**
钩藤碱组	3	30 mg/L	77.18 ± 2.29**	11.80 ± 1.23	11.32 ± 2.45**
异钩藤碱组	3	30 mg/L	76.87 ± 1.26**	8.96 ± 1.41	12.98 ± 2.54**

▲：与正常对照组相比 $P<0.05$；* 与卡托普利组相比 $P<0.05$；**：与模型组相比 $P<0.01$

⑤ 对细胞 c-myc 蛋白的影响：与正常细胞组相比，Ang Ⅱ诱导增殖组 c-myc 蛋白表达水平明显升高，二者具有非常显著性差异（$P<0.01$）；与 Ang Ⅱ诱导增殖组相比，各用药干预组 c-myc 蛋白表达水平均明显降低（$P<0.01$）。结果详见图 8-22 和表 8-20。

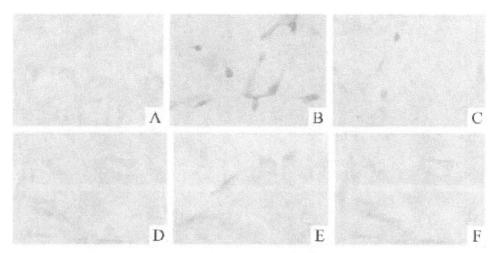

图 8-22　c-Myc 蛋白免疫组化

A：正常细胞；乙：Ang Ⅱ诱导增殖组；C：卡托普利组；D：钩藤总生物碱组；E：异钩藤碱组；F：钩藤碱组

⑥对细胞凋亡的影响：与正常细胞组相比，Ang Ⅱ诱导增殖组凋亡率有所增加，但无统计学差异（$P>0.05$）。与 Ang Ⅱ诱导增殖组比较，各用药干预组凋亡率趋于升高，差异具有非常显著性（$P<0.01$）。结果详见表 8-20。

⑦对细胞培养液中羟脯氨酸含量的影响：与 Ang Ⅱ组相比较，各用药细胞株所分泌的羟脯氨酸均有不同程度降低，其中钩藤碱组、异钩藤碱组和总生物碱组具有显著性降低（$P<0.05$）。结果详见表 8-21。

表 8-21　c-Myc 蛋白免疫组化、培养上清 VAF 凋亡率及细胞外 VAF 羟脯氨酸浓度（$\bar{x} \pm s$、g/ml 培养上清）

组别	n	剂量	c-myc 蛋白阳性面积百分率	凋亡率（%）	Hyp
正常组	6	—	1.25 ± 0.72	11.61 ± 0.83	2.34 ± 0.22
Ang Ⅱ诱导增殖组	6	$2 \times 10^{-7} \mathrm{mol/L}$	27.36 ± 3.78 ▲	13.53 ± 0.79	7.29 ± 1.32 ▲
卡托普利组	6	400 mg/L	13.55 ± 4.94**	30.77 ± 2.34**	4.53 ± 0.56*
钩藤总生物碱组	6	200mg/L	14.36 ± 3.22**	23.36 ± 3.22*	3.09 ± 0.48*
钩藤碱组	6	30 mg/L	17.15 ± 2.87*	21.15 ± 2.87*	3.12 ± 0.54*
异钩藤碱组	6	30mg/L	18.26 ± 4.32*	22.26 ± 2.32*	4.85 ± 1.22*

▲：与正常组相比 $P<0.05$；*：与模型组相比 $P<0.05$；**：与模型组相比 $P<0.01$

⑧对细胞间胶原表达的影响：在天狼猩红 - 饱和苦味酸染色下，光镜观察可见胶原纤维呈猩红色，细胞核呈绿色，其他成分呈黄色。正常组 VAF 间即存在胶原纤维表达，而 Ang Ⅱ诱导增殖组表达较强，红色表现较重。与 Ang Ⅱ组比较，各用药组胶原表达均有不同程度的减轻，红色表现有不同程度的范围变小，着色变浅（图 8-23）。

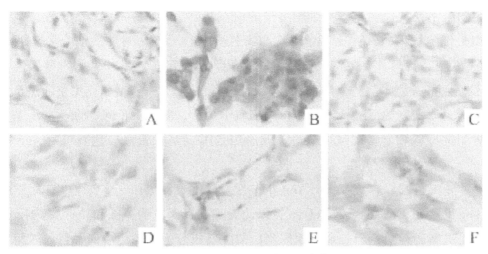

图 8-23　天狼星红饱和苦味酸染色胶原

A：正常细胞；乙：Ang Ⅱ诱导增殖组；C：卡托普利组；D：钩藤总生物碱组；E：异钩藤碱组；F：钩藤碱组

⑨对细胞 Col Ⅰ mRNA 和 Col Ⅲ mRNA 的影响：与 Ang Ⅱ组相比较，各用药细胞株 Col Ⅰ / β-actin 均有不同程度降低，其中异钩藤碱组和卡托普利组具有显著性降低（$P<0.05$）。与 Ang Ⅱ组相比较，各用药细胞株 Col Ⅲ / β-actin 均有不同程度降低，其中钩藤碱组和异钩藤碱组具有显著性降低（$P<0.05$）。结果详见表 8-22。

表 8-22　Col Ⅰ 和 Col Ⅲ mRNA 的表达（$\bar{x} \pm s$, $n=6$）

组别	n	剂量	β-actin	Col Ⅰ	Col Ⅲ	Col Ⅰ / β-actin	Col Ⅲ / β-actin
正常组	3	—	34730 ± 6987	33512 ± 7124	16241 ± 9870	0.965 ± 0.112	0.468 ± 0.092
Ang Ⅱ诱导增殖组	3	2×10^{-7}mol/L	38808 ± 7123	38856 ± 5126	21983 ± 7680	1.001 ± 0.082	0.556 ± 0.114▲
卡托普利组	3	400 mg/L	35800 ± 3684	28867 ± 5864	16452 ± 8760	0.801 ± 0.087*	0.495 ± 0.104
钩藤碱组	3	30 mg/L	35956 ± 4910	30665 ± 5674	14520 ± 8792	0.853 ± 0.092	0.404 ± 0.120*
异钩藤碱组	3	30mg/L	37498 ± 8750	30090 ± 6742	16875 ± 5904	0.802 ± 0.097*	0.450 ± 0.089*

▲：与正常组相比 $P<0.05$；*：与模型组相比 $P<0.05$

（3）讨论：VAF 异常增殖及胶原合成是高血压血管重塑的重要病理变化，是在各种外界刺激的作用下，细胞外信号经过细胞内信号传递系统到达核内，诱导一系列与 VAF 增殖相关的基因表达，启动细胞周期，从而推动 VAF 分裂、增殖以及胶原沉积。因此，抑制 VAF 增殖和胶原沉积不仅是抗高血压血管重塑的基本策略，同时也是研制新型抗高血压药的基本目标。

Ang Ⅱ异常分泌与 VAF 增殖相关，Ang Ⅱ作为一种生长促进因子，在体外有促进培养 VAF 增殖的作用，故以 Ang Ⅱ刺激 VAF 建立细胞增殖模型，以此为研究平台，探讨钩藤碱和异钩藤碱对 VAF 增殖的影响，分析细胞增殖动力学特征。MTT 比色法通过细胞线粒体代谢酶活性的高低能够较准确、灵敏地反映细胞的增殖活性，结果表明 Ang Ⅱ可促进 VAF 增殖；利用流式细胞仪进行细胞增殖动力学分析也显示可以促进静止期 VAF 增殖，促进 VAF 通过 G0/G1 进入 S 期，S 期细胞数量的增加。钩藤碱和异钩藤碱可抑制 Ang Ⅱ的促 VAF 增殖效应，增加 G0/G1 期细胞百分含量，减少 S 期细胞的百分含量，阻断细胞由 G0/G1 期向 S 期转化。

原癌基因的激活及其表达异常是细胞增殖的内在基础，其中 c-myc 较受关注。c-myc 编码产物 c-myc 蛋白是细胞核内的 DNA 结合蛋白，与染色质 DNA 结合，对促进细胞从 G0/ G1 期进入 S 期、完成 DNA 复制和转录具有关键意义。c-myc 基因的激活是 VAF 增殖的重要因素，其表达增高与 VAF 增殖密切相关。本实验发现，钩藤碱和异钩藤碱抗 VSMC 增殖作用是通过从翻译水平抑制 c-Myc 基因表达来实现的。经钩藤碱和异钩藤碱干预后，其 Ang II 诱导的 c-Myc 基因表达明显减弱，从而表明钩藤碱和异钩藤碱可通过下调原癌基因 c-Myc 蛋白表达来阻断 Ang II 的促 VAF 增殖效应。

Ang II 异常分泌与胶原合成相关，Ang II 作为一种生长促进因子，在体外有促进胶原合成的作用，故以 Ang II 刺激 VAF 诱导胶原合成，以此为基础，探讨钩藤碱和异钩藤碱对 VAF 合成胶原的影响及作用机制。羟脯氨酸是合成胶原蛋白的主要成分，在胶原中的含量比较稳定，常定量测定羟脯酸含量以间接反映其胶原蛋白的含量；天狼猩红是阴离子强酸染料，易于与胶原纤维中的碱性反应而使胶原纤维特异性染成猩红色，是定性检测胶原纤维的常用方法。本研究结果表明，钩藤碱和异钩藤碱具有降低细胞培养上清液中羟脯氨酸含量、抑制细胞间胶原合成的作用。进一步研究发现，钩藤碱和异钩藤碱抗胶原合成作用是通过从转录水平抑制血管成纤维细胞 Col I 和 Col III 表达来实现的。经钩藤碱和异钩藤碱干预后，其 Ang II 诱导的血管成纤维细胞 Col I 和 Col III 表达明显减弱，从而表明钩藤碱和异钩藤碱可通过下调血管成纤维细胞 Col I 和 Col III 表达来阻断 Ang II 的促胶原合成效应。

细胞凋亡是一种普遍存在的细胞在基因调控下有序死亡的方式，是机体新旧细胞的生死交替的重要方式，贯穿于整个生命周期。Ang II 在体外促进培养 VAF 增殖的同时是否对细胞凋亡有影响尚不清楚，故以 Ang II 刺激的 VAF 为研究平台，探讨 Ang II 对 VAF 凋亡的影响以及钩藤碱和异钩藤碱的干预作用。Annexin V-FITC 结合 PI 染色、流式细胞检测是分析细胞的凋亡率的常用方法，综合细胞形态学观测可见凋亡小体等，表明 Ang II 可促进 VAF 凋亡，提高 VAF 凋亡率，而钩藤碱和异钩藤碱可增强 Ang II 的促 VAF 凋亡效应，进一步提高细胞凋亡率。

综上所述，钩藤碱和异钩藤碱对 Ang II 介导的 VAF 增殖和胶原合成具有明显的抑制作用，其部分机制与其阻滞血管平滑肌细胞 G0/G1 期向 S 期转化以及下调 c-myc 蛋白表达以及血管成纤维细胞 Col I mRNA 和 Col III mRNA 转录有关；具有诱导 Ang II 介导的 VAF 凋亡的作用，从而对体现出中药多途径、多靶点及整体调节的优势，因而可以推断钩藤碱和异钩藤碱对防治高血压血管重塑的发生发展具有积极的意义。

四、钩藤及其提取物对对血管壁细胞外基质的影响

1. 钩藤生物碱对自发性高血压大鼠胸主动脉成纤维细胞凋亡 / 增殖及 FN、LN 的影响

（1）研究方法：

①动物：雄性 SHR40 只，8 周龄，体重（205±13）g，由北京维通利华实验动物中心提供，生产许可证号 :SCXK（京）2006-0009。雄性 Wistar 大鼠 8 只，8 周龄，体重（208±12）g，由山东中医药大学实验动物中心提供，生产许可号 :SCXL（鲁）20051015。

②药物：钩藤碱、异钩藤碱和钩藤总生物碱由山东中医药大学药学院周洪雷教授提供，以

购自中国医学科学院药物研究所的钩藤碱、异钩藤碱作参照，通过色谱法从钩藤中分离制备钩藤碱、异钩藤碱，通过高效液相色谱法测试，钩藤碱、异钩藤碱、钩藤总生物碱纯度分别99.7%、99.7%和80.0%，用前经0.1mol/L HCL溶解后，分别用蒸馏水稀释为0.5、0.5和5.0mg/mL，调pH至7.2，置4℃冰箱保存备用。使用前振荡，充分摇匀。卡托普利（25mg/片，济南东风制药有限公司生产，批号:0208023）用前加生理盐水适量，配制成1.75mg/mL的混悬液，置4℃冰箱保存备用。

③试剂及仪器：即用型SABC免疫组化检测试剂盒、亲和纯化c-myc鼠抗人单克隆IgG亲和纯化c-fos兔抗鼠多克隆IgG亲和纯化Bax鼠抗鼠单克隆IgG亲和纯化Bcl-2鼠抗鼠单克隆IgG亲和纯化FN兔抗鼠多克隆IgG亲和纯化LN兔抗鼠多克隆IgG、DAB显色剂、生物素化山羊抗兔IgG均由武汉博士德生物工程有限公司生产。TGF-β1原位杂交检测试剂盒由北京中杉金桥生物制品有限公司生产。AnnexinV-FITCapoptosisde-tectionkit由美国BDPharmingen公司生产。

④动物分组及干预方法：依据文献资料和前期研究基础，将SHR随机分为模型组、卡托普利组（17.5mg/kg）、异钩藤碱组（5.0mg/kg）、钩藤碱组（5.0mg/kg）和钩藤总生物碱组（50.0mg/kg），每组8只，相当于临床用药的14倍量。另选取Wistar大鼠8只作为正常组。模型组和正常组灌胃等容量生理盐水。各组给药容积为每次10mL/kg，每天下午定时给药，每周给药6d，连续8周，随体重变化调整给药量。留取动脉外膜末次用药24h后禁食不禁水12h，麻醉，下腔静脉、颈静脉插管，用4℃生理盐水快速灌注冲洗后，快速摘取胸主动脉，分离血管外膜，分为3份:1份做胸主动脉VAF凋亡率检测;1份10%甲醛固定，石蜡包埋，用于免疫组化检测;1份4%多聚甲醛固定，石蜡包埋，用于原位杂交检测。

⑤检测指标及方法：尾动脉收缩压检测采用无创性套尾法测定干预前、干预4周、干预8周大鼠清醒状态下尾动脉收缩压（SBP）。

胸主动脉VAF凋亡率检测采用AnnexinV-FITC结合PI染色、流式细胞术分析胸主动脉VAF凋亡率。将胸主动脉外膜在4℃生理盐水中剪成约1mm×1mm×1mm的小块，0.4%胰酶溶液37℃消化1h，加DMEM终止消化，过100目滤网，800r/min离心5min，4℃PBS漂洗2次，用1×BindingBuffer将洗过的细胞悬起，使其密度约为$1×10^6$/mL；取100μL细胞悬液，加5μL AnnexinV-FITC和10μL PI溶液，轻轻混匀，暗处放置15min，加400μL1×BindingBuffer，轻轻混匀，过300目滤网，上机分析，以AnnexinV$^+$/PI$^-$为凋亡细胞。每组8个样品，每个样品均上机分析1次。

胸主动脉VAFBcl-2、Bax、c-Myc、c-Fos、FN及LN蛋白表达检测采用免疫组织化学SABC法:石蜡切片，厚度4μm，脱蜡至水，3%H_2O_2室温10min，PBS洗5min×3次，微波修复抗原，5%BSA封闭20min，滴加亲和纯化Bcl-2、Bax、c-Myc鼠单抗IgG及c-Fos、FN、LN兔多抗IgG（1：100倍稀释），湿盒内37℃1h；PBS代替一抗作为阴性对照，PBS漂洗2min×3次，滴加生物素化山羊抗兔IgG，37℃20min，PBS漂洗2min×3次，滴加试剂SABC，37℃20min，PBS冲洗5min×4次，DAB显色，镜下控制时间，蒸馏水洗涤，脱水，透明，中性树胶封片。任选5个视野用HPIAS-1000高清晰度彩色病理图文分析系统9.0测定积分光密度，以均值作为该样本Bcl-2、Bax、c-Myc、c-Fos、FN及LN蛋白相对表达量。

胸主动脉VAFTGF-β_1mRNA表达检测采用原位杂交法，严格按照试剂盒说明进行操作。用Image-ProPlus4.5图像分析软件对结果进行半定量分析，测定平均灰度，以此作为该样本TGF-β_1mRNA的相对表达量。

⑥统计学方法：采用SPSS10.0软件，数据以$\bar{x}\pm s$表示，多组间比较采用单因素方差分析，$P<0.05$为差异有统计学意义。

（2）研究结果：各组各时间点大鼠尾动脉SBP比较详见表8-23。与正常组比较，模型组大鼠各时间点尾动脉SBP升高，差异有统计学意义（$P<0.05$）。与模型组比较，各用药组干预4、8周尾动脉SBP均降低，差异均有统计学意义（$P<0.05$，$P<0.01$）。各用药组间比较，差异无统计学意义（$P>0.05$）。

表8-23　各组胸主动脉外膜成纤维细胞凋亡的比较（$\bar{x}\pm s$，$n=8$）

组别	凋亡率（%）
正常组	2.35 ± 0.375
模型组	4.72 ± 0.546
卡托普利组	7.88 ± 0.852[*]
钩藤碱组	9.52 ± 1.090[*]
异钩藤碱组	10.12 ± 1.341[*]
钩藤总生物碱组	9.30 ± 0.968[*]

[*]：与模型组相比 $P<0.01$

各组胸主动脉VAF凋亡率及TGF-β_1mRNA比较详见表8-23。与正常组比较，模型组大鼠胸主动脉VAF凋亡率及TGF-β_1mRNA升高，差异有统计学意义（$P<0.05$）。与模型组比较，各用药组VAF凋亡率均升高，TGF-β_1mRNA均降低，差异均有统计学意义（$P<0.01$）。与卡托普利组比较，钩藤碱组、异钩藤碱组及钩藤总生物碱组VAF凋亡率均升高，差异均有统计学意义（$P<0.01$），TGF-β_1mRNA差异无统计学意义（$P>0.05$）。钩藤碱组、异钩藤碱组及钩藤总生物碱组间各指标比较，差异无统计学意义（$P>0.05$）。

表8-24　各组胸主动脉外膜TGF-β1mRNA表达的比较（$\bar{x}\pm s$，$n=8$）

组别	TGF-β1 mRNA
正常组	0.264 ± 0.009
模型组	0.305 ± 0.012
卡托普利组	0.275 ± 0.009[*]
钩藤碱组	0.271 ± 0.009[*]
异钩藤碱组	0.277 ± 0.020[*]
钩藤总生物碱组	0.264 ± 0.012[*]

[*]：与模型组相比 $P<0.01$

各组胸主动脉 VAFBcl-2、Bax、c-Fos、c-Myc、FN 及 LN 蛋白表达比较详见表 8-24。与正常组比较，模型组大鼠胸主动脉 VAFBcl-2、c-Fos、FN、LN、Bax 及 c-Myc 蛋白表达均升高，差异有统计学意义（$P<0.05$）。与模型组比较，各用药组胸主动脉 VAFBcl-2、c-Fos、FN 及 LN 蛋白表达均降低，Bax 蛋白表达均升高，钩藤碱组、异钩藤碱组及钩藤总生物碱组 c-Myc 蛋白表达均降低，差异均有统计学意义（$P<0.05$，$P<0.01$）。与卡托普利组比较，钩藤碱组、异钩藤碱组及钩藤总生物碱组胸主动脉 VAFBcl-2、c-Myc 及 LN 蛋白表达均降低，钩藤碱组、异钩藤碱组 Bax 蛋白表达均升高，异钩藤碱组 FN 蛋白表达降低，差异均有统计学意义（$P<0.05$，$P<0.01$）。钩藤碱组、异钩藤碱组及钩藤总生物碱组间各指标比较，差异无统计学意义（$P>0.05$）。

表 8-25　各组胸主动脉外膜 FN、LN 蛋白表达的比较（$\bar{x} \pm s$, $n=8$）

组别	FN	LN
正常组	0.310 ± 0.011	0.328 ± 0.017
模型组	0.363 ± 0.041	0.391 ± 0.030
卡托普利组	$0.312 \pm 0.014^{**}$	$0.366 \pm 0.005^{*}$
钩藤碱组	$0.303 \pm 0.014^{**}$	$0.335 \pm 0.012^{**}$
异钩藤碱组	$0.297 \pm 0.007^{**}$	$0.348 \pm 0.011^{**}$
钩藤总生物碱组	$0.307 \pm 0.015^{**}$	$0.326 \pm 0.015^{**}$

*：与模型组相比 $P<0.05$；**：与模型组相比 $P<0.01$

（3）研究结论：VAF 是血管外膜的主要细胞成分，其增殖与凋亡是维持血管外膜细胞数量相对恒定的一对基本因素，是血管重塑的重要细胞学基础。在高血压的病理进程中，VAF 的凋亡同增殖伴行，正是由于 VAF 增殖与凋亡动态平衡被打破，增殖过度、凋亡不足以及由此继发的细胞外基质的沉积，导致血管壁异常重塑。所以，在抑制 VAF 增殖的同时，诱导 VAF 凋亡、下调细胞外基质成分的表达，不仅是抗血管重塑的基本策略，同时也是研制新型抗高血压药物的基本目标。细胞凋亡是重要的生命现象之一，对于除去多余的有害或衰老细胞，调节细胞数量及维持组织构型具有重要意义。体外培养的大鼠 VAF 存在细胞凋亡现象，VAF 发生过度凋亡与其异常增殖状态相关。研究结果显示经钩藤碱、异钩藤碱和钩藤总生物碱干预后，SHRVAF 凋亡率升高，表明钩藤碱、异钩藤碱和钩藤总生物碱对 SHRVAF 凋亡有诱导作用。Bax 和 Bcl-2 和是一对正负凋亡调节基因，Bcl-2 基因是哺乳动物重要的凋亡抑制基因，bax 是与 bcl-2 功能相反的一个基因，促进细胞凋亡。Bax 的同源二聚体促进凋亡，Bcl-2 的同源二聚体抑制细胞凋亡，Bax 和 Bcl-2 形成的异源二聚体对凋亡无作用，Bcl-2 高于 Bax，Bcl-2 的同源二聚体增多，细胞趋于存活，反之则细胞趋于凋亡，因此，Bcl-2/Bax 值是反映细胞凋亡的敏感指标。本研究显示，经钩藤碱、异钩藤碱和钩藤总生物碱干预后，SHR 胸主动脉 VAFBax 蛋白表达上调、Bcl-2 蛋白表达下调，表明钩藤碱、异钩藤碱和钩藤总生物碱诱导 SHR 胸主动脉 VAF 细胞凋亡作用与从翻译水平调节 Bax 和 Bcl-2 表达相关联。

正常 VAF 处于静止的非增殖状态，在各种病理性损伤刺激下可转化为肌成纤维细胞而具有增殖和迁移特性；VAF 增殖、迁移、分泌细胞外基质的异常参与了高血压血管外膜重塑的病理进程。VAF 增殖是高血压血管外膜重塑的重要病理变化，原癌基因的激活及其表达异常是细胞增殖的内在基础，其中 c-Myc 和 c-Fos 较受关注。c-Myc 和 c-Fos 基因编码产物 c-Myc 蛋白和 c-Fos 蛋白是细胞核内的 DNA 结合蛋白，与染色质 DNA 结合，对促进细胞从 G0/G1 期进入 S 期、完成 DNA 复制和转录具有关键意义。本研究发现，在 SHRVAF 存在 c-Fos 和 c-Myc 蛋白高表达现象，经钩藤碱、异钩藤碱和钩藤总生物碱干预后，SHRVAFc-Myc 和 c-Fos 蛋白表达明显减弱，表明钩藤碱、异钩藤碱和钩藤总生物碱可通过下调原癌 c-Myc 和 c-Fos 蛋白表达来阻断 SHR 胸主动脉外膜成纤维增殖效应。TGF-β₁ 是由多条多肽链组成的蛋白质，为多肽生长因子家族中的一员，能增强细胞外基质合成并诱导血管成纤维细胞增殖和成纤维细胞向肌成纤维细胞表型的转化，在 SHR 血管壁存在 TGF-β₁ 高表达现象。本研究结果显示钩藤碱、异钩藤碱和钩藤总生物碱能下调 SHR 胸主动脉 VAFTGF-β₁mRNA 的表达，提示钩藤碱、异钩藤碱和钩藤总生物碱可通过下调 TGF-β₁mRNA 表达发挥抑制 SHR 胸主动脉 VAF 增殖效应。

LN 和 FN 均是细胞外基质的重要成分，主要功能是介导细胞之间的黏附、调控、迁移、增殖及分化等过程。LN 和 FN 的异常表达参与高血压血管重塑的病理进程。本研究发现，在 SHR 胸主动脉 VAF 存在 LN 和 FN 蛋白高表达现象，经钩藤碱、异钩藤碱和钩藤总生物碱干预后，SHR 胸主动脉 VAFLN 和 FN 蛋白表达明显减弱，从而表明钩藤碱、异钩藤碱和钩藤总生物碱可通过抑制 FN 和 LN 的合成与沉积，减少胸主动脉细胞外基质异常积聚，从而减轻高血压大鼠胸主动脉的病理损伤。

综上所述，钩藤碱、异钩藤碱和钩藤总生物碱对 SHR 胸主动脉 VAF 凋亡具有诱导作用，对 VAF 增殖具有抑制作用，部分机制与下调 Bcl-2 蛋白表达、上调 Bax 蛋白表达，下调 c-Myc 和 c-Fos 蛋白表达以及 TGF-β₁mRNA 表达有关。因而可以推断钩藤碱、异钩藤碱和钩藤总生物碱对防治高血压血管重塑的发生、发展具有积极意义。

2. 钩藤生物碱抑制高血压大鼠主动脉胶原沉积及对基质金属蛋白酶的影响

（1）研究方法：

①实验动物：雄性 SHR 40 只，8 周龄，体重 192~217g，由北京维通利华实验动物中心提供［许可证：SCXK（京）2006-0009］。雄性 Wistar 大鼠 8 只，8 周龄，体重 196~220g，由山东中医药大学实验动物中心提供［许可证：SCXL（鲁）20051015］。

②试剂与材料：钩藤碱、异钩藤碱和钩藤总生物碱由山东中医药大学药学院周洪雷教授提供，纯度分别为 0.997、0.997 和 0.80，用前经 0.1mol/L HCl 溶解后，分别用蒸馏水稀释为 0.5、0.5 和 5g/L，调 pH 至 7.2。置 4℃冰箱保存备用，使用前振荡，充分摇匀。卡托普利为济南东风制药有限公司产品，25mg/片。实验前加适量生理盐水，配制成 1.75g/L 的混悬液，置 4℃冰箱保存备用。即用型 SABC 免疫组化染色检测试剂盒、Col Ⅰ 兔多抗 IgG、Col Ⅰ mRNA 原位杂交检测试剂盒、Col Ⅲ 兔多抗 IgG、Col Ⅲ mRNA 原位杂交检测试剂盒、DAB 显色剂、生物素化山羊抗兔 IgG 均为武汉博士德生物工程有限公司产品。MMP-9 鼠单抗 IgG、MMP-2 鼠单抗 IgG、TIMP-2 鼠单抗 IgG、MMP-9 原位杂交检测试剂盒、TIMP-2 原位杂交检测试剂盒均为北京中杉金桥生物制品有限公司产品。

③动物分组及给药：将 SHR 随机分为 5 组，即模型组、卡托普利组、异钩藤碱组、钩藤碱组和钩藤总生物碱组。Wistar 大鼠 8 只作为正常组。卡托普利组给药量为 17.5mg/（kg·d），异钩藤碱组、钩藤碱组和钩藤总生物碱组的给药量分别为 5mg/（kg·d）、5mg/（kg·d）和 50mg/（kg·d），模型组和正常组给予等容量生理盐水。给药容积为每次 10mL/kg，灌胃给药。每周给药 6d，每天下午定时给药，连续 8 周，并随体重变化调整给药量。

动脉留取末次用药 24h 后，禁食 12h（不禁水），用质量浓度为 0.02g/L 的戊巴比妥钠 2mL/kg 腹腔注射麻醉，下腔静脉取血。取血后立即从颈静脉穿刺插管，用 4℃生理盐水约 50mL 快速灌注冲洗，待冲洗液无色后，快速分离、摘取胸主动脉，分为 2 份：1 份用体积分数为 0.1 的甲醛固定，石蜡包埋，用于免疫组化检测；1 份用体积分数为 0.04 的多聚甲醛固定，石蜡包埋，用于原位杂交检测。

④检测指标及方法：胸主动脉胶原的定性检测采用 Masson 染色法。

胸主动脉 Col Ⅰ、Col Ⅲ、MMP-9、MMP-2 和 TIMP-2 的蛋白表达检测采用免疫组织化学 SABC 法：石蜡切片脱蜡至水，体积分数为 0.03 的 H_2O_2 室温 10min，PBS 洗 5min×3 次，微波修复抗原，体积分数为 0.05 的 BSA 封闭 20min，滴加亲和纯化 Col Ⅰ兔多抗 IgG 或 Col Ⅲ兔多抗 IgG 或 MMP-9 鼠单抗 IgG 或 TIMP-2 鼠单抗 IgG（1：100 倍稀释），湿盒内 37℃ 1h；PBS 代替一抗作为阴性对照，PBS 洗 2min×3 次，滴加生物素化山羊抗兔 IgG，37℃ 20min，PBS 洗 2min×3 次，滴加试剂 SABC，37℃ 20min，PBS 洗 5min×4 次，DAB 显色，镜下控制时间，蒸馏水洗涤，脱水，透明，中性树胶封片。任选 5 个视野用 Image-ProPlus4.5 图像分析软件对结果进行半定量分析，测定平均灰度，以均值作为该样本 Col Ⅰ、Col Ⅲ、MMP-9 和 TIMP-2 的相对表达量。

胸主动脉 Col Ⅰ、Col Ⅲ、MMP-9 和 TIMP-2 的 mRNA 表达检测采用原位杂交法，严格按照试剂盒说明进行操作。并用 Image-ProPlus4.5 图像分析软件对结果进行半定量分析，测定平均灰度，以此作为该样本 Col Ⅰ、Col Ⅲ、MMP-9 和 TIMP-2 的 mRNA 相对表达量。

⑤统计学处理：数据以 $\bar{x}\pm s$ 表示，应用 SPSS10.0 软件进行统计分析，组间比较采用单因素方差分析。

（2）研究结果：

①各组胸主动脉和肾动脉胶原含量的定性检测：在 Masson 染色下胶原纤维呈绿色。正常组大鼠胸主动脉、肾动脉壁存在胶原纤维表达，而 SHR 模型组大鼠胸主动脉、肾动脉壁胶原纤维表达较强，绿色表现较重。与模型组比较，各用药组胸主动脉、肾动脉壁胶原纤维表达均有不同程度的减轻，绿色表现有不同程度变浅（图 8-24）。

②各组胸主动脉Ⅰ型胶原和Ⅲ型胶原蛋白表达检测：如表 8-26 所示，与模型组相比，钩藤碱组、异钩藤碱组和钩藤总生物碱组大鼠胸主动脉Ⅰ型胶原和Ⅲ型胶原蛋白表达、mRNA 表达均降低（$P<0.05$）。

③各组胸主动脉 MMP-9、MMP-2、TIMP-2 蛋白表达检测：如表 8-27 所示，与模型组相比，钩藤碱组、异钩藤碱组和钩藤总生物碱组大鼠胸主动脉 MMP-9 和 MMP-2 蛋白表达均升高（$P<0.01$），而 TIMP-2 蛋白表达均降低（$P<0.05$）。与模型组相比，大鼠胸主动脉钩藤碱组、

异钩藤碱组和钩藤总生物碱组 MMP-9mRNA 表达均升高（$P<0.05$），而 TIMP-2mRNA 表达均降低（$P<0.05$）。

（3）研究结论：胶原在人类和动物血管组织中普遍存在，是血管壁细胞外基质的主要成分，其中又以 Ⅰ 型胶原和 Ⅲ 型胶原为主。胶原除了作为血管壁的支撑材料外，还可以影响血管壁的组织结构。在高血压的病理进程中，大动脉壁胶原的合成与降解相伴行，正是由于大动脉壁胶原过度合成、降解不足、合成与降解之间的动态平衡被打破，导致大动脉壁胶原异常沉积。因此，促进大动脉壁胶原降解，抑制大动脉壁胶原合成不仅是抗大动脉壁胶原沉积的基本策略，同时也是抗高血压血管重塑的重要目标。

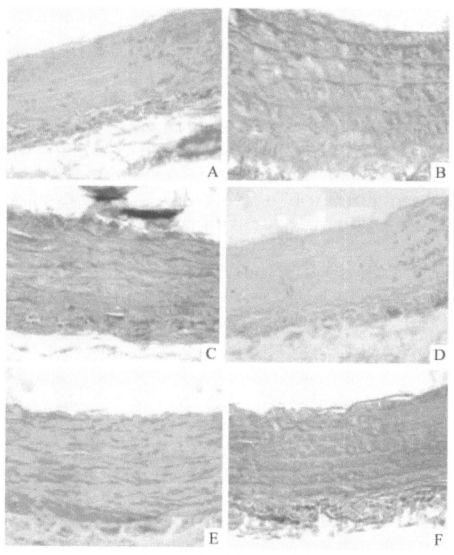

图 8-24　胸主动脉 Masson 染色

A：正常细胞；B：模型组；C：卡托普利组；D：钩藤碱组；E：异钩藤碱组；F：钩藤总生物碱组

表 8-26 各组胸主动脉 I 和 III 型胶原蛋白表达和 mRNA 表达的比较（ $\bar{x} \pm s$，n=8）

组	Col 的蛋白表达 I 平均灰度	Col 的蛋白表达 III 平均灰度	Col 的 mRNA 表达 I 平均灰度	Col 的 mRNA 表达 III 平均灰度
正常组	0.303 ± 0.007	0.261 ± 0.005	0.281 ± 0.018	0.304 ± 0.018
模型组	0.358 ± 0.028	0.283 ± 0.013	0.349 ± 0.012	0.372 ± 0.011
卡托普利组	0.294 ± 0.011*	0.259 ± 0.016*	0.312 ± 0.023*	0.327 ± 0.013**
钩藤碱	0.281 ± 0.027*	0.262 ± 0.013*	0.296 ± 0.027**	0.341 ± 0.001*
异钩藤碱	0.319 ± 0.022*	0.262 ± 0.014*	0.301 ± 0.007**	0.347 ± 0.012*
钩藤生物碱	0.304 ± 0.014*	0.259 ± 0.015*	0.301 ± 0.014*	0.330 ± 0.028*

*：与模型组相比 $P<0.05$；**：与模型组相比 $P<0.01$

表 8-27 各组胸主动脉 MMP-9、MMP-2 和 TIMP-2 蛋白表达及 MMP-9 和 TIMP-
mRNA 表达的比较（ $\bar{x} \pm s$，n，n=8）

组	MMP-9 蛋白表达的灰度平均值	MMP-2 蛋白表达的灰度平均值	TIMP-2 蛋白表达的灰度平均值	MMP-9mRNA 表达的灰度平均值	TIMP-2mRNA 表达的灰度平均值
正常组	120.50 ± 8.970	26.52 ± 1.351	1.08 ± 0.147	0.38 ± 0.006	0.39 ± 0.002
模型组	129.81 ± 4.797	27.57 ± 0.858	1.42 ± 0.068	0.39 ± 0.005	0.46 ± 0.003
卡托普利组	133.20 ± 10.261	30.32 ± 1.349*	1.30 ± 0.111*	0.41 ± 0.026	0.39 ± 0.008*
钩藤碱	141.82 ± 6.482**	30.05 ± 1.211*	1.31 ± 0.122*	0.42 ± 0.013**	0.41 ± 0.008*
异钩藤碱	144.00 ± 4.632**	29.71 ± 0.550*	1.29 ± 0.101*	0.41 ± 0.008**	0.40 ± 0.013*
钩藤生物碱	131.23 ± 8.365	30.32 ± 1.381*	1.22 ± 0.153*	0.40 ± 0.011*	0.41 ± 0.015*

*：与模型组相比 $P<0.05$；**：与模型组相比 $P<0.01$

自发性高血压大鼠是筛选抗高血压药物最适宜的动物模型，可出现血管周围间质胶原纤维明显增生、血管中膜增厚、管壁厚度增加、弹性纤维板部分断裂等大动脉硬化的表现，故本实验以 SHR 胸主动脉作为高血压大动脉胶原沉积模型，探讨钩藤生物碱在降低血压的同时对 SHR 胸主动脉胶原沉积的影响，分析 I 型胶原和 III 型胶原表达的特征。结果显示 SHR 胸主动脉存在胶原沉积、胸主动脉 Col I、Col III 蛋白表达及 Col I mRNA、Col III mRNA 转录增多；经钩藤碱、异钩藤碱和钩藤总生物碱干预，SHR 胸主动脉胶原沉积减轻，胸主动脉 Col I、Col III 蛋白表达及 Col I mRNA、Col III mRNA 转录均降低，表明钩藤碱、异钩藤碱和钩藤总生物碱有抑制 SHR 胸主动脉的胶原沉积的效应，其机制与下调 SHR 胸主动脉壁 Col I、Col III 蛋白和 mRNA 的表达有关。

基质金属蛋白酶（MMPs）是一组依赖 Zn^{2+} 并以细胞外（extracellularmatrix，ECM）成分为水解底物的蛋白水解酶，MMPs 通过对 ECM 成分的水解，影响其水解与重组的动态平衡，MMP-2 和 MMP-9 是 MMPs 的重要成员；MMPs 的组织抑制因子（tis-sueinhibitorsofthematrixmetalloproteinases，TIMPs）是 MMPs 的天然抑制剂，TIMP-2 是 TIMPs 家族的重要成员。在病理状态下，TIMPs 水平改变直接影响 MMPs 活性的高低。MMPs 及其抑制剂 TIMPs 调控细胞外基质的代谢，两者的动态平衡维持血管的正常形态和功能，动脉壁 MMP-9 和 MMP-2 异常表达参与了高血压病早期血管重塑的病理进程。本实验发现，在 SHR 胸主动脉存在 MMP-9 和 MMP-2 蛋白和 mRNA 低表达、TIMP-2 蛋白和 TIMP-2mR-NA 高表达现象；经钩藤碱、异钩藤碱和钩藤总生物碱干预后，SHR 胸主动脉 MMP-9 和 MMP-2 蛋白和 mRNA 表达上调，TIMP-2 蛋白和 mRNA 表达下调。从而表明钩藤碱、异钩藤碱和钩藤总生物碱可通过上调 MMP-9 和 MMP-2 蛋白和 mRNA 表达、下调 TIMP-2 蛋白和 mRNA 表达来抑制 SHR 胸主动脉胶原沉积效应。

综上所述，钩藤碱、异钩藤碱和钩藤总生物碱对 SHR 胸主动脉胶原沉积具有抑制作用，其机制与下调 SHR 胸主动脉壁 Col Ⅰ、Col Ⅲ 蛋白和 mRNA 表达有关，更深入的机制与上调 MMP-9 蛋白和 mRNA 表达、上调 MMP-2 蛋白表达、下调 TIMP-2 蛋白和 mRNA 表达有关；体现了中药多途径、多靶点及整体调节的优势，从而可以推断钩藤碱、异钩藤碱和钩藤总生物碱对防治高血压大动脉硬化的发生发展具有积极的意义。至于钩藤生物碱抑制胶原沉积的机制是降低血压继发的胶原抑制效应还是独立于降压效应之外的靶向性胶原抑制效应抑或是二者兼有，尚有待于进一步探讨。

第二节　药对钩藤莱菔子组分配伍靶向保护高血压血管内皮细胞的动态研究

一、钩藤和莱菔子有效成分联合应用对 L-NNA 诱导的高血压大鼠血管内皮细胞的保护作用

1. 研究方法

（1）材料：L-NNA 购自美国 Sigma 公司。Anti-Rat CD54 PerCP-eFluor 710 和 Anti-Rat CD3PE 购自美国 Bioscience 公司。CD31 FITC 和兔 CD146 单克隆抗体购自英国伦敦 Abcam 公司。CD62P PerCP 购自美国 Santa Cruz Biotechnology 公司。钩藤、莱菔子购自济南建联中药店。

（2）药物制备：采用酸性染料染色法测定钩藤总生物碱含量，采用高效液相色谱法建立指纹图谱。采用高效液相色谱法测定钩藤总生物碱中钩藤碱的含量在 5.5% 以上，莱菔子可溶性生物碱中芥子碱硫氰酸盐在的含量在 40% 以上。由山东中医药大学周洪雷教授提供钩藤总生物碱和莱菔子可溶性生物碱。根据多元回归分析和偏最小二乘回归的结果，我们证明了这两个成分在降低血压方面的最佳比例为 5：6。

将混合物溶解于生理盐水中，制成 3 种悬液：①含钩藤总生物碱浓度为 3.853mg/mL，莱菔子可溶性生物碱浓度为 4.623 mg/mL；②含钩藤总生物碱浓度为 3.853mg/mL；③莱菔子可溶性生物碱浓度为 4.623 mg/mL。阳性对照药物缬沙坦溶解于生理盐水中，浓度为 1.335 mg/mL。使用前所有悬浮液 4℃ 保存。

（3）建模和分组：5 周龄雄性 SPF 级 WKY 大鼠 120 只，体重 165~212 g，购自山东陆康药业有限公司（证书：SCXL 鲁 20080002）。在标准条件下（光照/暗室交替 12h，通风，恒温恒湿的房间）饲养。给大鼠提供标准大鼠颗粒饲料和自来水作为饮用水。所有动物实验均按照《山东中医药大学实验动物护理与使用指南》进行，并经山东中医药大学动物伦理审查委员会批准。

120 只大鼠随机分为正常对照组（$n=20$）、模型组（$n=100$）。自适应喂养 7d 后开始建模。模型组腹腔注射 L-NNA 7.625 mg/（kg·d），正常对照组腹腔注射等量生理盐水。在第一个建模周，血压开始升高。注射 2 周，形成稳定性高血压，模型建立成功。

将已证实为高血压的大鼠（$n=100$）随机分为 5 组，每组 20 只：模型组、缬沙坦组、钩藤总生物碱组（U 组）、莱菔子可溶性生物碱组（R 组）、钩藤总生物碱 + 莱菔子可溶性生物碱组（U-R 组）。选取 20 只 WKY 大鼠作为正常对照组。每组每天灌胃给药 1 次。根据人与大鼠的体表面积计算悬浮液的剂量。缬沙坦灌胃剂量为 2.67 mg/200g（处方 / 体重）。钩藤总生物碱、莱菔子可溶性生物碱、钩藤总生物碱 + 莱菔子可溶性生物碱组剂量分别为 7.705 mg/200 g、9.246 mg/200 g、7.705 mg + 9.246 mg/200 g（处方 / 体重）。正常对照组和模型组灌胃等量生理盐水。每组给予每周 6d、连续 5 周的治疗。

（4）尾动脉血压检测：采用带自动系统光电传感器的尾袖血压计（ALC-NonInvasive blood pressure system，上海爱尔考特生物技术有限公司）检测大鼠尾动脉收缩压（SBP）、舒张压（DBP）、平均动脉血压（MAP）。测量大鼠受热扩张后的尾动脉血压。所有大鼠平行测量 3 次，记录平均值。

（5）大鼠血管内皮形态学观察：禁食 24h 后，腹腔注射戊巴比妥钠（60 mg/kg）麻醉大鼠。抽血后，以最快的速度轻轻分离胸主动脉、肾动脉和肠系膜动脉，清除结缔组织，用盐水冲洗。样品在 2.5% 戊二醛溶液中固定 24h，扫描电镜观察血管内皮细胞的完整性或脱落状态。

（6）测量循环内皮细胞的数量：分别在造模前、给药后第 1、3、5 周取外周血。采用间接流式细胞术检测循环内皮细胞（CECs）数量。采用流式细胞术检测白细胞中单核细胞的百分比（M1）。采用流式细胞术检测 $CD3^-CD31^+CD62P^+$ 细胞在单核细胞（M2）中的百分比。M1 乘以 M2 即为循环内皮细胞占白细胞百分比（M）。显微镜下用血细胞计数仪计算白细胞的绝对值（N1）。M 乘以 N1 即为循环内皮细胞数（N=N1）。

（7）检测循环内皮细胞 CD54 和 CD62P 的表达：采用流式细胞仪联合荧光标记抗体间接检测 $CD3^-CD31^+$ 细胞上 CD54 和 CD62P 的平均荧光强度。

（8）统计分析：所有数据使用 SPSS15.0 软件进行处理。结果用 $\bar{x} \pm s$ 表示。多组比较采用单因素方差分析（ANOVA）。$P<0.05$ 为差异有统计学意义。

2．研究结果

（1）各组血压改变：6 个实验组基线收缩压、舒张压和平均动脉压均无差异（$P>0.05$）。与模型组比较，缬沙坦组、U 组、R 组、U-R 组大鼠血压明显降低（$P<0.05$）。给药后，各组 DBP 和 MAP 均有不同程度的降低，但效果不如 SBP 明显。从降血压的角度看，钩藤总生物碱与莱菔子可溶性生物碱配伍的降压效果与缬沙坦相似（$P<0.05$）。钩藤总生物碱、莱菔子可溶性生物碱及两者联用均有不同程度的降压效果，但两者联用降压效果最强。说明钩藤总生物碱与莱菔子可溶性生物碱的配伍具有协同作用。

（2）血管内皮细胞形态的改善：用扫描电镜观察胸主动脉、肾动脉和肠系膜动脉的内皮形态。正常对照组内皮细胞脐带血管整齐，内皮细胞连接完整，黏膜平滑，细胞表面无明显纤维斑块黏附。相比之下，模型组的内皮细胞脱落明显，聚集成一组。电子显微镜还观察到细胞间的无序连接，细胞间的连接丧失，从而形成空隙或蜂窝状的子宫内膜。子宫内膜附着体同时增加。胸主动脉损伤最多，肠系膜动脉损伤程度最轻。治疗后大鼠子宫内膜完整性和内皮细胞脱落状态明显改善，与流式细胞仪检测结果相符。钩藤总生物碱和莱菔子可溶性生物碱配伍的改善效果优于单一活性部位（图 8-25）。

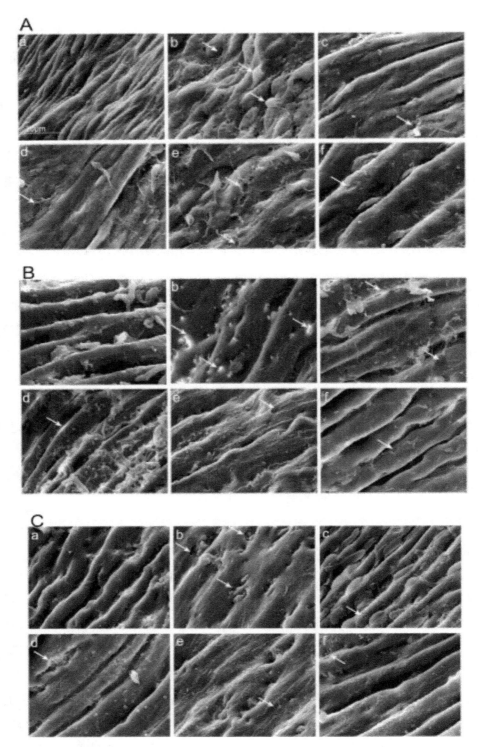

图 8-25　药物治疗 5 周后，用扫描电镜观察胸主动脉（A）、肾动脉（B）和肠系膜动脉（C）的内皮形态。a：正常对照组；b：模型组；c：缬沙坦组；d：U 组；e：R 组；f：U-R 组。箭头表示内皮损伤及形态变化

（3）CECs 的数量：治疗 1、3、5 周后检测 CECs 数量。如图 8-26 所示，模型组 CECs 数量较对照组明显增加（$P<0.05$）。与模型组相比，缬沙坦组、U 组、R 组和 U-R 组在给药 1、3、5 周时 CECs 减少程度不同（$P<0.05$）。U-R 组早期干预 CECs 下降，5 周后下降 62%，优于 U 组和 R 组（5 周后下降 48% 和 47%）。

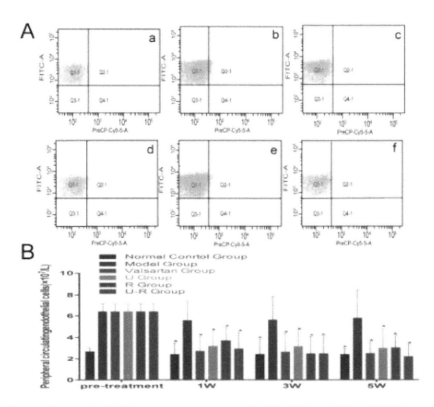

图 8-26　循环内皮细胞（CECs）的数量。$CD3^-CD31^+CD62P^+$ 通过流式细胞仪检测循环内皮细胞的脱落数量。A：给药 5 周后各组 CECs 流程图；B：各组 CECs 数量的变化。★：与模型组相比 $P<0.05$）；a：正常对照组；b：模型组；c：缬沙坦组；d：U 组；e：R 组；f：U-R 组

（4）CECsCD54 和 CD62P 的表达水平：CECs 数量与血压的关系相似，CD54 和 CD62P 的平均荧光强度趋势与血压呈正相关。如图 8-27 所示，与正常组相比，模型组 CD54 和 CD62P 的平均荧光强度明显升高（$P<0.05$）。治疗后，随着血压的降低，治疗组大鼠平均荧光强度表达的 CD54 和 CD62P 均有不同程度的降低（$P<0.05$）。我们观察到 U-R 组 CECs 上的 CD62P 表达持续下降（5 周后下降 30%），而 U 组和 R 组疗效不稳定。在药物治疗的 5 周内，CECs 上的 CD54 表达有不同程度的提高。U-R 组疗效最好，5 周后下降 59%。

3. 研究结论　在本研究中，我们发现钩藤总生物碱与莱菔子可溶性生物碱配伍能有效降低血压，改善血管内皮结构的完整性，显著减少循环内皮细胞数量。此外，在钩藤总生物碱和莱菔子可溶性生物碱共同干预后，CD54 和 CD62P 的平均荧光强度降低。综上所述，钩藤总生物碱和莱菔子可溶性生物碱有效成分组合具有良好的降压作用和血管内皮保护作用。其保护作用的初步机制可能与缓解整体低度炎症有关。

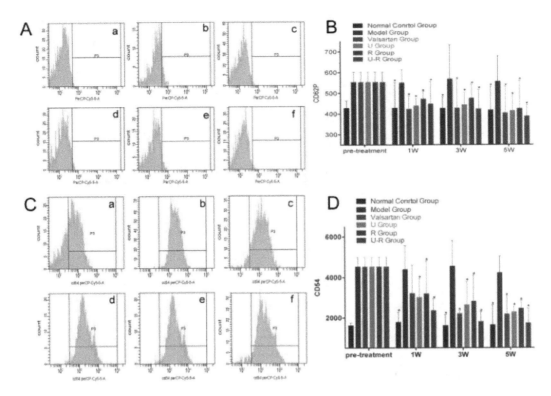

图 8-27　CECsCD54 和 CD62P 的表达水平。A、C：给药 5 周后各组 CD54、CD62P 的流程图。B、D：各组 CD54 和 CD62P 平均荧光强度的变化。★：与模型组相比 $P<0.05$；a：正常对照组；b：模型组；c：缬沙坦组；d：U 组；e：R 组；f：U-R 组

二、钩藤莱菔子药对增强自发性高血压大鼠血管内皮的保护作用的研究

1. 研究方法

（1）实验试剂：大鼠淋巴细胞分离培养基购自北京 Solarbio 公司；FACS 裂解液购自美国 BD 公司；莫能菌素溶液、细胞刺激液（500X）、Anti-RatCD54（ICAM-1）PerCP-eFluor710、Anti-Rat CD3PE 和 TNF-α 购自美国 eBioscience 公司；RPMI-1640 培养基购自北京天竺生化制品有限公司；小鼠血清购自北京鼎国科技有限公司；TritonX-100 购自北京 Solarbio 公司；CD31（TLD-3A12）FITC 和兔单克隆抗体 CD146 购自英国 Abcam 公司；山羊抗兔 IgGPerCP（sc-45090）和 CD62P（P-selectin）PerCP 购自美国 Santa Cruz Biotechnology 公司。

（2）药物：实验药物钩藤提取物（U）、莱菔子提取物（R）和阳性对照药物缬沙坦的准备同前一节。

（3）建模和分组：雄性 SHR200 只，VAH/SPF 级，5 周龄，94~120 g，WKY 大鼠 40 只均购自北京维通利华实验动物科技有限公司。SHR 被随机分为 5 组，每周 6d 共计 8 周进行药物灌胃，药物剂量和给药方式同前一节。

（3）血压和心率监测：监测方法同前一节。

（4）血管内皮的超微结构观察：各组在第 1、2、4、6、8 周末，以戊巴比妥钠（60mg/kg 腹腔注射）麻醉过量处死 8 只 SHR。静脉穿刺采血后，立即取胸主动脉和肠系膜动脉。将胸主动

脉切开分为两部分，一部分用于扫描电镜观察内皮形态，另一部分用于基因芯片分析和实时定量 PCR 检测。将胸主动脉、肠系膜动脉轻轻分离、洗涤，用 2.5% 戊二醛溶液固定，扫描电镜下观察内皮形态。

（5）外周血循环内皮细胞测定：外周血 CECs 可被认为是内皮损伤和血管完整性的指标。CD31 是内皮细胞上表达的组成性标记物，CD146 是定量血源内皮细胞的关键细胞表面抗原。

采用流式细胞术间接流式荧光标记抗体检测外周血内皮细胞数目。流式细胞仪检测到 CD146-PerCP CD3-PE CD31-FITC 标记的单核细胞（N）。CD3CD31+CD146+ 细胞计为外周血循环内皮细胞（M1）。显微镜下用血细胞计数仪计算白细胞的绝对值（M2）。内皮细胞的数量等于 M2 乘以 M1 除以 N。

（6）循环内皮细胞活性检测同前一节。

（7）测定血浆中内皮损伤的生物标志物水平：采用 ELISA 试剂盒检测血浆一氧化氮（NO）、内皮素 -1（ET-1）、P- 选择素（P-S）、血管性血友病因子（vWF）、细胞间黏附分子 -1（ICAM-1）和血管细胞黏附分子 -1（VCAM-1）的含量。所有的样品都进行 3 次重复分析，并以平均值 ± 标准差表示。

（8）评估脾脏内 T 细胞亚群分泌 TNF-α：炎症是与高血压密切相关的因素之一，血浆中脾脏相关的 TNF-α 可以反映整体炎症状态有关。采用 ELISA 检测血浆 TNF。

无菌条件下解剖脾脏、研磨。然后，离心收集细胞，沉淀液重悬于 PBS 中。用淋巴细胞分离液收集 T 细胞亚群，调整为数量 $5 \times 10^6/mL$，用 PMA+ 离子霉素和莫能菌素刺激 4h，然后收集细胞，用 4% 的聚甲醛溶液固定，采用流式细胞仪检测细胞的荧光强度。使用软件 FACSDiva 6.13 对所有数据进行分析。

（9）微阵列分析：采用 RT-PCR 芯片检测胸主动脉 mRNA 的表达：采用 TRIzol 法分离胸主动脉总 RNA，用 PrimeScript RT 试剂盒逆转录成 cDNA。定量检测后，cDNA 在 AffymetrixHybridization Oven640 中进行混合，随后洗脱。然后用 3000 7G 的基因阵列扫描仪（Affymetrix）对芯片进行扫描，以追踪检测信号。使用 GeneSpring GX7.3.1 进行基因表达分析，去除低表达水平（< 基因表达值的 25%）和缺少标记（> 样本中缺少 2 个标记）的基因。与 SHR 组相比，药物治疗组组织中表达减少 2 倍的转录基因被提取出来。成绩单上有 84 份成绩单。试验组和对照组均有 3 个生物重复。

（10）实时定量 PCR：根据芯片分析结果，选择关键基因（FGF-1、SelL、SelL-P、THBD、TFPI、VCAM-1）进行实时荧光定量 PCR，验证基因表达结果。采用 TRIzol 法分离血管内皮总 RNA，PrimeScript RT 试剂盒将其逆转录为 cDNA；Rt-PCR 使用 SYBR Premix Ex Taq 试剂盒。每组的 RNA 样本进行 3 次检测。

（11）统计分析：统计分析同前一节。

2．研究结果

（1）血压和心率：在未采取药物治疗时，SHR 大鼠的血压呈逐渐增加的趋势，采用药物治疗 1 周后血压开始下降（$P<0.05$）。与无药物干预的 SHR 大鼠相比，药物的降压效果在第 8 周最为显著（$P<0.05$）。第 8 周治疗结束时与 SHR 组大鼠相比，缬沙坦组、U 组和 U-R 组收缩压下

降约 30 mmHg，R 组收缩压下降不显著（20mmHg），所有治疗组的舒张压下降约 20mmHg。在 8 周治疗结束时，治疗组平均动脉压下降 19~24mmHg。随着周龄的增长，大鼠心率略有下降，但在 8 周的研究过程中各组间心率无显著差异。

（2）内皮细胞形态学改变：采用电子扫描显微镜观察可以直接显示血管内皮的形态变化（图 8-28）：SHR 大鼠的弹性大动脉（胸主动脉）和阻力血管（肠系膜动脉）均严重损伤；WKY 大鼠血管排列整齐，结构完整，细胞间连接完整，黏膜光滑，未见明显纤维、斑块附着。SHR 的血管内皮明显脱落并聚集，索线部分紊乱，细胞连接中断，形成孔状或蜂窝状的内膜，并有附着物附着在细胞膜上。药物治疗后子宫内膜完整性和内皮细胞脱落状态明显改善，单独采用 U 干预对内皮的保护作用显著，U-R 联合对血管内皮的保护效果更显著。药物改善效果为 U-R> 缬沙坦 >U>R。对血管内皮改善效果最好的为缬沙坦组和 U-R 组。

（3）CECs 的数量和活性：随着周龄的增加，与 WKY 大鼠相比，SHR 大鼠的 CECs 显著增加（$P<0.05$）。经药物干预后，在第 8 周，U 和 R 组的 CECs 计数均有显著下降（U 组：25%；R 组：23%）（$P<0.05$）；U-R 组在第 2 周，CECs 计数开始显著下降（在 2 周结束时下降 37%，在 8 周结束时下降 42%，$P<0.05$）。U-R 干预对降低 CECs 数量的作用最强（图 8-29a 和 b）。

与 WKY 大鼠相比，SHR 大鼠 CECs 表面的 CD54 和 CD62P 表达显著增加（$P<0.05$）。经药物干预 8 周后，治疗组 CECs 上 CD54 表达有不同程度的下降。U-R 组疗效最好（第 2 周结束时下降 20%，第 8 周结束时下降 15.7%），其他组疗效不稳定（图 8-29c、d）。经过药物干预后，所有治疗组 CECs 表面的 CD62P 表达水平均显著降低（$P<0.05$），说明所有治疗组药物均可以显著降低 CECs 活性（图 8-29e、f）。

（4）血浆中内皮损伤生物标志物水平的变化：SHR 组对比 WKY 组，血浆 NO 水平下降，vWF、ET-1、ICAM-1、VCAM-1 水平显著增加（$P<0.05$）；所有治疗组生物标志物水平均不同程度正常化（图 8-30）：缬沙坦对 ET-1、ICAM-1 和 VCAM-1 的调控效果良好；U 对 ET-1、vWF、VCAM-1、P-S 有较好的调控作用；R 对 vWF 和 P-S 有较好的调节作用，而 U-R 对各因素均有较好的调节作用。

①整体验证水平评估：SHR 组对比 WKY 组，血浆 TNF-α 水平增加（$P<0.05$）；所有治疗组血浆 TNF-α 水平不同程度降低（图 8-31a）。与 WKY 组相比，SHR 组肿瘤坏死因子的平均荧光强度显著增强（$P<0.05$）；治疗组 TNF-α 水平均不同程度下降，R 组合 U-R 组呈显著下降（$P<0.05$）。我们推测这是 U-R 保护血管内皮，抵抗高血压的作用机制之一（图 8-31b、c）。

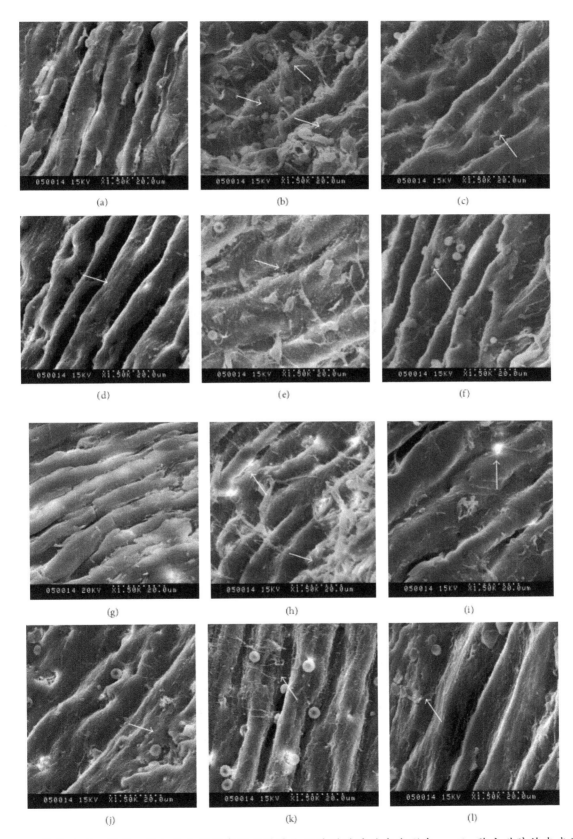

图 8-28　药物治疗 8 周后，用扫描电镜观察胸主动脉和肠系膜动脉的内皮形态。a~f：胸主动脉的内皮形态；
g~l：肠系膜动脉的内皮形态；a、g：WKY 大鼠；b、h：SHRs；c、i：缬沙坦组；d、j：U 组；e、k：R 组；f、l：
U–R 组。箭头表示内皮损伤及形态变化

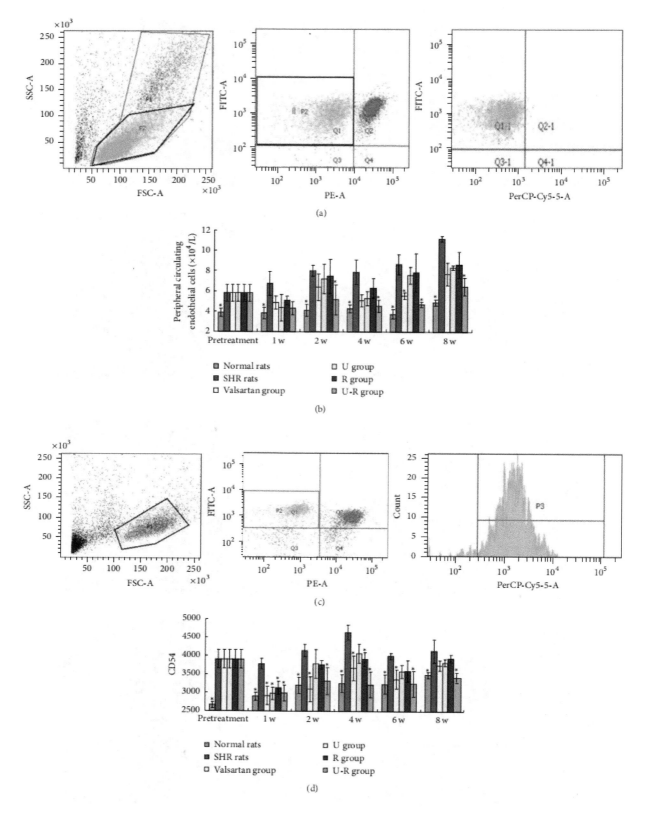

图 8-29 流式细胞术检测外周血 CECs 的数量和活性。a、b：流式细胞术检测得到的 CD3CD31$^+$CD146$^+$ 细胞作为外周血循环内皮细胞；c、d：流式细胞术检测得到 CD3CD31$^+$CD54$^+$；

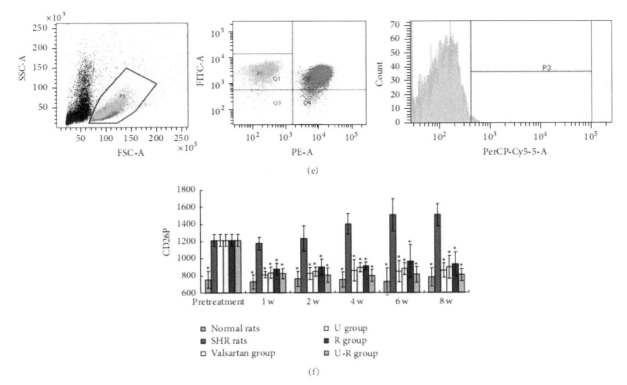

(e)

(f)

续图 8-29　流式细胞术检测外周血 CECs 的数量和活性。 e、f：检测得到 CD3CD31⁺CD62P⁺细胞作为活化的
CECs；★：与 SHR 组相比 $P<0.05$

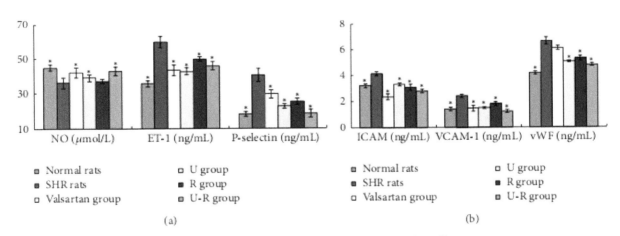

(a)

(b)

图 8-30　评估血浆中内皮损伤的生物标志物水平。采用 ELISA 法测定血浆 NO、vWF、ET-1、ICAM-1、
VCAM-1、P-S 水平，评估内皮损伤程度。★：与 SHR 组相比 $P<0.05$

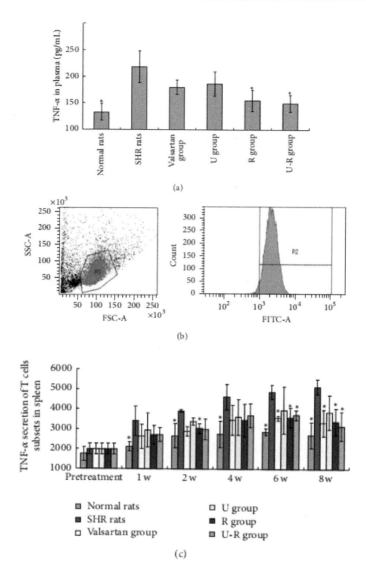

图 8-31　整体炎症水平评估。a：采用 Elisa 测定血浆 TNF-α 水平；b：采用细胞流式术测
定脾脏 TNF-α；*：与 SHR 组相比 $P<0.05$

②关键基因的表达：经芯片分析的基因表达变化结果详见表 8-28。采用 QRT-PCR 来验证芯片分析的结果，验证结果显示两种方法基因的改变趋势一致：SHRs 血管内皮 VCAM-1、sell、sell-p、TFPI 的 mRNA 表达升高，FGF-1、THBD 的 mRNA 表达降低，药物治疗后，这些细胞因子的 mRNA 水平有不同程度的正常化（图 8-32）。

表 8-28　基因表达变化

	WKY 大鼠 /SHR	缬沙坦组 /shr	U 组 /SHRs	R 组 /SHRs	U-R 组 /SHRs
VCAM-1	0.55	0.41	0.60	0.69	0.29
Fgf-1	6.00	3.27	2.82	2.97	6.64
Sel-L	0.53	0.23	0.24	0.30	0.35
THBD	5.89	3.33	3.34	3.46	3.96
TFPI	0.26	0.32	0.23	0.21	0.31
Sel-P	0.24	0.30	0.17	0.24	0.18

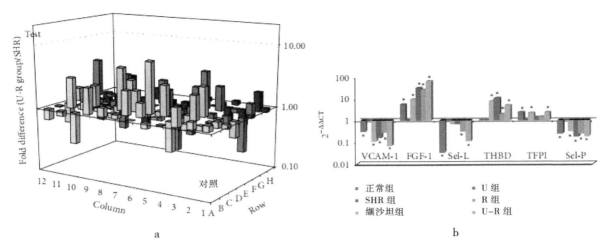

图8-32　抗栓作用相关基因表达的变化。a：通过芯片分析推测 U-R 的药理机制，验证芯片结果；b：通过定量
RT-PCR 测定抗血栓作用相关基因；★：与 SHR 组相比 $P<0.05$

3. 研究结论　单药钩藤提取物有抗高血压的作用，可有效降低 CECs 计数；单药莱菔子提取物有缓解炎症的作用。钩藤提取物和莱菔子提取物联合治疗在降低激活 CECs、改善胸主动脉和肠系膜动脉内皮完整性、规范化内皮损伤的血浆生物标志物水平等方面表现出更强的效果。钩藤提取物和莱菔子提取物联合降低了胸主动脉 VCAM-1、SelL、TFPI 和 SelL-p 的 mRNA 水平，而升高了 FGF-1 和 THBD 的 mRNA 表达，这可能部分参与了高血压内皮损伤的保护机制。

三、钩藤总生物碱和芥子碱硫氰酸盐联合治疗对血管内皮细胞炎性损伤所致的血栓形成前状态的保护机制的研究

1. 研究方法

（1）细胞培养：本研究获得山东中医药大学附属医院医学与健康科学学院动物研究伦理委员会伦理批准。取 12 只 3~7d、体重约 10g 的雄性乳鼠（购自山东中医药大学动物实验中心）的胸主动脉，无菌 PBS 反复冲洗胸主动脉，切成 1mm³（不含固定剂和防腐剂），均匀接种于培养瓶中。

VEC 置于 10% 胎牛血清的 DMEM/F12 培养基中，在 37℃含 5% CO_2 的湿化培养箱中培养。当 VECs 覆盖到培养瓶底 80% 时，用胰酶消化法进行传代培养。原代细胞按 1：2 或 1：3 传代，第 4~6 代细胞用于研究。

（2）治疗：基于前期研究，研究所需的 TNF-α、二亚甲砜（DMSO）、缬沙坦、钩藤总生物碱（U）、芥子碱硫氰酸盐（R）的最佳浓度分别为 5μg/L、0.8mL/L、80mg/L、100mg/L 和 60mg/L。细胞附着后，留取 VECs 空白对照组，将 TNF-α 加入其余 VECs 所在培养基，37℃孵育 6h 制造炎症形成模型，然后加入不同药物预孵育 48h，血清饥饿方法培育（细胞培养的无血清）24h。培育好的细胞模型分成 7 组：空白对照、DMSO 组、TNF-α 组、缬沙坦组、U 组、R 组、U-R 组。

（3）细胞形态观察：扫描电镜观察 VECs 的形态：将处理后的细胞固定在 2.5% 戊二醛溶液中 24h；固定后用 1.2mol/L PBS 洗涤细胞；用 1% 锇酸固定 1~1.5h，双蒸水洗涤；室温下用 50%、70%、80%、90% 和 100% 乙醇脱水细胞 2 次，每个浓度脱水 20min；用乙酸异戊酯替换乙

醇溶液，将 VECs 放置在高压密封容器并加入液态 CO_2，细胞在 31.8℃、72.8 atm 的临界温度下进行干燥，用 IB-5 溅射涂敷铂，扫描电子显微镜观察并拍照。

（4）逆转录定量聚合酶链反应（RTqPCR）：PCR 过程同上一节。

（5）免疫印迹分析：放射免疫沉淀裂解缓冲液与酶抑制剂配比为 4 : 1，4℃裂解细胞，8900 转离心 30min，-80℃保存上清，测定蛋白浓度。

免疫印迹步骤同第五章第一节。

（6）统计分析：统计分析同前一节。

2．研究结果

（1）药物干预后 VECs 细胞形态的改变：正常对照组 VECs 呈圆形、梭形或多边形，细胞表面微绒毛丰富、排列规则，细胞膜完整，细胞间隙小，可见细胞连接。与正常组相比，TNF-α 组 VECs 细胞体积增大，形态不规则，微绒毛分布不规则、僵硬断裂。此外，在同一放大倍数下，TNF-α 组单个视野内的细胞数量明显增加。与 TNF-α 组相比，所有处理组的 VECs 细胞形态、细胞大小、微绒毛数量和分布均有明显改善，视野内细胞数量减少（图 8-33）。

（2）干预后 VECs 内炎性和凝血因子 mRNA 的表达：正常组相比，经 TNF-α 刺激后，NF-κB、TGF-β₁、TF、PAR-1 和 PKC-α 的 mRNA 表达显著上调（$P<0.05$），证实 TNF-α 诱导炎症 VECs 形成。经 U、R 或 U-R 干预后，显著地抑制了 TGF-β₁ 和 NF-κB（$P<0.05$）的 mRNA 的表达；同时，有效地下调了 TF、PAR-1 和 PKC-α 的 mRNA 表达，但各组间无显著差异。

与此同时，在 TNF-α 诱导炎性 VEC 模型中也发现 PAI-1 的 mRNA 表达上调（$P<0.05$），且与 TGF-β₁ 活性呈正相关。与 TNF-α 组相比，U 组和 U-R 组的 VECs 中 PAI-1 的 mRNA 表达均显著下调（$P<0.05$），而 R 组的 VECs 中 PAI-1 mRNA 表达下调（表 8-29，图 8-34）。

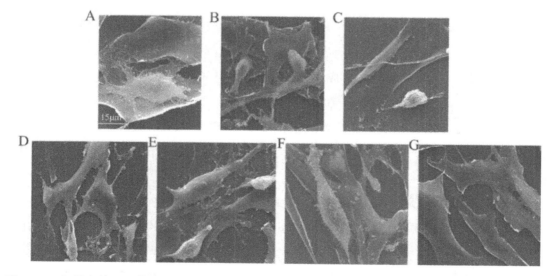

图 8-33 扫描电镜下血管内皮细胞的形态学观察（放大倍率 2000）。A：正常对照；B：TNF-α 组；C：缬沙坦组；D：U 组；E：R 组；F：U-R 组；G：二亚甲砜组

表 8-29　不同干预对血管内皮细胞炎性因子相关 mRNA 表达的影响（$\bar{x} \pm s$，$n=3$）

分组	NF-κB	TGF-β1	TF	PAR-1	PKC-α	PAI-1
正常对照组	0.0618±0.0262[a]	0.3521±0.3711[a]	0.2986±0.0420[a]	0.2700±0.1588[a]	0.0524±0.0267[a]	0.0004±0.0003[a]
DMSO 组	0.5337±0.3677[a]	0.2088±0.0321[a]	0.6063±0.2893[a]	0.1892±0.0777[a]	0.3869±0.3750[a]	0.0613±0.0631[a]
TNF-α 组	1	1	1	1	1	1
缬沙坦组	0.0490±0.0365[a]	0.2072±0.3335[a]	0.1095±0.0584[a]	0.1385±0.2230[a]	0.3781±0.4786[a]	0.2743±0.4708[a]
R 组	0.3084±0.1792[a]	0.1181±0.1051[a]	0.7372±0.2768	0.3898±0.4012[a]	0.3928±0.2107[a]	0.1636±0.2692[a]
U 组	0.5776±0.3575[a]	0.1753±0.023[a]	0.6029±0.269[a]	0.5159±0.4500	0.7951±0.1763	0.4625±0.6656
R-U 组	0.3284±0.1524[a]	0.1400±0.0711[b]	0.7298±0.1475	0.1401±0.3906[a]	0.5576±0.1811	0.0983±0.1213[a]

a：与 TNF-α 组相比 $P<0.05$

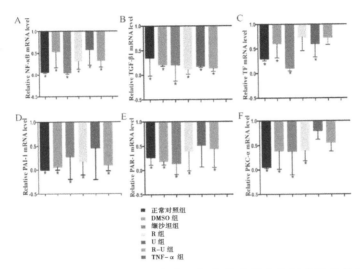

图 8-34　各组 VECs 中炎性和凝血因子 mRNA 的表达。经药物干预后各组采用逆转录定量聚合酶链反应检测炎症和凝血因子的表达。A：NF-κB；B：TGF-β₁；C：TF；D：PAI-1；E：PAR-1；F：PKC-α；★：与 TNF-α 组比较 $P<0.05$

（3）干预后 VECs 内炎性和凝血因子的蛋白表达：与 TNF-α 组相比，正常对照组和 DMSO 组 TGF-β₁、TF、PAR-1、PAI-1、PKC-α 蛋白表达均显著降低（$P<0.05$）；其次，经 U、R 和 U-R 干预后，与 TNF-α 组相比，蛋白 NF-κB、TGF-β₁、TF、PAR-1、PAI-1 和 PKC-α 都显著减少（$P<0.05$），但 3 组间无显著差异（表 8-30，图 8-34，图 8-35）。

此外，与正常对照组相比，TNF-α 组中 PAI-1 蛋白表达明显上调（$P<0.05$），说明 TNF-α 刺激的 VECs 中 PAI-1 表达升高。U、R 和 U-R 对 PAI-1 的表达均有不同程度的抑制，且 3 组均较 TNF-α 组显著降低（$P<0.05$；表 8-30，图 8-34，图 8-35，图 8-36）。

3. 研究结论　在某种程度上，钩藤总生物碱和芥子碱硫氰酸盐联合治疗可以降低血管内皮细胞的 NF-κB、TGF-β₁、TF、PAR-1、PKC-α、PAI-1 的 mRNA 和蛋白水平。此外，联合治疗可下调损伤的 VECs 中凝血相关因子的表达，从而抑制血管内皮损伤所致的凝血状态，其潜在机制与抑制 TF 介导的血栓蛋白受体信号通路的激活有一定关系，从而抑制凝血，平衡纤维蛋白溶解，以减少纤维蛋白的生成和沉积，抑制血栓形成。

表 8-30　不同干预对血管内皮细胞炎性和凝血因子表达的影响（$\bar{x} \pm s$, $n=3$）

分组	NF-κB	TGF-β1	TF	PAR-1	PKC-α	PAI-1
正常对照组	0.2291±0.0251	0.1371±0.0051[a]	0.0614±0.0038[a]	0.0601±0.0018[a]	0.0641±0.0008[a]	0.0668±0.0116[a]
DMSO 组	0.2289±0.0218	0.1603±0.0113[a]	0.0591±0.0023[a]	0.0689±0.0029[a]	0.0574±0.0067[a]	0.1109±0.0105[a]
TNF-α 组	0.2574±0.0011	0.3092±0.0322	0.0867±0.0026	0.1343±0.0197	0.1346±0.0085	0.1833±0.0186
缬沙坦组	0.1514±0.0321[a]	0.1570±0.0135[a]	0.0554±0.0053[a]	0.0813±0.0015[a]	0.0982±0.0165[a]	0.1335±0.0139[a]
R 组	0.1774±0.0107[a]	0.1516±0.0257[a]	0.0665±0.0042[a]	0.0562±0.0044[a]	0.0561±0.0038[a]	0.1344±0.0045[a]
U 组	0.1900±0.0120[a]	0.1352±0.0143[a]	0.0759±0.0029[a]	0.0889±0.0168[a]	0.1107±0.0118[a]	0.1078±0.0211[a]
R-U 组	0.1682±0.0348[a]	0.1852±0.0025[a]	0.0680±0.0005[a]	0.0760±0.0067[a]	0.0796±0.0013[a]	0.1569±0.0174[a]

a：与 TNF-α 组相比 $P<0.05$

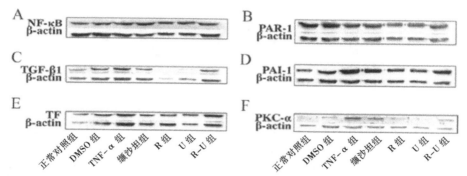

图 8-35　各组炎症和凝血因子的 Western blots。经药物干预后各组采用 Western blots 显示炎症和凝血因子的表达。A：NF-κB；B：TGF-β₁；C：TF；D：PAI-1；E：PAR-1；F：PKC-α

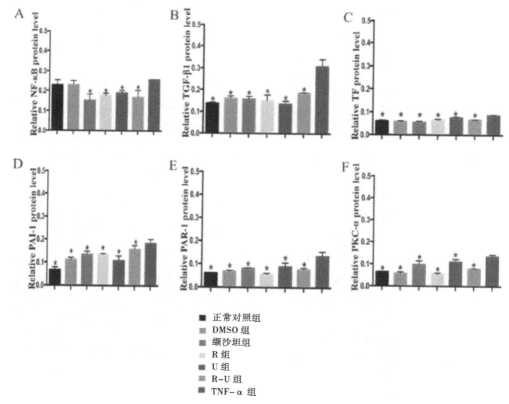

图 8-36　各组炎症和凝血因子的 Western blot 灰度分析。A：NF-κB；B：TGF-β1；C：TF；D：PAI-1；E：PAR-1；F：PKC-α

四、钩藤总生物碱和芥子碱硫氰酸盐组分配伍对血管内皮细胞的变化作用和机制

1.材料与方法

（1）实验材料：新生 3~4 d 的 Wistar 大鼠，购自山东中医药大学实验动物中心。钩藤总生物碱和芥子碱硫氰酸盐，纯度分别为 50% 和 98%，并建立了相应的质量标准，经液质联用分析，鉴定了钩藤总生物碱的主要成分（钩藤碱）和芥子碱硫氰酸盐的化学结构，由山东中医药大学药学院周洪雷教授和蒋海强讲师提供。取钩藤总生物碱以二甲基亚砜（DMSO）作为溶媒，配制成浓度为 0.1kg/L 的原液，使用前根据实验设计用 DMEM/F12 稀释成不同的浓度，过滤除菌，置 4℃ 冰箱保存备用。芥子碱硫氰酸盐为水溶性成分，直接以 DMEM/F12 溶解配制。缬沙坦为北京诺华制药有限公司产品（国药准字 H20040216，批号 X0006），以二甲基亚砜（dimethyl sulfoxide，DMSO）作为溶媒，配制成浓度为 1kg/L 的原液，使用前根据实验设计用 DMEM/F12 稀释成不同的浓度，过滤除菌，置 4℃ 冰箱保存备用。

（2）实验试剂：TNF-α 为以色列 Prospec 科技有限公司产品。兔抗第八因子相关抗原抗体（Rabbit anti-factor VIII）为北京博奥森公司产品。Triton X-100 为北京索莱宝科技有限公司产品。DMEM/F-12 培养基为 GIBCO 公司产品。胎牛血清（FBS）为杭州四季青生物工程材料有限公司产品。DMSO 为美国 Sigma 公司产品。大鼠 VCAM-1 酶联免疫检测试剂盒、大鼠 ICAM-1 酶联免疫检测试剂盒、大鼠 ET-1 酶联免疫检测试剂盒为美国 R&D 公司产品。NO 检测试剂盒为南京建成公司产品。反转录试剂盒、Taq 酶为大连 Takara 生物技术有限公司产品。所需引物由上海生工生物工程公司合成，其序列为：ICAM-1（388bp）：上游 5′-AGGTATCCATCCATCCCACA-3′，下游 5′-AGTGTCTCATTCCCACGG A-3′；VCAM-1（570bp）：上游 5′-CGGTCATGGTCAAGTGTTTG-3′，下游 5′-GAGATCCAGGGGAGATGTCA-3′；ET-1（500bp）：上游 5′-GCTCCTGCTCCTCCTTGATG-3′，下游 5′-CTCGCTCTATGTAAGTCATGG-3′；内参 β-actin（173bp）：上游 5′-CGTTGACATCCGTAAAGA-3′，下游 5′-AGCCACCAATCCACACAG-3′。其他试剂均为国产分析纯试剂。

（3）细胞的培养与鉴定：采用组织贴块法培养新生鼠胸主动脉内皮细胞。细胞培养瓶用 0.2% 明胶 37℃ 预包被 12~14h。无菌分离大鼠胸主动脉前降支，将主动脉剪成 1mm³ 左右的组织块，均匀放入培养瓶中，干贴壁 2~4h，然后缓慢加入含 50mg/L 肝素、20% 胎牛血清（FBS）的 DMEM/F12 培养基，72h 后去除组织块并换液。48~72h 镜下即可见到细胞从组织块边缘游离出来，生长旺盛，形态规则（图 8-37A）；胰蛋白酶消化法作传代培养；经差速贴壁法纯化后，镜下可观察到细胞呈多角形、铺路石样生长，显现典型的内皮细胞形态（图 8-37B）；血管内皮细胞抗第八因子（因子Ⅷ）相关抗原抗体免疫荧光鉴定，所培养细胞的胞浆呈现绿色荧光，鉴定为血管内皮细胞（图 8-37C）。选用第 3~8 代血管内皮细胞用于实验，调整细胞密度为 1×10^5/ L，接种于培养板 / 瓶备用。

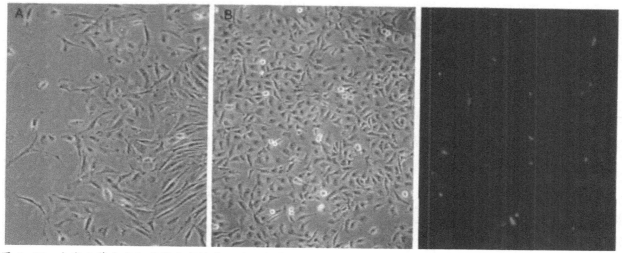

图 8-37　大鼠血管内皮细胞的分离培养及纯化和鉴定。A：原代培养的大鼠胸主动脉内皮细胞；B：纯化后的血
管内皮细胞；C：因子Ⅷ鉴定。

（4）细胞分组与药物干预：前期研究反复采用 MTT 方法实验，筛选出 TNF-α 的最佳浓度为 5μg/L 、DMSO 的最佳浓度为 0.0008 L/L、缬沙坦的最佳浓度为 80mg/L、钩藤总生物碱的最佳浓度为 100mg/L 、芥子碱硫氰酸盐的最佳浓度为 60mg/L 、钩藤总生物碱和芥子碱硫氰酸盐组分配伍的合适浓度为 100mg/L~/60mg/L。细胞贴壁后，以 TNF-α 造成血管内皮细胞损伤模型。经 48h 预培养和 24h 去血清同步化后，将细胞随机分为 7 组：①正常组：不加特殊处理因素；② DMSO 溶媒对照组：0.0008 L/L DMSO；③ TNF-α 组：TNF-α 5μg/L；④缬沙坦组：TNF-α 5μg/L+ 缬沙坦 80mg/L；⑤钩藤总生物碱组：TNF-α 5μg/L+ 钩藤总生物碱 100mg/L；⑥芥子碱硫氰酸盐组：TNF-α 5μg/L + 芥子碱硫氰酸盐 60mg/L；⑦组分配伍组：TNF-α 5μg/L+ 钩藤总生物碱 100mg/L+ 芥子碱硫氰酸盐 60mg/L。继续培养 48h，进行各项观察检测。

（5）细胞形态观察：同上培养和分组干预后，2.5％戊二醛固定 12~24h；经 0.1mol/L 磷酸缓冲液清洗 2h 以上，中间换 2~3 次新液；用 1％锇酸固定 1~1.5h，用双蒸水清洗 2h，中间换 2~3 次新液；梯度酒精脱水（50％、70％、80％、90％、100％两次），每级 20min；醋酸异戊酯置换；常规临界点干燥；粘托后用 IB-5 离子溅射仪镀铂；扫描电镜观察。

（6）细胞分泌 ET-1、ICAM-1 和 VCAM-1 的检测：同上培养和分组干预后，采用 Elisa 法测定各组细胞培养上清液 ET-1、ICAM-1 和 VCAM-1 蛋白含量。严格按照试剂盒说明书进行操作，酶标仪测定 450nm 处的吸光度，根据标准曲线分别计算样品中 ET-1、ICAM-1 和 VCAM-1 的含量。

（7）细胞 ET-1、ICAM-1 和 VCAM-1 的 mRNA 检测：同上培养和分组干预后，采用 RT-PCR 法测定各组细胞的 ET-1、ICAM-1 和 VCAM-1 mRNA 表达。采用 Trizol 法抽提总 RNA，进行逆转录反应（20mL 体系），反应条件为：65℃ 5min，立即冰浴 5min，37℃ 50min 逆转；70℃ 15min 灭活。以逆转录所得到的 cDNA 为模板，进行 PCR 反应。PCR（50mL 体系）反应条件：94℃预变性 5min；94℃变性 30s，55℃退火 30s，72℃延伸 30s，共 30 个循环；72℃终延伸 7min。以 PCR 产物行 1.0% 琼脂糖凝胶电泳，90V，电泳 30min；凝胶成像分析仪中观察、照相；用 Alphaimager 2200.spsswin 软件分析电泳结果。

（8）细胞分泌 NO 检测：同上培养和分组干预后，采用硝酸还原酶法测定细胞培养上清液 NO 含量。严格按照试剂盒说明书进行操作，蒸馏水调零，550 nm，0.5 cm 光径，测各管吸光度值，根据说明书中的公式计算样品 NO 的含量。

（9）统计学方法：数据统计采用 SPSS 17.0 版统计软件，计量资料以 $\bar{x} \pm s$ 表示，组间比较采用单因素方差分析进行处理，方差不齐时采用秩和检验。

2．研究结果

（1）对细胞形态的影响：正常组细胞成圆形或梭形、多角形，表面微绒毛丰富，排列规则，细胞膜完整，细胞间隙较小，细胞连接可见。与正常组相比，TNF-α 组细胞体积变大，形态不如前者规则，表面微绒毛僵直断裂，分布不规则，相同视野内细胞数目明显增多。与 TNF-α 组比较，各用药组的内皮细胞形态结构如细胞形态、大小及微绒毛数量、分布均有明显改善，视野中细胞数目减少，其中缬沙坦组效果最为明显（图 8-38）。

（2）对细胞分泌 ET-1、ICAM-1 和 VCAM-1 含量的影响：DMSO 组与正常组比较无明显差异（$P>0.05$），说明实验中 DMSO 作为溶媒对血管内皮细胞功能不造成干扰；与正常组相比，TNF-α 组 ET-1、ICAM-1 和 VCAM-1 含量均明显升高（$P<0.05$），说明造成血管内皮细胞损伤模型成功。与 TNF-α 组比较，缬沙坦组、钩藤总生物碱组、芥子碱硫氰酸盐组和组分配伍组 ET-1、ICAM-1 和 VCAM-1 含量均显著性降低（$P<0.05$）。与缬沙坦组相比较，钩藤总生物碱组、芥子碱硫氰酸盐组和组分配伍组 ET-1、ICAM-1 和 VCAM-1 蛋白含量均无显著性变化（$P>0.05$）。结果详见表 8-31 和图 8-39。

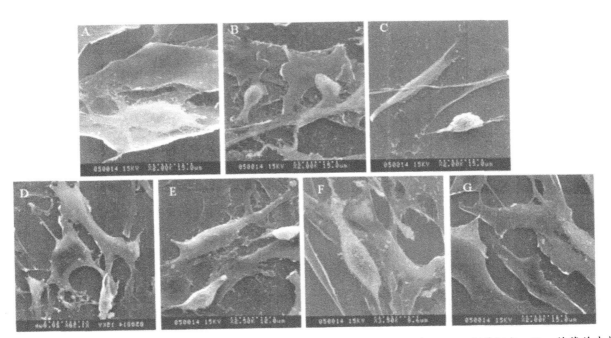

图 8-38　扫描电镜下观察内皮细胞（×2000）。A：正常组；B：TNF-α 组；C：缬沙坦组；D：钩藤总生物碱组；E：芥子碱硫氰酸盐组；F：组分配伍组；G：DMSO 组

表 8-31　各组细胞分泌 ET-1、ICAM-1 和 VCAM-1 含量的比较（$\bar{x} \pm s$，μg/mL）

	n	ICAM-1	VCAM-1	ET-1
正常组	6	5.46 ± 1.83	2.92 ± 0.29	104.046 ± 29.11
DMSO 组	6	6.12 ± 0.69	3.15 ± 0.31	89.19 ± 26.36
TNF-α 组	6	7.49 ± 1.45	3.42 ± 0.32	156.95 ± 45.09
缬沙坦组	6	5.12 ± 1.31*	2.48 ± 0.24*	113.80 ± 22.49*
钩藤总生物碱组	6	5.96 ± 1.22*	2.56 ± 0.34*	122.18 ± 26.93*
芥子碱硫氰酸盐组	6	5.25 ± 0.94*	2.67 ± 0.18*	113.20 ± 24.44*
组分配伍组	6	5.98 ± 0.49*	2.57 ± 0.24*	119.00 ± 22.90*

*：与模型组相比 $P<0.05$

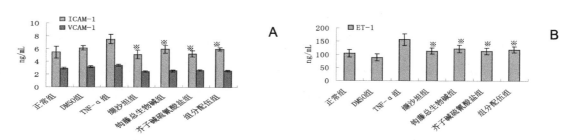

图 8-39　各组细胞分泌 ET-1、ICAM-1 和 VCAM-1 含量的比较。※：与模型组相比 $P<0.05$

（3）对各组细胞 ET-1、ICAM-1 和 VCAM-1 的 mR-NA 表达的影响：DMSO 组与正常组比较差异无显著性（$P>0.05$），说明实验中 DMSO 作为溶媒对内皮细胞功能不造成干扰；与正常组相比，TNF-α 组 ET-1、ICAM-1 和 VCAM-1 mRNA 表达均上调，差异具有显著性（$P<0.05$），说明造成内皮细胞炎症模型成功。与 TNF-α 组比较，缬沙坦组、钩藤总生物碱组、芥子碱硫氰酸盐组和组分配伍组 ICAM-1 和 VCAM-1 mRNA 表达均下调；缬沙坦组、钩藤总生物碱组和组分配伍组 ET-1 mRNA 表达均下调，差异具有显著性（$P<0.05$）。与缬沙坦组比较，组分配伍组 ICAM-1mRNA 表达下调更为明显（$P<0.05$），而且也优于钩藤总生物碱组和芥子碱硫氰酸盐组（$P<0.05$）；与缬沙坦组比较，组分配伍组和钩藤总生物碱组 VCAM-1 mRNA 表达下调更为明显（$P<0.05$），而且组分配伍组优于芥子碱硫氰酸盐组（$P<0.05$）；与缬沙坦组比较，组分配伍组和钩藤总生物碱组 ET-1mRNA 表达无明显变化（$P>0.05$），组分配伍组优于芥子碱硫氰酸盐组（$P<0.05$；图 8-40，图 8-41，表 8-32）。

表 8-32　血管内皮细胞 ICAM-1、VCAM-1、ET-1 的 mRNA 表达（$\bar{x} \pm s$）

	n	ICAM-1/β-actin	VCAM-1/β-actin	ET-1/β-actin
正常组	6	1.712 ± 0.126	1.132 ± 0.087	1.257 ± 0.210
DMSO 组	6	1.518 ± 0.143	1.162 ± 0.097	1.273 ± 0.079
TNF-α 组	6	2.078 ± 0.098	1.592 ± 0.108	1.771 ± 0.144
缬沙坦组	6	1.370 ± 0.102*	1.349 ± 0.115*	1.054 ± 0.101*
钩藤总生物碱组	6	1.421 ± 0.131*△	0.969 ± 0.098*▲	1.054 ± 0.109*
芥子碱硫氰酸盐组	6	1.947 ± 0.144*△	1.190 ± 0.103*△	1.515 ± 0.141△
组分配伍组	6	0.671 ± 0.087*▲	0.836 ± 0.112*▲	1.075 ± 0.115※

*：与模型组相比 $P<0.05$；▲：与缬沙坦组相比 $P<0.05$；△：与组分配伍组相比 $P<0.05$

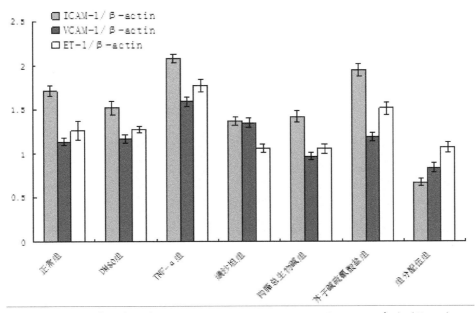

图 8-40 血管内皮细胞 ICAM-1、VCAM-1、ET-1 的 mRNA 表达（$\bar{x} \pm s$）

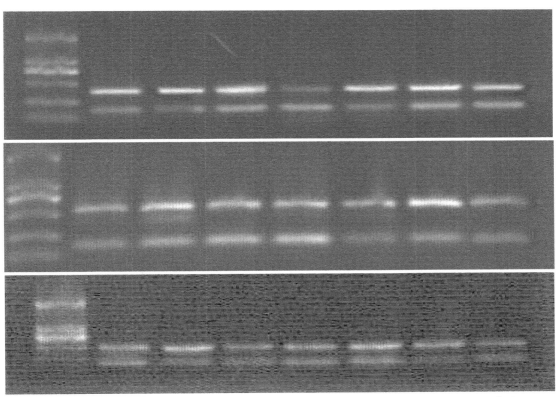

图 8-41 血管内皮细胞 ICAM-1（A）、VCAM-1（B）、ET-1（C）的 mRNA 表达
（自左向右依次为：DL2000、正常组、TNF-α 组、缬沙坦组、钩藤总生物碱组、芥子碱硫氰酸盐组、
组分配伍组、DMSO 组）

（4）对细胞分泌 NO 的影响：DMSO 组与正常组比较 NO 略升高，二者差异无统计学意义（$P>0.05$）。TNF-α 组与正常组相比，NO 略降低，二者差异无统计学差异（$P>0.05$）。与 TNF-α 组比较，缬沙坦组、钩藤总生物碱组、芥子碱硫氰酸盐组和组分配伍组 NO 浓度均显著

性升高（*P*<0.05）；与缬沙坦组相比较，组分配伍组 NO 浓度显著性升高（*P*<0.05），而且也明显优于钩藤总生物碱组和芥子碱硫氰酸盐组（*P*<0.05；表 8-33）。

表 8-33　各组细胞分泌 NO 含量的比较（$\bar{x} \pm s$，mmol/L）

	n	NO
正常组	6	525 ± 46.8
DMSO 组	6	550 ± 66.8
TNF-α 组	6	487.5 ± 52.6
缬沙坦组	6	600 ± 69.4*
钩藤总生物碱组	6	650 ± 78.4*△
芥子碱硫氰酸盐组	6	650 ± 70.5*△
组分配伍组	6	825 ± 96.7*▲

*：与模型组相比 *P*<0.05；▲：与缬沙坦组相比 *P*<0.05；△：与组分配伍组相比 *P*<0.05

3. **实验结论**　血管内皮细胞是人体最大的内分泌器官，能合成和分泌多种血管活性物质，在维持血管舒张和收缩、维持凝血和纤溶的平衡、防止中性粒细胞和其他炎症因子黏附于血管壁、调节平滑肌细胞的增殖和迁移等方面发挥着重要作用。在高血压状态时，由于血流动力学的异常和血流剪切力变化，可损伤血管内皮细胞，成为血管内皮损伤的始动因素之一；而高血压血管内皮功能障碍常发生分泌功能的异常，常表现为内皮依赖性舒张功能减弱和/或内皮依赖性收缩功能的增强以及炎症相关物质表达的上调，这些又能进一步损伤并激活血管内皮细胞，形成恶性循环，促使高血压的发生发展，成为"内皮-高血压-心血管事件"链起动因子和载体。

因此，改善血管内皮的分泌功能、增强内皮依赖性舒张功能、降低内皮依赖性收缩功能、下调炎症相关质的表达不仅是血管内皮保护的基本策略，同时也是抗高血压的重要目标。

TNF-α 由激活的巨噬细胞分泌的一类具有多种生物学效应的细胞因子，与内皮细胞膜上的 TNF-α 受体相结合而发挥生物学效应，从而诱导内皮细胞的炎症，甚至导致细胞衰老、凋亡与坏死。本研究以 TNF-α 刺激建立 VEC 炎症模型，以此为研究平台探讨了钩藤总生物碱和芥子碱硫氰酸盐组分配伍对 VEC 的保护作用，观察了细胞形态及亚细胞结构的变化。结果表明 5 μg/L 的 TNF-α 在体外成功造成了 VEC 炎症模型，表现为细胞体积变大、形态不规则、表面微绒毛僵直断裂、分布不规则、相同视野内细胞数目明显增多。钩藤总生物碱、芥子碱硫氰酸盐及其配伍可以拮抗 TNF-α 的促 VEC 炎症效应，明显改善 VEC 的形态、大小、微绒毛数量及分布，视野中细胞数目也减少。

血管内皮细胞能分泌多种血管活性物质如 NO、PGI$_2$、ET-1 和 ANG Ⅱ 等，参与调节血管的紧张度并维持血管正常结构，其中局部作用最强的是内皮素（ET）和 NO。ET 是迄今所知最强的缩血管物质，具有 3 个异构体，与不同的受体结合产生不同的效应。ET 受体分两类：一类是 ETA 受体，存在于血管平滑肌，收缩血管，ET-1 对 ETA 受体的效应较强；另一类是 ETB 受体，存在于血管内皮细胞，可以释放 NO 与 PGI$_2$ 而舒张血管。NO 是以 L-精氨酸为基质，经过 NO 合成酶（NOS）的作用生成，是独立于交感神经和肾素－血管紧张素之外的血压调节因子，具有舒张血管、抑制血小板聚集及白细胞黏附、清除氧自由基等功效。本研究显示钩藤总生物碱芥子碱硫氰酸盐组分配伍组细胞 NO 分泌量明显优于钩藤总生物碱组和芥子碱硫氰酸盐组，组分配伍组细胞分泌 ET-1 量与钩藤总生物碱组和芥子碱硫氰酸盐组相当，下调细胞 ET-1 mRNA 表达优于芥子碱硫氰酸盐组。

血管内皮细胞不但能合成、分泌内皮依赖性舒张因子/收缩因子，而且能分泌、上调炎症相关物质如 ICAM-1 和 VCAM-1，二者均属于免疫球蛋白超家族，是细胞表面黏附分子，多分布于上皮细胞和内皮细胞表面，静止状态的内皮细胞 ICAM-1 少量表达，VCAM-1 不表达或极少量表达。但在各种理化因素的作用下内皮细胞活化时 ICAM-1 和 VCAM-1 表达均可明显上调，以配体－受体结合的形式发挥作用，主要介导白细胞间的黏附及激活内皮细胞，导致细胞与细胞间、细胞与基质间或细胞、基质、细胞三者间的黏附，参与细胞信号转导活化，炎症血栓形成等一系列重要的病理生理过程。ICAM-1 主要参与中性粒细胞与内皮的黏附，VCAM-1 主要参与单核细胞与内皮细胞的黏附，而白细胞的黏附是内皮损伤的最初标志。本研究显示各用药组细胞分泌 ICAM-1 和 VCAM-1 均有降低，各用药组细胞 ICAM-1 和 VCAM-1 mRNA 表达均有下调，其中又以钩藤总生物碱芥子碱硫氰酸盐组分配伍组 ICAM-1 和 VCAM-1 mRNA 表达下调效应最佳。

综上所述，钩藤总生物碱和芥子碱硫氰酸盐组分配伍对 TNF-α 介导的血管内皮细胞炎症具有明显的保护作用，其部分机制与降低 ET-1、ICAM-1 和 VCAM-1、提高 NO 分泌有关，从而为钩藤总生物碱和芥子碱硫氰酸盐配伍应用提供实验依据。

五、钩藤和莱菔子生物碱抗高血压血管内皮细胞损伤效应

1. 实验方法

（1）N-硝基左旋精氨酸诱导的高血压大鼠：采用 L-NNA 15 mg/（kg·d）分两次腹腔注射的方法制备高血压大鼠模型。造模第 1 周血压开始升高，以后血压呈逐渐升高趋势，至第 2 周为持续稳定性高血压，表明造模成功。

（2）分组方法：将 90 只 L-NNA 诱发的高血压大鼠随机分为模型对照组、阳性对照（缬沙坦）组、钩藤有效部位（钩藤总生物碱）组、莱菔子有效部位（莱菔子水溶性生物碱）组、药对钩藤－莱菔子有效部位配伍组，每组 18 只。另外选择 18 只雄性 Wistar 大鼠作为正常对照组。

（3）给药方法：根据前期研究筛选的钩藤总生物碱和莱菔子水溶性生物碱最优降压效应的剂量配比结果设置剂量组，钩藤有效部位组给予钩藤总生物碱混悬液 7.705 mg/（200g/d）；莱菔子有效部位组给予莱菔子水溶性生物碱混悬液 9.246mg/（200g/d）；药对钩藤－莱菔子有效部位配伍组给予钩藤总生物碱 7.705mg/（200g/d）和莱菔子水溶性生物碱 9.246mg/（200g/d）；阳性对照组给予缬沙坦混悬液 2.67mg/（200g/d）；正常对照组和模型对照组给予等量的生理盐水。2mL/200g 灌胃给药。每天下午定时给药，每周连续给药 6d，连续给药 6 周。各组给药 3 周、6 周时分别处理各组大鼠（n=9）。

（4）检测指标：大鼠清醒状态尾动脉收缩压的检测采用无创性套尾法。血浆中 VWF、ET-1 的测定。采用酶联免疫吸附法（ELISA）。血浆中 ICAM-1、VCAM-1、P-S 的测定采用酶

联免疫吸附法（ELISA）。

（5）统计学方法：用 SPSS 17.0 软件处理数据，计量资料以 $\bar{x} \pm s$ 表示，采用 t 检验、单因素方差分析检验进行统计学分析。

2.实验结果

① 钩藤莱菔子有效部位配伍对高血压大鼠血压的影响：与给药前相比较，各给药组大鼠收缩压均显著性降低（$P<0.05$）。与模型组相比较，各给药组大鼠收缩压均显著降低（$P<0.05$）；与缬沙坦组相比较，给药 2 周、3 周、4 周、6 周钩藤总生物碱组、莱菔子水溶性生物碱组的降压效应弱于缬沙坦组（$P<0.05$），而有效部位配伍组的降压效应与缬沙坦组相当（$P>0.05$）；与单一有效部位组比较，有效部位配伍组的降压效应优于钩藤总生物碱组和莱菔子水溶性生物碱组，而以给药 6 周为明显（$P<0.05$；表 8-34）。

② 钩藤莱菔子有效部位配伍对高血压大鼠血浆 vWF 和 ET-1 的影响：与正常组相比，模型组大鼠血浆 vWF、ET-1 水平均显著升高（$P<0.05$）。与模型组相比，各给药组大鼠血浆 vWF、ET-1 水平均显著降低（$P<0.05$）。与缬沙坦组相比，给药 3 周、6 周时钩藤总生物碱组和有效部位配伍组大鼠血浆 vWF 水平均显著降低（$P<0.05$），给药 6 周莱菔子水溶性生物碱组大鼠血浆 vWF 水平亦显著降低（$P<0.05$）；给药 3 周钩藤总生物碱组、莱菔子水溶性生物碱组及有效部位配伍组大鼠血浆 ET-1 水平有降低的趋势（$P>0.05$），给药 6 周莱菔子水溶性生物碱组大鼠血浆 ET-1 降低弱于缬沙坦组（$P<0.05$）。与单一有效部位组相比较，给药 6 周有效部位配伍组大鼠血浆 vWF 水平低于钩藤总生物碱组、莱菔子水溶性生物碱组（$P<0.05$）；给药 3 周有效部位配伍组大鼠血浆中 ET-1 水平有降低趋势（$P>0.05$）。给药 6 周与给药 3 周相比，各组大鼠血浆中 vWF、ET-1 水平无显著差异（$P>0.05$；表 8-34）。

表 8-34 各组收缩压的变化（$\bar{x} \pm s$，mmHg）

组别	给药前 （n=18）	给药 1 周 （n=18）	给药 2 周 （n=18）	给药 3 周 （n=18）	给药 4 周 （n=9）	给药 6 周 （n=9）
正常组	137.8 ± 6.027	133.4 ± 2.502	140.9 ± 5.134	134.8 ± 4.567	129.0 ± 4.948	137.6 ± 2.237
模型组	181.6 ± 4.045	184.9 ± 1.513	185.3 ± 1.535	184.7 ± 1.097	182.6 ± 2.200	183.5 ± 1.833
缬沙坦组	183.3 ± 2.134	176.1 ± 1.154 ▲*	173.2 ± 1.651 ▲*	166.4 ± 1.351 ▲*	161.7 ± 1.032 ▲*	144.8 ± 5.704 ▲*
钩藤总生物碱组	181.1 ± 4.810	176.5 ± 1.081 ▲*	175.4 ± 1.441 ▲*△●	168.3 ± 1.813 ▲*△	163.8 ± 1.787 ▲*△	153.9 ± 2.129 ▲*△●
莱菔子水溶性 生物碱组	183.1 ± 1.540	175.6 ± 1.340 ▲*	177.7 ± 1.451 ▲*△	168.4 ± 2.047 ▲*△	166.5 ± 3.154 ▲*△	156.1 ± 5.085 ▲*△●
钩藤莱菔子 有效部位配伍组	182.0 ± 1.919	176.2 ± 0.675 ▲*	173.7 ± 1.341 ▲*	167.0 ± 2.021 ▲*	164.1 ± 3.414 ▲*△	146.8 ± 2.018 ▲*

▲：与给药前相比 $P<0.05$；*：与模型组相比 $P<0.05$；△：与阳性对照组相比 $P<0.05$；●：配伍组与单一有效部位组相比 $P<0.05$

③ 钩藤莱菔子有效部位配伍对高血压大鼠血浆中 ICAM-1、VCAM-1、P-S 的影响：与正常组相比，模型组大鼠血浆 ICAM-1、VCAM-1、P-S 水平显著升高（$P<0.05$）。与模型组相比，各给药组大鼠血浆 ICAM-1、VCAM-1、P-S 水平显著降低（$P<0.05$）。与缬沙坦组相比，给药 3 周莱菔子水溶性生物碱组和有效部位配伍组大鼠血浆 ICAM-1 水平与缬沙坦组相近（$P>0.05$），

表 8-35　各组大鼠血浆 vWF、ET-1 含量的比较（$\bar{x} \pm s$, ng/ml）

组别	例数	干预 3 周		干预 6 周	
		vWF	ET-1	vWF	ET-1
正常组	9	4.27 ± 0.447	38.21 ± 4.470	4.18 ± 0.293	35.42 ± 3.478
模型组	9	6.64 ± 0.236	58.50 ± 2.953	6.65 ± 0.363	59.79 ± 6.677
缬沙坦组	9	6.10 ± 0.496▲	47.52 ± 3.587▲	6.10 ± 0.437▲	43.39 ± 6.299▲
钩藤总生物碱组	9	5.06 ± 0.444▲*	43.39 ± 4.985▲	5.07 ± 0.229▲*●	42.77 ± 4.175▲
莱菔子水溶性生物碱组	9	6.04 ± 0.412▲●	45.15 ± 6.383▲	5.31 ± 0.485▲*●	49.94 ± 2.524▲*
钩藤莱菔子有效部位配伍组	9	4.91 ± 0.747▲*	43.10 ± 7.173▲	4.81 ± 0.276▲*	45.94 ± 5.129▲

▲：与模型组相比 $P<0.05$；*：与阳性对照组相比 $P<0.05$；●：配伍组与单一有效部位组相比 $P<0.05$

其余各给药组降低大鼠血浆 ICAM-1 水平的作用均弱于缬沙坦组（$P<0.05$）；给药 3 周有效部位配伍组大鼠血浆 VCAM-1 水平显著降低（$P<0.05$），其余各给药组大鼠血浆 VCAM-1 水平均无显著性差异（$P>0.05$）；给药 3 周钩藤总生物碱组、莱菔子水溶性生物碱组及有效部位配伍组大鼠血浆 P-S 水平有降低的趋势，给药 6 周各给组大鼠血浆 P-S 水平均显著降低（$P<0.05$）。与单一有效部位组比较，有效部位配伍组大鼠血浆 ICAM-1、VCAM-1 水平显著低于钩藤总生物碱组和莱菔子水溶性生物碱组（$P<0.05$）；给药 6 周有部位配伍组大鼠血浆 P-S 水平显著低于各单一组分组（$P<0.05$）。给药 6 周与给药 3 周相比，各组大鼠血浆 ICAM-1、VCAM-1、P-S 水平无显著差异（$P>0.05$；表 8-36）。

表 8-36　各组大鼠血浆 ICAM-1、VCAM-1、P-S 含量的比较（$\bar{x} \pm s$, ng/ml）

组别	例数	干预 3 周			干预 6 周		
		ICAM-1	VCAM-1	P-S	ICAM	VCAM-1	P-S
正常组	9	3.29 ± 0.210	1.25 ± 0.380	20.56 ± 4.572	3.19 ± 0.301	1.39 ± 0.272	18.21 ± 2.649
模型组	9	4.07 ± 0.246	2.40 ± 0.317	44.43 ± 5.502	4.13 ± 0.246	2.38 ± 0.586	40.41 ± 7.846
缬沙坦组	9	2.88 ± 0.275▲	1.66 ± 0.397▲	32.09 ± 4.731▲	2.34 ± 0.413▲	1.44 ± 0.349▲	29.39 ± 4.733▲
钩藤总生物碱组	9	3.47 ± 0.266▲*●	1.50 ± 0.312▲●	28.45 ± 4.948▲	3.28 ± 0.161▲*●	1.49 ± 0.128▲●	22.55 ± 2.655▲*●
莱菔子水溶性生物碱组	9	3.23 ± 0.424▲	1.57 ± 0.317▲●	28.31 ± 3.703▲	3.06 ± 0.314▲*●	1.78 ± 0.395▲●	25.22 ± 3.402▲*●
钩藤莱菔子有效部位配伍组	9	3.14 ± 0.364▲	1.23 ± 0.233▲*	28.56 ± 4.009▲	2.76 ± 0.227▲*	1.23 ± 0.244▲*	18.50 ± 4.359▲*

▲：与模型组相比 $P<0.05$；*：与阳性对照组相比 $P<0.05$；●：配伍组与单一有效部位组相比 $P<0.05$

3. 讨论　本研究以 L-NNA 腹腔注射复制高血压大鼠模型，以此为研究平台探讨了钩藤总生物碱和莱菔子水溶性生物碱组分配伍对 L-NNA 介导的高血压大鼠模型的降压、血管内皮细胞保护的效用，探索其中可能的作用机制。结果表明钩藤总生物碱和莱菔子水溶性生物碱配伍能够降低 L-NNA 介导的高血压大鼠模型清醒状态下尾动脉收缩压，而且优于钩藤总生物碱或莱菔子水溶性生物碱单一组分，其效用与阳性对照药缬沙坦组相当。

血管性血友病因子（von Willebrand factor，vWF）是一种高分子量糖蛋白，主要由内皮细胞合成并储存在其 Weibel-palade 小体内。当血管内皮受损时，Weibel-Palade 小体发生变形性损害，vWF 被释放，血浆中 vWF 水平升高。ET-1 是由血管皮分泌的缩血管多肽，是目前已知收缩血管作用最强最持久的细胞因子。血管内皮损伤时，血管内皮 ET-mRNA 表达增强，ET-1 水平升高，测定血 vWF、ET-1 水平能够可靠地反映血管内皮的功能状态和损伤程度。本研究结果显示，钩藤总生物碱和莱菔子水溶性生物碱配伍能够显著降低高血压大鼠血浆 vWF、ET-1 水平，且优于各单一组分组，表明钩藤总生物碱和莱菔子水溶性生物碱配伍能够改善保护内皮细胞功能，且两者配伍产生协同效应。

血管内皮细胞不但能合成 vWF 和 ET-1，而且能分泌炎症相关物质，如 ICAM-1、VCAM-1、P 选择素。静止状态的血管内皮细胞 ICAM-1 少量表达、VCAM-1 不表达或极少量表达、P 选择素很少表达，但内皮细胞活化时 ICAM-1、VCAM-1 和 P 选择素表达均可明显上调，增强了白细胞和血管内皮细胞间的黏附作用。本实验结果显示，各用药组对血管内皮细胞黏附分子的表达均有下调作用，其中钩藤总生物碱和莱菔子水溶性生物碱配伍组药效最佳。从而说明钩藤总生物碱和莱菔子水溶性生物碱配伍通过下调黏附因子的表达，抑制白细胞与血管内皮细胞黏附，抑制血管壁炎症反应而发挥保护血管内皮细胞的作用。

综上所述，钩藤总生物碱和莱菔子水溶性生物碱配伍对 N- 硝基左旋精氨酸介导的高血压大鼠型具有良好的降压及内皮保护效用，其部分机制与降低血浆 ICAM-1、VCAM-1 和 P 选择素水平，抑制血管壁白细胞和内皮细胞的黏附、减轻血管壁炎症反应有关，从而体现出中药治疗的多途径、多靶点及整体调节优势，因而可以推断钩藤总生物碱 - 莱菔子水溶性生物碱配伍对丰富中药配伍理论提供实验依据。

第三节　莱菔子提取物改善高血压血管内皮功能障碍的体内、体外研究

一、莱菔子提取物改善高血压血管内皮功能障碍的体内、体外研究

1. 研究方法

（1）细胞培养与干预：从正常人的脐带静脉中分离出 HUVEC，并在内皮细胞培养基（ECM）中进行培养。将细胞播种并在细胞培养瓶中以 7×10^4 细胞 /ml 的浓度在 5% CO_2 湿润条件下生长。为了进行初始实验，将 HUVEC 随机分为不同的组，并使用 Ang Ⅱ（5×10^{-6}mol/L）模拟高血压患者血管内皮细胞的损伤。采用 3-（4,5- 二甲基氮杂 -2- 基）-2,5- 二苯基四唑溴化物（MTT）法测定 ST 的最佳干预浓度，ST 的干预浓度为 50mg/L。

（2）动物：40 只雄性 SHR，8 周龄，由北京实验动物科技有限公司提供。动物到达后，将箱子的外表面用紫外线消毒，然后将 5 只大鼠放入一个笼子中。SHR 分为不同的组，每组 8 只大

鼠。模型组（SHR组）：每天通过管饲和尾静脉注射接受等量的蒸馏水；药物干预组（SHR+ST组）：每只大鼠灌胃 8.54mg/（kg·d）ST，治疗 8 周。SHR+NLRP3-腺相关病毒（AAV）组（SHR+NLRP3-AAV组）：每只大鼠单尾静脉注射 NLRP3-AAV（在 1mL 盐溶液中约 1×10^{11} 转导单位）；SHR+Control-AAV组：每只大鼠接受单尾静脉注射的 Control-AAV（在 1mL 盐溶液中约 1×10^{11} 转导单位）。

选择 16 只雄性 8 周龄的 WKY 大鼠作为对照组（WKY组）。这些大鼠每天通过管饲法和尾静脉注射接受等量的蒸馏水。在制模期间和给药期间，每周定期测量大鼠的尾动脉收缩压（SBP）和舒张压（DBP）。

在测量血压之前，将大鼠放在手术台上并加热 10min，以升高体温和使血管舒张。使用带有自动系统光电传感器的袖带式血压计来测量血压，操作应轻柔以便于进行。避免刺激大鼠。平行测量所有大鼠 3 次，并收集平均值作为数据。

（3）酶联免疫吸附测定（ELISA）：使用市售的 ELISAIL-1β，IL-18 和 ET-1 试剂盒测定大鼠血清或培养上清液中成熟 IL-1β，IL-1-18 和 ET-1 蛋白的水平，操作均按照制造商的说明进行。通过将样品与试剂盒生成的标准曲线进行比较，可确定 IL-1β，IL-18 和 ET-1 的水平。

（4）NO：测定根据说明使用 NO 检测试剂盒测定培养上清液和大鼠血清中的 NO 水平。将样品和试剂 1（R1）和 R2 混合，然后在 37℃下孵育 60min。然后加入 R3 和 R4，将溶液混合 30s，在室温下孵育 40min，然后以 3500rpm 离心 10min。接下来，除去 0.5mL 上清液，与生色剂混合，并在室温下孵育 10min。比色结果是在 550nm 的波长和 0.5cm 的光学直径下获得的。测量光密度，并计算 NO 含量。

（5）蛋白质提取和蛋白质印迹：大鼠中 NLRP3，前胱天蛋白酶-1/内皮型一氧化氮合酶，eNOS（总），eNOS（磷酸 Ser1177）（p-eNOS）和 NF-κB（p65）的水平以及 NLRP3，前胱天蛋白酶-1，eNOS，p-eNOSWesternblot 检测细胞中 NF-κB（p65）和肿瘤坏死因子-α（TNF-α）的表达。在 1nM 苯基甲烷磺酰氟（PMSF）裂解缓冲液（Beyotime，中国上海）中制备组织匀浆。收集的细胞沉淀也用 PMSF 裂解以提取蛋白质。

用二辛可宁酸（BCA）试剂盒测定细胞裂解液和组织匀浆中的蛋白质浓度。将蛋白质变性，然后将等量的蛋白质在 8% 或 10% 的 bis-Tris/ 聚丙烯酰胺凝胶中电泳，然后转移到聚偏二氟乙烯（PVDF）膜上。将膜在封闭溶液（含 5% 脱脂奶粉和 0.1% Tween-20 的 TBST）中封闭 1h，并在 4°C 下与抗 NLRP3，抗 caspase-1 抗体一起孵育过夜和抗 NF-κB（p65），抗 TNF-α 抗体，抗 eNOS（磷酸 Ser1177）抗体的比例为 1∶1000，抗 eNOS 抗体（CST，美国）的比例为 11∶2000 的一抗稀释液。之后，在室温下与辣根过氧化物酶偶联的二抗（在含 0.1% Tween-20 的 TBST 中以 1∶10000 稀释）孵育 1h，并使用增强的化学发光法检测免疫反应性。

（6）RNA 提取和定量实时 PCR 分析：通过 RT-PCR 分析 NLRP3 和 caspase-1 的 mRNA 水平。根据说明，使用 RNA 提取试剂盒从 HUVEC 和大鼠组织中分离出总 RNA。该过程在无 RNase 的条件下进行。根据说明手册，使用带有 gDNA 橡皮擦的 PrimeScriptTMRT 试剂盒将总 RNA（15μg）反转录为 cDNA。使用 SYBR®PreMixExTaqTMII 通过定量 RT-PCR 对特定的转录本进行定量，并使用 LightCycler480 系统进行分析。基因特异性引物由 SparkJade 合成，正向（F）和反向（R）

引物列于表 1。mRNA 水平相对于 β–actinmRNA 水平进行了标准化。

（7）迁移测定：使用 transwell 小室确定细胞迁移速率。用 ECM 将 HUVEC 稀释至 1×10^5/ml 后，将 0.5mL ECM 添加到下部隔室中，并将 0.2mL 细胞悬液添加到上部隔室中。在 37℃下孵育 6h 后，通过抽吸除去培养基，并用干棉签轻轻擦拭上侧滤膜上的剩余细胞。将细胞用 4% 多聚甲醛固定 30min，并分别用苏木精和曙红染色 30min 和 10min。计算从上隔室迁移到下隔室的 HUVEC 的数量。

（8）附着力测定：将纤连蛋白用 Dulbecco 改良的 Eagle 培养基 DMEM/F12（1：9 的比例）稀释，并在 24 孔板中于 4℃铺瓷砖 12h。将经过不同处理的 HUVEC 接种在 24 孔板上，然后在 37℃下培养 1h。用磷酸盐缓冲盐水冲洗除去未附着的 HUVEC。将细胞用 4% 多聚甲醛固定 10min，然后分别用苏木精染色液和曙红染色液染色 30min 和 10min。在显微镜下计数黏附细胞的数目。

（9）体外管形成试验：使用管形成测定试剂盒（Sigma-Aldrich，美国）检测网络形成能力。首先，每孔将 0.05mL 的基底膜提取物（BME）添加到 96 孔板中，然后在 37℃下孵育 1h。用 ECM 将 HUVEC 稀释至 1×10^5/ml，然后将 0.1mL 细悬液添加到 96 孔板中。6h 后，计数管状结构的数量。

（10）胸主动脉环的制备和孤立：胸主动脉环的张力检测取出胸主动脉，并转移到装有冷氧化的改良 Krebs 溶液的培养皿中。然后，在解剖显微镜下从主动脉中去除周围的脂肪和结缔组织，并将分离的主动脉横向切成 4mm 长的环。将准备好的主动脉环水平悬挂在张力传感器上，使主动脉环的一端位于固定钩上，另一端与张力传感器连接。将主动脉环浸入装有改良 Krebs 溶液的器官浴室内。溶液连续用 95% O_2/5% CO_2 充气，并保持在 37℃。张力变化由 LabChart 多通道信号分析系统记录。静息张力调节至 1g。动脉暴露于 10^{-6}mol/L 去氧肾上腺素中以引起收缩。

张力基线稳定后，记录最大收缩力 D0，然后施用 10^{-9}~10^{-5}mol/L 乙酰胆碱（Ach）。观察在累积浓度下血管舒张的变化，并记录每个浓度梯度的最大血管舒张强度 D1。将环冲洗 3 次，每次用新鲜的 Krebs 试剂冲洗 10min。然后，将血管环的张力再次平衡至初始状态，并再次提供 10^{-6}mol/LPhe 试剂以刺激血管收缩。收缩张力稳定后，记录最大收缩值 D2。然后，间歇给药 10^{-9}~10^{-5}mol/L 硝普钠（SNP）。在累积浓度下观察到血管舒张活性。稳定后，记录每个浓度的最大弛豫值 D3。主动脉血管舒张能力表示为 Phe 刺激引起的收缩中血管舒张张力的百分比，即，Ach 舒张度计算为（D0-D1）/D0 舒张度 ×100%，SNP 舒张度计算为（D2-D3）/D2 松弛 ×100%。

（11）HE 染色：脱蜡和补液后，将 5μm 的纵向切片用苏木精溶液染色 5min，然后将其浸入 1% 酸性乙醇（1% HCl 的 70% 乙醇溶液）中 5 次。之后，将切片在蒸馏水中冲洗。然后，将切片用曙红溶液染色 3min，然后用梯度酒精脱水并在二甲苯中澄清。然后检查安装的载玻片，并使用荧光显微镜照相。用 Image-ProPlus6.0 软件分析染色强度，并表示为 IOD 值。

（12）Masson 染色：使用现成的试剂盒（TrichromeStain Masson）试剂盒，HT15，Sigma-Aldrich）进行 Masson 三色染色。简而言之，将组织切片（5μm 厚）切开并放在标准显微镜载玻片上。脱蜡和补液后，将玻片在 56℃下浸入 Bouin 溶液中 15min。然后，用自来水将载玻片洗涤 5min。将切片在 Weigert 的苏木精中染色 5min，然后再次用自来水洗涤 5min，然后用蒸馏水冲洗。将载玻片在 Biebrich 猩红色酸品红中染色 5min，在蒸馏水中漂洗，在磷钨–磷钼酸中孵育 5min，用苯胺蓝染色 5min，并在 1% 乙酸中固定 2min。最后，将载玻片在蒸馏水中冲洗，脱水并固定。

2. 研究结果

（1）NLRP3 炎性小体的激活在 SHRs 的内皮功能障碍中起着至关重要的作用。内皮功能障碍可导致高血压，以前的研究发现血压升高伴随着 NLRP3 炎性体水平的升高。因此，我们质疑 NLRP3 炎性小体与高血压患者的血管内皮损伤之间是否存在联系。在此基础上，我们首先研究了高血压期间血管内皮的变化。血管内皮功能测试的结果表明，SHR 中 NO 的水平降低，而内皮素 1（ET-1）的水平升高。显然，内皮释放的血管收缩剂和血管舒张剂之间存在失衡，这表明高血压的特征是血管内皮功能障碍引起的过度血管收缩。然后，我们观察到 SHR 中 NLRP3 炎性小体的变化。Western 印迹和 PCR 结果显示，在发生内皮损伤的同时，NLRP3 和 caspase-1 增强，而 ELISA 显示炎症因子 IL-1β 和 IL-18 的水平升高。由 NLRP3 炎性体诱导。此外，为了证实 NLRP3 炎性小体激活与内皮功能障碍之间的因果关系，我们注射了 NLRP3-AAV 来抑制 NLRP3 的表达，这表明 NLRP3 炎性小体的激活可能导致血管内皮损伤。以上结果表明，NLRP3 炎性体可以靶向性减少高血压中的血管内皮损伤。

（2）ST 改善了 SHRs 的内皮功能：高血压最重要的迹象是血压升高，包括 SBP 和 DBP，这主要归因于内皮细胞的损伤和血管的持续收缩。

血管内皮细胞通过合成和分泌血管收缩剂和血管扩张剂来维持恒定的血管张力。因此，我们研究了 ST 对血管内皮功能的影响。与 WKY 组相比，SHRs 的 Ach 刺激诱导的内皮依赖性血管舒张活性显著降低。与 SHR 组相比，ST 治疗 8 周后，与 SHR 组相比，SHR 对 Ach 刺激的敏感性恢复了，并且内皮依赖性血管舒张功能得到了显著改善。在非内皮依赖性血管舒张功能试验中，发现各组大鼠的主动脉对不同浓度的 SNP 刺激产生的血管舒张活性反应良好，并且各组大鼠的血管舒张功能水平相同在某种程度上。结果表明，在高血压情况下，非内皮依赖性血管舒张功能没有显著变化，ST 对非内皮依赖性血管舒张功能的调节作用不明显。HE 染色表明，与 WKY 大鼠相比，SHRs 中主动脉的介质明显增厚。然而，通过给予 ST 可以显著改善 SHRs 中主动脉的内侧增厚。此外，Masson 染色显示 SHRs 的血管壁中大量胶原纤维增生，这表明高血压的发生伴随着明显的血管重塑，而 ST 的干预减少了胶原纤维和血管的数量墙开始恢复为正常结构。Western 印迹、NO 测定和 ELISA 的结果表明，eNOS 和 p-eNOS 的水平在 SHR 中明显降低，NO 的水平明显升高，而 ET-1 的水平显著降低。这些结果表明 ST 改善了高血压中的血管内皮功能，这再次证实了保护血管内皮细胞免受高血压损害的可行性。

（3）ST 抑制 SHRs 中 NLRP3 炎性小体的活化并减轻炎症：我们以前的研究证实了 ST 对 SHRs 的血管内皮细胞的保护作用。因此，为了进一步研究 ST 对 NLRP3 炎性小体的影响，我们对 SHRs 施用了 ST 并观察了随后的过程。结果表明，ST 减轻了高血压中的炎症，表现为 NLRP3 和 caspase-1 水平降低，并表明 ST 对 NLRP3 炎性体的激活具有抑制作用。另外，ELISA 结果显示 IL-1β 和 IL-18 水平降低。ST 干预后 NF-κB（p65）的水平降低，表明 NLRP3 炎性体诱导的炎症途径是 ST 的有效靶点。这些数据表明，尽管在 SHRs 中 NLRP3 炎性小体活性和炎症活跃，但 ST 通过抑制 NLRP3 炎性小体的活化减轻了高血压中的炎症损害。

（4）ST 减轻 AngII 诱导的 HUVEC 功能障碍：内皮功能与血管内皮细胞的增殖，迁移，黏附和血管生成密切相关，因此，我们研究了 ST 对这些功能的影响。结果表明，在 AngII 诱导的

HUVEC 中，迁移细胞、黏附细胞和肾小管结构的数量均减少。但是，ST 增加了 DNA 复制活性，增加了迁移和黏附，并促进了管状结构的形成。另外，在 AngII 诱导的 HUVEC 中，eNOS，p-eNOS 和 NO 的水平降低，而 ET-1 水平升高。然而，在 ST 干预后，eNOS，p-eNOS 和 NO 的水平明显改善，并且 ET-1 降低，这与之前的动物实验结果一致。这些结果表明 ST 恢复了 AngII 损伤的血管内皮细胞的功能。

（5）ST 抑制 HUVEC 中 AngII 诱导的 NLRP3 炎性体激活：我们证实了 ST 对 AngII 诱导的血管内皮功能障碍的保护作用。考虑到先前的实验，我们怀疑 ST 对内皮的保护作用与 NLRP3 炎性小体的激活受到抑制这一事实有关。因此，我们在 AngII 诱导的血管内皮细胞中添加了 ST。结果表明，在 AngII 引起的高血压损伤过程中，ST 明显抑制了 NLRP3 炎性小体的活化。蛋白质印迹和 PCR 结果表明 AngII 增加了 NLRP3 和 caspase-1 的水平，但是在 ST 的干预下，这两个水平均下降了，这有效地表明 ST 对 NLRP3 炎性小体的激活具有抑制作用。此外，在 AngII 诱导的 HUVEC 中 NF-κB（p65）和 TNF-α 的水平均上升，但在 ST 干预后随后下降，这再次强有力地证明了 NLRP3 炎性小体是该药的药理学靶标。这些结果表明 AngII 介导了 NLRP3 炎性小体的活性和炎症，但是 ST 能够抑制 AngII 诱导的 NLRP3 炎性小体的激活。

3. **研究结论**　基础和临床研究已经证明，高血压是一种异质性疾病，具有多种因素、联系、阶段和个体之间的差异。血管内皮功能障碍不仅是高血压的原因，也是高血压的结果，是高血压的重要机制。这项研究的重点是 NLRP3 炎性小体与高血压血管内皮损伤之间的关系，揭示了 NLRP3 炎性小体极大地促进了高血压内皮损伤。此外，研究表明，由于 ST 对 NLRP3 炎性小体的激活具有抗炎作用，ST 不仅降低了血压并降低了 SHRs 中内皮细胞的损伤，而且减轻了 AngII 诱导的 HUVEC 损伤。这项研究证明，ST 对高血压的内皮功能具有明显的抗炎和保护作用，并且 NLRP3 炎性小体也是 ST 的药理靶标，可用于有效的高血压治疗。

血管内皮衬在血管腔的内表面，并遍及整个人体的血管系统。它不仅是半渗透性屏障，而且还是维持其结构并调节血管张力的体内平衡器官。血管内皮具有复杂的酶系统，是人体重要的新陈代谢和内分泌器官。它可以合成和分泌多种血管活性物质，维持血管张力，参与炎症反应，调节血管生长，调节血小板功能。在生理条件下，由血管内皮释放的血管活性物质局部保持一定的浓度比，以在血管收缩和血管舒张之间达到平衡。破坏两个系统之间的平衡是高血压发生的重要病理生理机制。各种心血管系统危险因素可以改变内皮细胞的功能和结构，导致正常的内皮功能丧失，称为内皮功能障碍，其主要特征是抑制 eNOS 的活化和减少 NO 的产生。如果血管张力调节紊乱，内皮依赖性血管舒张功能降低，血管收缩功能提高。当血管壁结构在微观上发生变化时，器官系统的结构和功能就会受损。内皮功能障碍是高血压的相互因果，可进一步损害血管内皮结构并加重内皮功能障碍。这种循环过程大大增加了成功治疗高血压的难度。

一些研究者提出，高血压本质上是慢性低度炎症的存在，这为可用于治疗高血压的药物的开发提供了新的方向。血管内皮损伤是多分子和多途径相互作用的结果，研究发现这种损伤通常伴随着多种炎症介质的参与，其中 NLRP3 炎性体是必不可少的。有学者比较了 SHR 和 Wistar 大鼠血压调节区域中 NLRP3 炎性小体的表达，发现 SHR 的杏仁核，下丘脑和脑干中 NLRP3，caspase-1 和 IL-1β 的 mRNA 水平显著增加。有学者发现，高盐饮食大鼠的室旁核中 IL-1β 表达与正常盐饮食大鼠相比明显增加。同时，高盐饮食大鼠的平均动脉压，心率和血清去甲肾上腺素水平也显著升高。此外，当 gevokizumab（IL-1β 抑制剂）注射入高盐大鼠的室旁核中时，血清中的平均动脉压，心率和去甲肾上腺素均成功降低。有学者还研究了在盐敏感型高血压大鼠中 NLRP3 炎性小体激活途径中的 NF-κB 抑制对 RAAS 的作用，发现 NF-κB 抑制剂显著降低了盐敏感型高血压大鼠的平均动脉压和去甲肾上腺素，产生与抑制 IL-1β 相似的作用。

上述一系列研究表明，高血压的发生与炎症密切相关。在高血压状态下，心血管调节中心的 NLRP3 炎性小体过度激活，而干预心血管中心的 NLRP3 炎性小体激活以减少下游炎症介质并中止炎症损害，可有效缓解糖尿病的严重程度在这项研究中，选择 Wistar 大鼠和 SHRs 的主动脉血管内皮进行试验，结果表明 SHRs 中的 NLRP3 和 caspase-1 的水平显著增加，并且当 NLRP3 炎性体在高血压中明显被激活时，下游 IL-1β 和 IL-18 等炎症因子也被增强。同时，SHRs 的内皮功能受到抑制，内皮来源的血管舒张因子（如 eNOS 和 NO）减少，内皮来源的血管收缩因子（如 ET-1）增加。

基于 NLRP3 炎性小体与高血压内皮功能障碍之间的相关性，我们向 SHR 注射了 AAV，以抑制 NLRP3 炎性小体的组装。这抵消了 NLRP3 炎性体的作用，我们发现 SHRs 中的血管舒张因子更高。结果表明，NLRP3 炎性小体的激活加速了高血压中的内皮损伤并促进了血压的升高。我们的数据揭示了 NLRP3 炎性小体在 SHRs 的血管内皮损伤中的重要作用，也为 ST 的降压作用的后续研究提供了新的方向。既往研究证明 ST 具有良好的降压作用，我们还发现 ST 在一定程度上减轻了炎症损伤。我们从 WKY 大鼠和 SHRs 中选择主动脉提取血管内皮细胞用于后续实验，在 ST 干预 SHRs 后，NLRP3 和 caspase-1 的表达随着 NLRP3 炎性体活性的抑制而降低。此外，炎症因子如 NF-κB（p65），TNF-α，IL-1β 和 IL-18 变得不活跃。可以得出结论，ST 对 NLRP3 炎性小体的激活和随后发生的炎症具有一定的抑制作用。

先前的研究发现，激活 NLRP3 炎性小体会导致高血压内皮损伤，而 ST 抑制 NLRP3 和 caspase-1 的表达，从而抑制 NLRP3 炎性小体的活性。内皮依赖性血管舒张功能作为评估内皮功能状态的主要标准已得到国际认可。目前，我们有多种检测内皮松弛的方法。检测体外胸主动脉环张力用于比较 Ach 和 SNP 刺激后血管环的血管舒张功能差异。结果表明，内皮依赖性松弛的减少是高血压的主要表现，ST 逆转，这证明 ST 可以预防高血压引起的内皮损伤。在我们的研究中，发现在 ST 干预后，eNOS 和 NO 的水平增加，ET-1 的水平下降，并且血管收缩和舒张之间的相对平衡得以恢复，这表明通过 ST 的给药可以改善血管内皮功能。

在高血压过程中，SHRs 的血管内皮受到不同程度的破坏和脱落，内膜结构不连续，中膜的平滑肌细胞明显增生，纤维增厚，弯曲和融合，观察到炎性细胞浸润，并且血管壁明显增厚。ST 干预后，血管内皮结构恢复完整，血管壁平滑肌细胞未明显增生，炎症损伤减少，血管重塑增加。

血压的调节包括神经调节（主要是交感神经系统）和体液调节（主要是 RAAS），而 NLRP3 炎性小体在高血压的神经体液调节中起重要作用。在病理情况下，特别是当存在心血管危险因素时，AngII 是 RAAS 中的重要物质之一。作为一种强大的血管收缩剂，它可引起血管内皮损伤和内皮功能障碍，并引起心血管系统进一步发炎。因此，抑制 NLRP3 炎性体介导的血管内皮损伤对于控制血压和保护靶器官具有重要意义。由于 AngII 在高血压患者的内皮细胞损伤中是必不可少，因此我们向 HUVECs 施用了 AngII，然后研究了 ST 对内皮细胞功能的保护作用。我们发现 ST 增加了 HUVEC 的增殖，迁移和黏附能力，促进了管状结构的形成，并减少了 AngII 诱导的内皮功能障碍。

血管内皮功能障碍定义为由血管收缩和血管舒张之间的不平衡引起的血管舒张功能障碍，并持续导致血压升高。我们的结果表明，ST 恢复了它们之间的平衡，增加了 eNOS 和 NO 的水平，并降低了 ET-1 的水平，表明 ST 的内皮保护与促进血管活性物质之间的平衡有关。NLRP3 炎性小体会影响 NO 的产生，从而导致内皮功能障碍。我们的研究发现，AngII 诱导的 HUVEC 产生和释放的炎症因子如 IL-1β 和 IL-18 的表达增加，而 NLRP3 和 caspase-1 的表达也升高。研究表明，IL-18 可以直接促进血管平滑肌细胞的增殖，最终导致血压升高。加入 ST 后，一系列 HUVEC 炎症指标降低，NLRP3 炎性小体的激活也被显著抑制我们的实验表明，ST 通过抑制 NLRP3 炎性小体的活化来改善血管内皮功能，从而预防高血压的内皮损伤。

高血压的病理生理机制很复杂，我们集中研究与高血压相关的内皮损伤。研究发现，NLRP3 炎性小体的激活可加重血管内皮功能障碍，ST 可通过抑制 NLRP3 炎性小体的激活来减轻高血压引起的内皮损伤，并具有令人满意的降压作用。但是，ST 的降压机制很复杂，目前的研究仅将 NLRP3 炎性体作为研究的切入点。只有通过随后对高血压内皮损伤的多靶点和多途径研究，才能找到 ST 降压作用的关键，然后才能有效指导临床实践，并尽早应用于高血压的治疗。

参考文献

[1] 中国高血压防治指南 (2018 年修订版)[J]. 中国心血管杂志 ,2019, 24(01):24-56.

[2] 余振球 . 中国高血压防治历史 [M]. 北京 : 科学出版社 ,2010.

[3] 王清海 . 高血压中医药治疗的困境与亟待解决的几个问题 [J]. 中华中医药学刊 ,2016,34(04):775-777.

[4] 徐浩 , 陈可冀 . 中西医结合防治高血压病的进展、难点与对策 [J]. 世界中医药 ,2007,1:3-5.

[5] 韩学杰 . 高血压病中医诊疗方案 (初稿)[J]. 中华中医药杂志 ,2008,7:611-613.

[6] 王清海 . 论高血压的中医概念与病名 [J]. 中华中医药学刊 ,2008(11):2321-2323.

[7] 张会永 , 张哲 , 杨关林 .《黄帝内经》"血脉"理论发微 [J]. 中国中医基础医学杂志 ,2011,17(06):596-598.

[8] 靳利利 , 李典鸿 , 黄培红 . 王清海教授对高血压中医概念的认识 [A]. 中华中医药学会心病分会、北京中医药学会心血管病专业委员会 .2011 年中华中医药学会心病分会学术年会暨北京中医药学会心血管病专业委员会年会论文集 [C]. 中华中医药学会心病分会、北京中医药学会心血管病专业委员会 : 北京中医药学会 ,2011:2.

[9] 王清海 . 高血压中西医结合研究与临床 [M]. 北京 : 人民卫生出版社 ,2013.

[10] 王清海 , 陶军 , 陈利国 , 等 . 中西医结合高血压诊疗方案建议 [J]. 中西医结合心脑血管病杂志 ,2015,13(5):664-667.

[11] 冯双双 , 李运伦 , 齐冬梅 , 等 . 原发性高血压患者中医证候分布特征及其与年龄相关性研究 [J]. 山东中医药大学学报 ,2018,42(06):475-478,495.

[12] 张世君 , 齐冬梅 , 李运伦 , 等 . 基于因子分析和聚类分析的正常高值血压人群中医证候研究 [J]. 中医杂志 ,2016,57(20):1759-1763.

[13] 《中国高血压防治指南》修订委员会 . 中国高血压防治指南（2010 年修订版)[M]. 北京：人民卫生出版社 ,2011.

[14] 王天芳 , 杜彩凤 , 王庆国 , 等 . 基于证候要素及病证结合建立证候诊断标准的思路 [J]. 中西医结合学报 ,2009,7(10):901-906.

[15] 国家中医药管理局医政司 .24 个专业 105 个病种中医诊疗方案 (合订本试行版)[M]. 北京 : 国家中医药管理局医政司 ,2012.

[16] 朱羽硕 , 李运伦 . 高血压病肝气郁结证证治规律探讨 [J]. 山西中医 ,2016,32(04):1-3

[17] 李运伦,胡翔燕,滕俊东.原发性高血压肝火证证治规律探讨 [J].山东中医杂志,2001(07):387-389.

[18] 贺立娟,李运伦.高血压病肝阳上亢证中医病机与证候实质的研究进展 [J].中西医结合心脑血管病杂志,2008,6(12):1449-1451.

[19] 王晓冰,李运伦.高血压病痰瘀互结证证治规律 [J].湖北中医杂志,2016,38(10):39-42.

[20] 臧沿平,李运伦.高血压病肾阳亏虚证证治规律探讨 [J].中医药临床杂志,2016,28(05):617-619.

[21] 杜峰,李运伦.高血压病阴阳两虚证证治规律的探讨 [J].中国中医药现代远程教育,2016,14(09):48-50.

[22] 李运伦.高血压病气虚证证治规律探讨 [J].山东中医杂,2001(01):9-11.

[23] 李运伦.高血压病与痰证 [J].山东中医药大学学报,2000(06):412-414.

[24] 李运伦,李静.原发性高血压与热毒证 [J].山东中医杂,2000(04):195-197.

[25] 杨雯晴,李运伦,解君,,等.高血压病常见中医证型量化诊断标准的探索性研究 [J].中华中医药杂志,2016,31(05):2008-2012.

[26] 王苗苗.基于德尔菲法高血压病肝气郁结证诊断量表的研制 [D].山东中医药大学,2014.

[27] 赵浩.高血压病肝火上炎证诊断规范化研究 [D].山东中医药大学,2011.

[28] 朱梅.基于德尔菲法高血压病痰湿壅盛证诊断量表的研制 [D].山东中医药大学,2014.

[29] 李帅.高血压病痰瘀互结证诊断量表的研制 [D].山东中医药大学,2015.

[30] 沈真真.高血压病肾阴阳两虚证证候诊断量表的研究 [D].山东中医药大学,2015.

[31] 盛婕,李运伦.高血压病肝肾阴虚证证治规律的探讨 [J].山西中医学院学报,2016,3:77-79.

[32] 张向磊.高血压病肾阳虚证证候诊断量表的研究 [D].山东中医药大学,2013.

[33] 孟凡波,李运伦,杨传华.原发性高血压肝阳上亢证诊断量表阈值的建立 [J].山东中医药大学学报,2013,37(01):12-15.

[34] 傅爽,李运伦.基于多元统计分析方法的原发性高血压肝阳上亢证判别模型的建立 [J].山东中医药大学学报,2010,34(01):14-16.

[35] 李茜.基于数据挖掘的高血压病肝火上炎证证治规律的研究 [D].山东中医药大学,2013.

[36] 赵浩,李运伦,孔立.原发性高血压肝火上炎证诊断量表编制研究 [J].山东中医药大学学报,2014,38(05):423-426.

[37] 张新雅.基于数据挖掘的高血压病阴阳两虚证的证治规律研究 [D].山东中医药大学,2015.

[38] 丁学义.基于数据挖掘的高血压病痰湿壅盛证的证治规律研究 [D].山东中医药大学,2015.

[39] 田艳鹏,丁学义,朱羽硕,等.基于决策树和神经网络的高血压病痰湿壅盛证诊断模型研究 [J].中华中医药杂志,2018,33(08):3579-3584.

[40] 傅爽,陈素玲,李运伦.基于数据挖掘的高血压病肝阳上亢证用药规律分析 [J].中国中医基

础医学杂志,2011,17(01):48-50.

[41] 朱丽娟,李运伦,聂文婷,等.基于数据挖掘的高血压病方剂用药规律分析[J].中国中医药现代远程教育,2016,14(10):48-51.

[42] 鞠建庆,李运伦,沈真真,等.镇肝熄风汤治疗原发性高血压临床疗效的系统评价[J].中国中医急症,2014,23(06):1060-1063.

[43] 刘磊,李运伦.从脾肾虚论治原发性高血压的系统评价[J].中华中医药杂志,2011,26(08):700-703.

[44] 刘磊,王诗源,李运伦.基于系统评价的原发性高血压心肝火盛、热毒内生病机学说探讨[J].山东中医药大学学报,2010,34(05):397-400.

[45] 朱梅,鞠建庆,李运伦.半夏白术天麻汤治疗痰湿壅盛型原发性高血压随机对照试验系统评价[J].山东中医药大学学报,2014,38(02):105-108.

[46] 解君,徐文娟,李运伦,等.养血清脑颗粒治疗原发性高血压的系统评价[J].山东中医药大学学报,2013,37(05):385-388.

[47] 鞠建庆,李运伦,杨传华.杞菊地黄丸治疗原发性高血压临床疗效与安全性系统评价[J].山东中医药大学学报,2013,37(05):363-367.

[48] 曲政军,李运伦.珍菊降压片治疗原发性高血压疗效及安全性Meta分析[J].山东中医药大学学报,2014,38(03):220-223.

[49] 杨传华,林家茂,解君,等.高血压病肝阳上亢证、阴阳两虚证代谢物差异研究[J].中国中西医结合杂志,2012,32(09):1204-1207.

[50] 蒋海强,李运伦,解君.基于高效液相色谱-飞行时间质谱技术的高血压病肝阳上亢证尿液代谢组学研究[J].中国中西医结合杂志,2012,32(03):333-337.

[51] 蒋海强,聂磊,李运伦.高血压病肝阳上亢证血清代谢指纹图谱研究[J].化学分析计量,2010,19(04):35-37.

[52] 潘文慧,蒋海强,李运伦.钩藤提取液对自发性高血压大鼠尿液代谢组学的影响[J].中医杂志,2019,60(01):62-66,71.

[53] 张世明,齐冬梅,曹艺明,等.钩藤干预自发性高血压大鼠肝脏代谢紊乱的脂质组学研究[J].药学学报,2019,54(09):1636-1644.

[54] 姜月华,李运伦,赵婧,等.钩藤总生物碱对D-半乳糖诱导的内皮细胞衰老的干预[J].中国动脉硬化杂志,2011,19(06):474-478.

[55] 李超,蔺琳,张蕾,等.钩藤碱增强自噬改善TNF-α介导的血管内皮细胞血栓前状态的研究[J].中草药,2017,48(24):5224-5229.

[56] 孙敬昌,齐冬梅,李运伦.高血压病患者大网膜小动脉重塑的观测及相关蛋白表达探讨[J].中国病理生理杂志,2011,27(10):1863-1867.

[57] 李运伦.钩藤碱和异钩藤碱对血管紧张素Ⅱ致血管平滑肌细胞凋亡的影响及其机制[J].中国动脉硬化杂志,2008(09):681-684.

[58] 李运伦.钩藤碱和异钩藤碱抑制血管紧张素Ⅱ诱导血管平滑肌细胞增殖及相关机制[J].中国

药理学通报 ,2008(01):53-58.

[59] 姜月华 ,李运伦 ,任崇静 ,等 .钩藤提取物抑制血管紧张素 Ⅱ 诱导血管成纤维细胞增殖及胶原合成的研究 [J].中国药理学通报 ,2012,28(05):659-664.

[60] 戴国华 ,孙敬昌 ,齐冬梅 ,等 .钩藤生物碱对自发性高血压大鼠胸主动脉成纤维细胞凋亡 / 增殖及 FN、LN 的影响 [J].中国中西医结合杂志 ,2012,32(09):1233-1237.

[61] 姜月华 ,孙敬昌 ,周洪雷 ,等 .钩藤生物碱抑制高血压大鼠主动脉胶原沉积及对基质金属蛋白酶的影响 [J].中国药理学通报 ,2012,28(01):79-83.

[62] Li YL, Jiang YH, Yang CH, et al. Enhanced Protective Effect of the Combination of Uncaria and Semen Raphani on Vascular Endothelium in Spontaneously Hypertensive Rats. Evid Based Complement Alternat Med,2015,2015:358352.

[63] Li Y, Yang W, Zhu Q, et al. Protective effects on vascular endothelial cell in N'-nitro-L-arginine (L-NNA)-induced hypertensive rats from the combination of effective components of Uncaria rhynchophylla and Semen Raphani.Biosci Trends,2015,9(4):237-244.

[64] Li Y, Zhang X, Yang W, et al. Mechanism of the protective effects of the combined treatment with rhynchophylla total alkaloids and sinapine thiocyanate against a prothrombotic state caused by vascular endothelial cell inflammatory damage.Exp Ther Med,2017,13(6):3081-3088.

[65] Liu Y, Yin HL, Li C, et al. Sinapine Thiocyanate Ameliorates Vascular Endothelial Dysfunction in Hypertension by Inhibiting Activation of the NLRP3 Inflammasome. Front Pharmacol,2021,11:620159.

[66] Jingwen Xu, Yunlun Li, Shijun Zhang, et al. Identification of TengfuJiangya Tablet Biomarkers with Quantitative Proteomic Technique[J]. Evidence- based Complementary and Alternative Medicine,2017, 7594805:12 .

[67] Haiqiang J, Zhenzhen S, Yanjun C, et al. Serum metabolomics research of the anti-hypertensive effects of TengfuJiangya tablet on spontaneously hypertensive rats. Journal of Chromatography B, 2015,1002:210-217.

[68] Yanpeng Tian, Feng Jiang, Yunlun Li, et al. Evaluation of the anti-hypertensive effect of TengfuJiangya tablet by combination of UPLC-Q-exactive-MS-based metabolomics and iTRAQ-based proteomics technology[J]. Biomed Pharmacother，2018,100:324-334.

[69] Yanjun Chu, Haiqiang Jiang, Jianqing Ju, et al.A metabolomic study using HPLC-TOF/MS coupled with ingenuity pathway analysis: Intervention effects of RhizomaAlismatis on spontaneous hypertensive rats. Journal of Pharmaceutical and Biomedical Analysis,2016,117:446-452.

[70] Yang W, Deng Y, Zhou H, et al. Metabolic characteristics of RhizomaCoptidis intervention on the sipontaneously hypertensive rats: insights gained from metabolomics analysis of serum. Mol Med Rep,2017,16(4):4301-4308.

[71] Haiqiang Jiang, Lei Nie, Yunlun Li, et al. Application of ultra performance liquid chromatography coupled with mass spectrometry to Metabonomic study on spontaneously hypertensive rats and intervention effects of Ping Gan prescription[J].Journal of Separation Science, 2012,35（4）:483-489.

[72] Xie J, Jiang HQ, Li YL, et al. The Study on the Intervention Effects of Ping Gan Prescription on Spontaneously Hypertensive Rats Based on Metabonomic Combined with Pharmacodynamic. Chinese Journal of Integrative Medicine,2016, 10: 1007-1010.

[73] Lin L, Zhang L, Li XT,et al. Rhynchophylline Attenuates Senescence of Endothelial Progenitor Cells by Enhancing Autophagy. Front Pharmacol,2019,10:1617.